JN261173

カラーアトラス
不妊診療のための
卵子学

鈴木秋悦 編

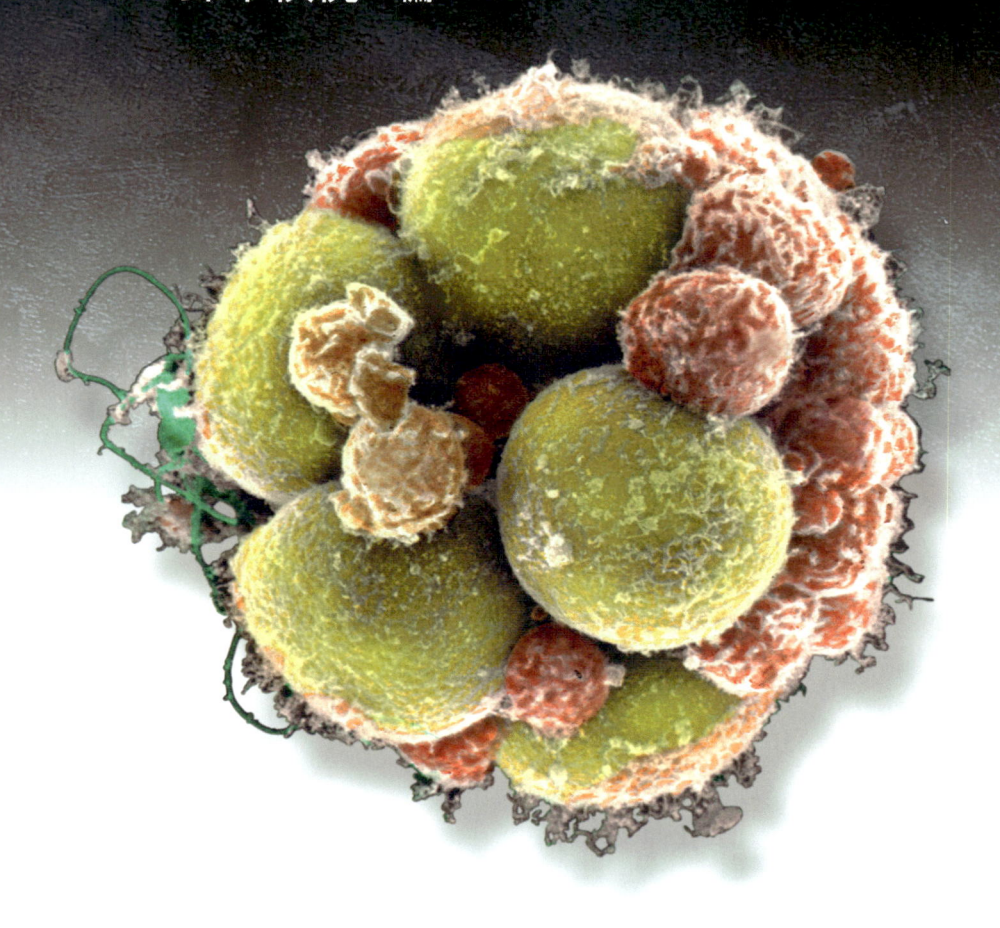

医歯薬出版株式会社

This book was originally published in Japanese
under the title of :

KARA ATORASU FUNIN SINRYOU NO TAMENO RANSIGAKU

(Color Atlas of Ovum for Infertile Diagnosis and Treatment)

Editor :
SUZUKI Shuetsu
 Director of Reproductive Biology Tokyo Symposium

© 2010 1st ed.

ISHIYAKU PUBLISHERS, INC.
 7-10, Honkomagome 1 chome, Bunkyo-ku,
 Tokyo 113-8612, Japan

序

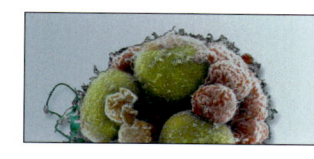

　日本の生殖医療の臨床は国際的にもトップクラスという評価を得て久しいが，生殖学の基礎的な研究となると，隣接の諸外国と比較して，必ずしも先頭を走っているとは言いがたい．その最大の理由の1つとして，近年のわが国の大学における研究の弱体化がそれに拍車を掛けていることがあげられる．

　このたび，日本の生殖学領域で活躍している世界のトップクラスの陣容をもって，「不妊診療のための卵子学」という他に類をみないモノグラフを編集する機会を得るとともに，カラーアトラスを主体とした最先端の医学の平易な解説書を上梓することができたことは，編者の望外の喜びであり，いささか自画自賛となるが，そのユニークな構成，すなわち，理論 Theory，技術 Technique，最近の話題 Clinical Update という3つのパートに超一流のエキスパートを集結し本書が完成したことを心から嬉しく思う．

　日本産婦人科学会の平成19年度倫理委員会報告によると，わが国の2006年のART（生殖補助技術）登録施設数は575施設で，治療周期数139,467，出生児数19,587となり，累計出生児数は，すでに，174,456に達している．また，世界的にもARTベビーは300万人を超え，不妊治療はART中心の時代に入っている．もちろん，そのスタートは1978年のイギリスにおけるIVF（体外受精）ベビー第1号に始まるわけで，当初，卵管性不妊症への最後のアプローチとして脚光を浴びて登場したが，その後，顕微授精法の開発とともに，男性不妊症への応用を始めとしてART応用への適応が拡大した．

　そして，今日ARTはさまざまな問題を抱えたまま，新しい時代に入ろうとしている．それは，もちろんARTに伴う技術的な側面の追求ということもあるが，倫理面での時代の流れの変化という根本的な問題もある．

　すなわち，その一例をあげれば，学会のガイドラインでも強調されている「IVFの適応は夫婦間に限る」とした20数年前の項目が，いまや時代の流れと，AID（非配偶者間人工授精）を容認した学会の背景などから，その方向性も変化しようとしている．しかし，IVFの適応を拡大していくことは，卵子提供の問題とか，代理母容認への発展など，社会との関連で多くの新しい問題を生むことになり，ARTの倫理性は，より個人のレベルでの価値観とか，生殖に関する自己決定権の可否の問題へとつながっていくことになる．

　その状況も踏まえて，なぜ「卵子学」なのかという点に触れると，生殖細胞のなかでも卵子は精子に比較してその構造は複雑であり，学問的にもまだ未知の分野が多く，近年の加齢と妊孕能という重大な問題も未解決であり，卵巣機能全体の問題として卵子の老化のメカニズムを解決することは，現代生殖学研究の夢であり，卵子研究はヒトの生殖，発生学の基本であろう．

　本書が次の「精子学」モノグラフにつながることを切望するとともに，未来の生殖学研究の試金石となって，多くの若い人々の心を動かすことができればこれに優る喜びはない．

　なお，本書の出版にあたっては，当初の企画当初から全般にわたり，多大のご助言をいただいた医歯薬出版の塗木誠治，遠山邦男の両氏，ならびに関係各位に厚く感謝いたします．

2010年　新春

鈴木　秋悦

執筆者一覧

Focus

鈴木　秋悦（すずき しゅうえつ）	生殖バイオロジー東京シンポジウム

Theory

倉沢　滋明（くらさわ しげあき）	銀座ウィメンズクリニック
佐藤　英明（さとう えいめい）	東北大学大学院農学研究科動物生殖科学分野
星野　由美（ほしの ゆみ）	東北大学大学院農学研究科動物生殖科学分野
横尾　正樹（よこお まさき）	秋田県立大学生物資源科学部アグリビジネス学科
鈴木　秋悦（すずき しゅうえつ）	生殖バイオロジー東京シンポジウム
北井　啓勝（きたい ひろかつ）	稲城市立病院産婦人科
森本　義晴（もりもと よしはる）	IVFなんばクリニック
久保　春海（くぼ はるみ）	NPO法人日本不妊予防協会付設渋谷橋レディースクリニック
石塚　文平（いしづか ぶんぺい）	聖マリアンナ医科大学産婦人科
髙橋　則行（たかはし のりゆき）	聖マリアンナ医科大学産婦人科
髙野　昇（たかの のぼる）	ポートスクエア柏戸クリニック婦人科
佐藤　嘉兵（さとう かへい）	日本大学生物資源科学部応用生物科学科
沖津　摂（おきつ おさむ）	三宅医院生殖医療センター
間壁　さよ子（まかべ さよこ）	神田第二クリニック
片寄　治男（かたよせ はるお）	国際医療福祉大学病院リプロダクションセンター
菅沼　亮太（すがぬま りょうた）	福島県立医科大学医学部産婦人科
林　章太郎（はやし しょうたろう）	福島赤十字病院産婦人科
栁田　薫（やなぎだ かおる）	国際医療福祉大学病院リプロダクションセンター
河野　康志（かわの やすし）	大分大学医学部産科婦人科
楢原　久司（ならはら ひさし）	大分大学医学部産科婦人科
東口　篤司（あずまぐち あつし）	斗南病院生殖内分泌科

Technique

岩田　京子（いわた きょうこ）	ミオ・ファティリティ・クリニック
見尾　保幸（みお やすゆき）	ミオ・ファティリティ・クリニック
矢野　浩史（やの こうじ）	矢野産婦人科
久保　敏子（くぼ としこ）	矢野産婦人科
佐藤　節子（さとう せつこ）	横田マタニティーホスピタル

中岡 義晴 (なかおか よしはる)		IVF なんばクリニック
大月 純子 (おおつき じゅんこ)		永井クリニック
桑山 正成 (くわやま まさしげ)		加藤レディスクリニック
荒木 康久 (あらき やすひさ)		高度生殖医療技術研究所
荒木 泰行 (あらき やすゆき)		高度生殖医療技術研究所
阿部 宏之 (あべ ひろゆき)		山形大学大学院理工学研究科物質化学工学分野
詠田 由美 (ながた ゆみ)		IVF 詠田クリニック
福田 愛作 (ふくだ あいさく)		IVF 大阪クリニック

Clinical Update

石川 孝之 (いしかわ たかゆき)		京野アートクリニック
京野 廣一 (きょうの こういち)		京野アートクリニック
堀内 俊孝 (ほりうち としたか)		県立広島大学生命環境学部生命科学科
菅原 延夫 (すがわら のぶお)		いわき婦人科
大塩 達弥 (おおしお たつや)		東京ベイレディースクリニック
鈴木 直 (すずき なお)		聖マリアンナ医科大学産婦人科
橋本 周 (はしもと しゅう)		IVF なんばクリニック
細井 美彦 (ほそい よしひこ)		近畿大学生物理工学部遺伝子工学科
森本 義晴 (もりもと よしはる)		IVF なんばクリニック
石塚 文平 (いしづか ぶんぺい)		聖マリアンナ医科大学産婦人科
藤井 俊史 (ふじい しゅんじ)		前 大城クリニック
大城 俊夫 (おおしろ としお)		大城クリニック
蔵本 武志 (くらもと たけし)		蔵本ウイメンズクリニック
福田 淳 (ふくだ じゅん)		市立秋田総合病院産婦人科
古井 憲司 (ふるい けんじ)		クリニックママ
Johan Smitz		ベルギー自由大学
	訳者 山北 珠里 (やまきた じゅり)	
髙野 昇 (たかの のぼる)		ポートスクエア柏戸クリニック婦人科
山下 正紀 (やました まさのり)		山下レディースクリニック
岩山 広 (いわやま ひろし)		山下レディースクリニック
乾 裕昭 (いぬい ひろあき)		乾マタニティクリニック
水野 仁二 (みずの じんじ)		乾マタニティクリニック
赤石 一幸 (あかいし かずのり)		乾マタニティクリニック
渡邉 百合 (わたなべ ゆり)		乾マタニティクリニック

目次

序 ————————————————————————————— 鈴木 秋悦｜iii
執筆者一覧 ————————————————————————————— ｜v

Focus

卵子研究から不妊の病態をみる ————————————— 鈴木 秋悦｜3
　　　研究とそのアプローチ
　　　卵細胞の quality と aging
　　　生殖における基本的な疑問
　　　体外受精の課題

Theory

1 卵子の発生 ————————————————————————— 倉沢 滋明｜17
　——卵子の発生から胎児の卵子
　　　卵巣の形成と原始生殖細胞
　　　減数分裂による卵子形成
　　　卵胞の形成・発育

2-1) 卵子の成熟 ————————————— 佐藤 英明・星野 由美・横尾 正樹｜22
　——卵子成熟のメカニズム（基礎）
　　　ヒトデの卵成熟
　　　マウスの卵成熟
　　　ブタの卵成熟

2-2) 卵子の成熟 ————————————————————————— 鈴木 秋悦｜28
　——ヒト卵子の成熟と減数分裂

3-1) 卵子の形態 ————————————————————————— 北井 啓勝｜30
　——微細構造を含めて
　　　卵子の形成
　　　卵子の形態
　　　卵子の細胞小器官

3-2) 卵子の形態 ————————————————————————— 森本 義晴｜35
　——体外成熟培養卵（IVM 卵子）の電子顕微鏡的観察
　　　卵子の電子顕微鏡観察のための処理
　　　卵子成熟における超微形態
　　　考察

目次

4 卵胞発育と卵子 ―――久保 春海 | 40
前胞状卵胞発育の過程
卵胞期初期～中期における排卵前期卵胞への発育
卵胞期中期～後期における卵胞選択機序

5 排卵のメカニズム ―――石塚 文平・髙橋 則行 | 43
排卵に必要な条件
主席卵胞の構造
ゴナドトロピンサージ
排卵のメカニズム

6 卵管と卵子 ―――髙野 昇 | 48
卵管の妊孕過程における役割
卵管環境を構成する因子

7 受精のメカニズム ―――佐藤 嘉兵 | 54
受精にかかわる精子の機能的変化
精子の capacitation と先体反応
先体反応と受精との関係
精子の卵子活性化因子
精子核の膨化および前核の形成
卵子細胞質内への精子注入法および円形精子細胞注入法による受精
ICSI と正常受精との相違点
ICSI 時における精子の運動と受精との関係
ICSI により得られた胚の発生能

8 受精卵のクオリティ ―――沖津 摂 | 60
卵子にみられるさまざまな形態的異常
精子の形態的異常
受精卵（初期分割期胚）にみられる形態的異常
その他の形態的異常
クオリティの高い受精卵の選別方法
今後の課題

9 卵子・胚の超微細形態 ―――間壁 さよ子 | 68
――電子顕微鏡による研究の進展
電子顕微鏡による研究の進展
ヒト生殖過程の高分解能走査電子顕微鏡像

10 受精卵の分化 ─────────────── 北井 啓勝 | 73
──── compaction の時期と意義
- compaction とは
- compaction の形成機序
- compaction と胚の微細構造
- compaction と胚の極性
- compaction と胚の quality

11 受精障害 ─────────── 片寄 治男・菅沼 亮太・林 章太郎・栁田 薫 | 77
- 精子核形成過程
- 精子核クロマチン検査法
- 精子核の質的異常と受精障害

12 着床のメカニズム ─────────── 河野 康志・楢原 久司 | 85
- 子宮内膜と着床
- 着床の細胞生物学

13 厚さからみた子宮内膜のクオリティ ─────────── 東口 篤司 | 89
- 内膜厚の正常値
- 内膜が薄くなる原因
- 薄い内膜（着床期）の特徴

Technique

1 卵子の初期胚発生と time-lapse cinematography による観察
─────────── 岩田 京子・見尾 保幸 | 95
- time-lapse cinematography（TLC）
- conventional IVF（cIVF）の受精過程
- 初期胚発生の時間経過
- 細胞内小器官の動態
- 卵割様式と fragment 発生
- 胚盤胞への発生過程

2 成熟卵子の定量的形態解析法 ─────────── 矢野 浩史・久保 敏子 | 105
──── 卵子の大きさ，透明帯の厚さ
- 成熟卵子の形態と大きさおよび透明帯の厚さ
- polarization microscopy（polscope）による成熟卵子の観察

目次

3 胚の assisted hatching 法 ─────── 佐藤 節子 | **107**
  概　要
  手　技

4 卵子の細胞遺伝学的解析 ─────── 中岡 義晴 | **110**
  卵子の減数分裂
  卵子の染色体分析法
  卵子の染色体異常
  胚の染色体異常
  妊娠率の向上と流産率の減少に向けて

5 ヒト卵細胞質の形態学的クオリティ評価 ─────── 大月 純子 | **115**
  ヒト卵細胞質内の主な異常形態

6 卵子の凍結保存法 ─────── 桑山 正成 | **119**
  材料と方法
  成　績

7 卵子の活性化法 ─────── 荒木 康久・荒木 泰行 | **123**
  カルシウムイオノフォア法
  塩化ストロンチウム法
  その他の方法

8 胚の機能検定法 ─────── 阿部 宏之 | **127**
  電気化学計測法と受精卵呼吸測定装置
  胚の呼吸量測定
  胚のミトコンドリア呼吸機能
  呼吸機能解析と胚のクオリティ評価
  ヒト胚の呼吸機能解析

9 hCG 拡散率による卵巣血流動態と卵子 ─────── 詠田 由美 | **132**
  hCG 拡散率による卵巣血流動態の概念と測定法
  卵巣血流動態に影響する因子と卵巣血流動態

10 *in vitro* maturation（IVM）法 ─────── 福田 愛作 | **134**
  多嚢胞卵巣症候群，多嚢胞卵巣への IVF-ET の臨床応用
  IVM-IVF における未熟卵と通常 IVF での未熟卵との相違
  当院にける IVM-IVF 実施方法
  治療成績

Clinical Update

1　卵子とエピジェネティクス　　　　　　　　　　　　　　　石川 孝之・京野 廣一 | 143
　　　減数分裂とヒストンアセチル化
　　　ゲノミックインプリンティング
　　　インプリンティング症候群とエピジェネティック異常

2　胚培養のリスク　　　　　　　　　　　　　　　　　　　　　　　　堀内 俊孝 | 147
　　　体外での胚操作における光の影響
　　　初期胚の遺伝子発現に及ぼす影響
　　　初期胚のエピジェニック制御への影響
　　　産子への影響

3　腹腔鏡手術がIVFより優る　　　　　　　　　　　　　　　　　　菅原 延夫 | 151
　　　不妊症における当院の腹腔鏡実施の適応
　　　当院が行っている卵管癒着剥離術
　　　当院が行っている子宮内膜症病巣除去術
　　　当院が行っている卵管開口術
　　　当院が行っている腹腔鏡下多嚢胞卵巣多孔術
　　　当院の成績

4　加齢婦人へのDHEA併用療法とART治療成績　　　　　　　　大塩 達弥 | 158
　　　過排卵誘発に抵抗性を示すFSH高値症例に対するDHEAの併用療法
　　　hCG卵胞液内移行率を指標とした卵巣機能の評価
　　　抗Müller管ホルモン（AMH）を指標とした卵巣予備能の評価

5　卵巣組織凍結保存法の現状
　　　　　　　　　　　　　　鈴木　直・橋本　周・細井 美彦・森本 義晴・石塚 文平 | 161
　　　近年の若年癌患者の特色
　　　癌の治療と卵巣機能不全
　　　卵巣組織凍結の臨床応用─ヒトにおける成功例
　　　カニクイザルを用いた新しい卵巣組織凍結保存法の開発
　　　卵巣組織凍結の展望

6　不妊に対する低反応レベルレーザー治療　　　　　　　　藤井 俊史・大城 俊夫 | 168
　──卵子に及ぼす影響
　　　レーザーとレーザー治療
　　　不妊に対するレーザー治療
　　　卵子に及ぼすLLLTの影響
　　　今後の課題

目 次

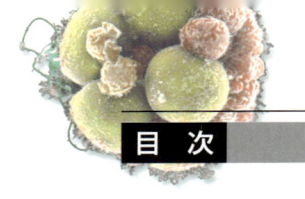

7 単一胚移植法の是非 ──蔵本 武志│**173**
多胎妊娠予防の必要性
多胎妊娠予防としての単一胚移植
単一胚移植の今後の展望

8 多嚢胞卵巣の卵子 ──福田 淳│**177**
多嚢胞卵巣における卵子

9 胚移植の時期 ──古井 憲司│**180**
当院での胚移植時期の推移
胚の評価
day3 胚移植の限界
今後の検討課題

10 hCG による LH 活性の役割 ──Johan Smitz│**184**
FSH との併用における LH 活性
HP-hMG を用いた検討

11 卵管環境を左右する因子 ──髙野 昇│**188**
卵管環境を左右する因子
卵管機能評価法と卵管性不妊への対応

12 ICSI における胚破損 ──山下 正紀・岩山 広│**194**
piezo-ICSI
インジェクションピペットの外径
卵細胞膜の伸展性
卵子の生存性からみた ICSI の限界

13 ヒト生殖医療のための新しい卵子培養ならびに卵子評価システム ──乾 裕昭・水野 仁二・赤石 一幸・渡邉 百合│**197**
新しい卵子培養システム：マイクロデバイスの基本コンセプトと臨床応用成果
新しい卵子評価システム：マイクロタクタイルセンサ（MTS）の基本コンセプトと臨床応用成果

索 引 **204**

（カバー・表紙写真：間壁さよ子氏 提供．詳細は本書 70,71 頁を参照）

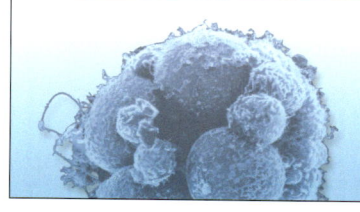

主要略語一覧

AH	assisted hatching	孵化補助術
AIH	artificial insemination by husband	人工授精
AMH	anti-müllerian hormone	抗Müller管ホルモン
AO	acridine orange	アクリジンオレンジ
AR	acrosome reaction	先体反応
ART	assisted reproductive technology	生殖補助技術
BT	blastocyst transfer	胚盤胞移植
COCs	cumulus-oocyte complexes	卵丘細胞-卵母細胞複合体
COS	controlled ovarian stimulation	調節卵巣刺激法
DHEA	dehydroepiandrosterone	デヒドロエピアンドロステロン
E_2	estradiol	エストラジオール
EGF	epidermal growth factor	上皮成長因子
ER	endoplasmic reticulum	小胞体
eSET	elective single embryo transfer	選択的単一胚移植法
ET	embryo transfer	胚移植
FC	fertilization cone	一過性卵細胞質隆起
FSH	follicle-stimulating hormone	卵胞刺激ホルモン
FT	falloposcopic tuboplasty	卵管鏡下卵管形成術システム
GV	germinal vesicle	卵核胞
hCG	human chorionic gonadotropin	ヒト絨毛性性腺刺激ホルモン
HLLT	high reactive level laser treatment	高反応レベルレーザー治療
hMG	human menopausal gonadotropin	ヒト閉経期尿性性腺刺激ホルモン
HSG	hysterosalpingography	子宮卵管造影法
ICM	inner cell mass	内細胞塊
ICSI	intracytoplasmic sperm injection	卵細胞質内精子注入法；顕微授精
IVF	*in vitro* fertilization	体外受精
IVF-ET	*in vitro* fertilization and embryo transfer	体外受精・胚移植
IVM	*in vitro* matulation	体外成熟
IVM-IVF	*in vitro* matulation, *in vitro* fertilization and embryo-transfer	体外成熟-体外受精-胚移植法
LH	luteinizing hormone	黄体化ホルモン
LLLT	low reactive level laser treatment	低反応レベルレーザー治療
LOD	laparoscopic ovarian drilling	腹腔鏡下多嚢胞卵巣多孔術
MIS	maturation-inducing substance	卵成熟誘起因子
MPF	maturation-promoting factor	卵成熟促進因子
MPGF	male pronucleus growth factor	雄性前核成長因子
NPB	nucleolar precursor body	核小体前駆体
OHSS	ovarian hyperstimulation syndrome	卵巣過剰刺激症候群
P_4	progesterone	プロゲステロン
PCC	premature chromatin condensation	未熟クロマチン凝縮
PCOS	polycystic ovary syndrome	多嚢胞卵巣症候群
PGC	primordal germ cell	原始生殖細胞
PPT	proximal priority treatment	中枢優先治療
PVP	polyvinylpyrrolidone	ポリビニルピロリドン
PZD	partial zona dissection	透明帯部分切開法
RLS	reproductive laparoscopic surgery	腹腔鏡手術

SECM	scanning electrochemical microscopy	走査型電気化学顕微鏡
SEP	sperm entry point	精子進入部位
SET	single embryo transfer	単一胚移植法
SNDF	sperm nucleus-decondensing factor	精子核膨化因子
SUZI	subzonal sperm injection	透明帯下精子注入法
TESE	testicular sperm extraction	精巣内精子回収
TGF	transforming growth factor	トランスフォーミング増殖因子
ZIFT	zygote intrafallopian transfer	卵子卵管内移植
ZP	zona pellucida	透明帯

Focus

卵子研究から不妊の病態をみる

――鈴木秋悦

　英国のEdwardsが1978年に初めて体外受精に成功して以来,体外受精は脚光を浴びているが,研究のスタートの時点では必ずしもそうではなかった.筆者も30年以上にわたり卵子を研究したきたが,始めから卵子の研究をする予定はなく,米国でIUD（intrauterine device）のメカニズムについて研究後,サルの卵巣から採取した卵子を培養したのが研究の発端である.先のEdwardsは,1962年頃 in vitro での卵培養についてLancetに発表しているが,同時期にはわれわれもサルを用いて卵培養の研究を行っていた.

　時は移り,卵子に関する研究も,女性のgenetics（遺伝的特質）のスタートととらえられるようになったことから,あらためて日の目を見る時代になっている.また現在,ヒトのクローンについて話題になるが,畜産の分野においては,体外受精でサルのクローンが誕生しているなど,基礎的な研究面では多くの進歩がみられる.

　本稿では,それらを踏まえて,卵子研究の現状を概説し,不妊の病態研究の今後を考えてみたい.

研究とそのアプローチ

　「基礎から臨床へ」とは,臨床医学の研究を行うときの1つのパターンであり,日本やドイツ医学研究の大勢であるが,筆者は,このところ「臨床から基礎へ」というアプローチを行ってきている.なぜなら「基礎から臨床へ」と違うアプローチが必要ではないかと考えたからである.臨床的なこと,たとえば年齢とともに妊娠率が下がるのはなぜか,あるいは流産,枯死卵（blighted ovum）はどうして起こるのか.また,基礎体温で低温相が長いと妊娠しにくいとか,性交日のタイミングを合わせることにいかなる学問的根拠があるのかなど,臨床的に考察する必要がある.

　たとえば,結婚10年目にようやく妊娠した例では,不妊症検査を行ってもどこも異常がない.ところがあるとき突然妊娠したとか,別の例では,人工授精（artificial insemination of husband：AIH）を何回も行うも妊娠せず,あきらめていたら自然に妊娠したなど,いろいろな例がある.このような機能性不妊（unexplained infertility）は,全体の約20％にのぼるとされており,ヒトの発生にはまだまだはかりしれない点がある.

　であるからこそ,臨床的な諸問題を基礎的に研究していくことが,研究のアプローチの本質ではないか.不妊の病態から卵子の研究に的を絞ることが臨床研究の1つのあり方だと思っている.

われわれはマウスやラットを，次にハムスターや家兎を用いた．動物領域における研究の進歩は，臨床医学よりもずっと早く，Pincuas は 1935 年に家兎の卵に関する研究論文を英国雑誌に発表しており，動物領域の研究者は基礎的な研究を何十年も行っている．それを素地としてサルやヒトなどの高等動物へと展開し，形態学的には電子顕微鏡での観察を長期的に行った．

この形態学研究では先達が少ない時代で，直径約 100 μm の卵細胞を電子顕微鏡用に切ると，固定する段階で見えなくなってしまう．そこで寒天の四角いキューブを作りその中に卵細胞を入れ，キューブのまま切ることに多年の歳月を費やしたりした．

さらに，卵細胞中のミトコンドリア量や，膜の表面構造の形態変化がある程度わかったとしても，そのことと機能はどう関係あるのか．ミトコンドリアが卵細胞中央に集まってくることも形態学的には電子顕微鏡で見れば確認できるが，どのようにして減数分裂時に紡錘糸がダメージを受けて，Down 症候群などのトリソミーができるかということには結びつかないのである．研究は形態学から入ることが常道であるが，機能的面からより生化学的方法を用い研究を進めてゆくべきである．

卵細胞の quality と aging

卵子の研究では，卵細胞の quality が注目されている．ここでいう quality は，優れている，優れていないという意味ではなく，正常であることとはどういうことかを表している．発生の段階では，先天異常など未解決な問題が数多くあり，それらすべてを含めて quality の面で関心が向けられている．卵細胞の quality とヒトの妊孕性（fertility）とはどのような関連があるのかも臨床的観点といえよう．

たとえば，排卵誘発剤であるが，クロミフェンや hMG（human menopausal gonadotropin）など，いろいろな方法で排卵誘発をするが，排卵誘発した卵子が必ずしも全部妊娠しない．クロミフェンや hMG で排卵させることは，卵胞を大きくして卵子を外に出すことであるが，普通の卵子の排卵とどこに差があるのだろうか．これらも quality という言葉でまとめられるであろう．

そして卵細胞の aging も注目されている．aging には 2 つの意味があり，1 つは排卵後，卵管内に入って，卵管の膨大部で受精するまでの時間を意味する aging である．これは aging によって受精しなくなったり，あるいは受精しても数多くの精子が入る多精子受精（polyspermia）となり（**図 1**），三倍体などの染色体異常で流産するという結果をもたらす．もう 1 つは年齢による卵巣の aging である．女性が 35 歳を越えると Down 症候群の頻度が高くなり，妊娠率も下がり，流産率も高くなる．早発閉経の人もいるが，何歳ぐらいから卵子の妊孕性が下がってくるのであろうか．これはヒトの発生にとっては厄介な問題である．

たとえば，若い人から卵を採取し，年配の婦人の子宮内膜に移植しても妊娠する．これは子宮内膜は年齢に関係なく妊孕性が高いことを意味し，生殖生物学的には，子宮内膜は aging に関係せず，卵細胞の quality が問題となることを意味する．

生殖における aging とは何か．これらの問いに臨床的に答えることは非常に困難である．たとえば，45 歳になったが子どもを産みたい人に無理であることを，どのよ

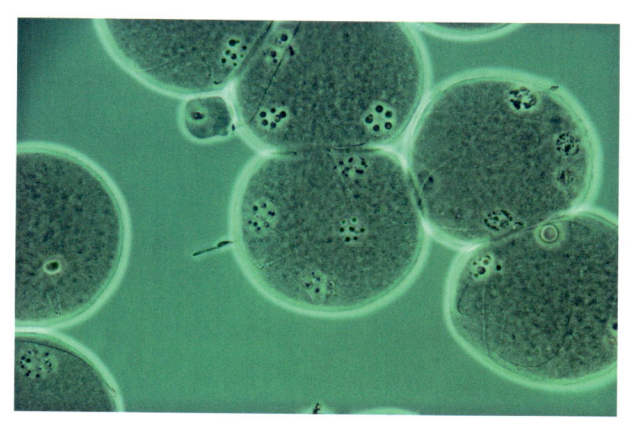

図1 透明帯を除去すると多精子進入卵となる

うな生物学的根拠で患者に伝えられるだろうか．生殖年齢が高くなっていることに関連し，生殖のabnormalityが起こる可能性がどのように高くなっていくのかという問題もある．通常妊娠の場合の流産率は約5％であるが，体外受精は流産率が高く20〜30％である．いわば生殖細胞を体外に出して試験管内に置くことが流産という形で自然淘汰されている．このことは試験管内では生体内とは異なり，卵細胞のqualityを崩すものがあることを示している．

そのうえ，不妊症患者で子宮内膜症を発症しているとさらに治療が難しくなる．ダナゾール®やスプレキュア®が卵巣にどのような影響を与えるかは別にしても，なぜ子宮内膜症を発症していると，妊娠しないのであろうか．また，多嚢胞性卵巣の場合，排卵時の卵細胞はどのような状態なのであろうか．これらすべてが"quality"の問題となる．

生殖における基本的な疑問

生物の進化には何十億年もの年月が費やされ，長い間に自然淘汰を受け，現在のヒトの生殖機能はできあがっている．しかし，ハムスターなどの簡単な動物の生殖機構と比べて進んでいるかというと，そうではない点が多くある．たとえばハムスターが性行為をするのは排卵の時期だけ，すなわち2日間だけ腟を開いて雄を入れる．

動物は排卵することが生殖の基本で，それが性と結びついているが，ヒトの場合は排卵などの性周期と関係なく性行動がある．また先天異常は動物よりもヒトに多いというような基礎的な問題の解決にはまだまだ時間が必要である．

1．卵胞発育

何細胞の時期をもってヒトの発生といえるのかは，まだよくわかっておらず，胚発生は内胚葉と外胚葉と中胚葉の分化の問題となる．

始まりは下垂体からのゴナドトロピンが卵巣動脈を通して卵巣の組織中に流れ込むことである．そのゴナドトロピンに反応して小さな卵胞が数百個の単位で卵胞の発育系に進み，結果として1個の卵胞が破裂し黄体となり，黄体ホルモンができる．そこ

で妊娠すると，妊娠黄体となって，受精卵は子宮内へ着床する．

　顆粒膜細胞とはまだ受精していない卵子にとりついている細胞であるが，顆粒膜細胞でエストロゲンは作られ，下垂体から出る黄体化ホルモンにより黄体化した顆粒膜細胞から黄体ホルモンができる．このように内分泌学としては明確に説明できるが，生物学的にはなぜ卵巣内の何十万という卵胞の一部が反応を起こし卵胞発育するのかは不明であり，さらに途中までは多数の卵胞が大きくなるのに，最終的にはなぜ1個だけが排卵するのかは明確でない．

　女性の年齢が増すにつれDown症候群の発症が多くなるのは，生まれてから35～40年間発育しなかった卵細胞が35歳を過ぎてある時に動き始めて排卵系に入ることによるものとする生物学者もいる．その35～40年間発育しなかった卵細胞の卵細胞質の中で染色体の紡錘糸を作る部分がダメージを受けており，それがDown症候群の原因の1つになるとの指摘である．

　排卵された卵細胞は若いときほどqualityが高いと言われるが，では，どうして若いときはqualityが高いのだろうか．

　われわれが人為的に排卵誘発を行うと，本来は排卵系に到達しない卵胞までもが排卵してしまう．10～15個ほど排卵，そのうち着床するのは2～3個になる．排卵誘発剤使用時の流産例に染色体異常が多いことは臨床的事実である．卵巣の中で起こっていることは内分泌的にはある程度理解できるが，生殖生物学の面からは卵巣自体にも数多くの課題が残っている．

　卵胞をもう少し詳しくみてみる．卵子は卵胞という基底膜に囲まれ浮遊している．卵胞の中には顆粒膜細胞があり，卵胞液がある．その外には内莢膜細胞，アンドロゲンを作る細胞がある．不思議なことは，卵子は浮遊した状態で顆粒膜細胞との相関のもとに存在していることである．これはヒト発生の安全性というか，リスクを少なくする意味で重要な現象である．というのも，物質は顆粒膜細胞を通じて卵子の中に入るわけで，顆粒膜細胞は基底膜があるために外部由来のものは自由に入れない．つまり顆粒膜細胞は選択的に基底膜を通ってきたものを受け，さらに透明帯を越えて卵子の中に入れるのである．そのため，生体内に投与された各種の物質が血流から到達しても，基底膜・顆粒膜細胞に守られながら卵細胞は発生していく．

　ある薬物のアイソトープを作って生体内へ投与すると，肝臓などの諸組織に届くのがわかる．そのようにしてアイソトープでラベルしたものを卵管の表面までトレースすることができる．しかし卵管液内には入らない．卵管の上皮細胞まで入っても液の中には入らない．このように外的環境のマイナス因子の侵入を二重・三重にして卵細胞を防御しているのである．

　これらのことは，卵子研究は卵子だけが焦点となるのではなく，顆粒膜細胞あるいは卵胞液，基底膜の透過性など，いくつもの相関関係を網羅したうえで研究しなければならないことを意味している．

2. 卵子と顆粒膜細胞

　筆者は，主として形態学を通じて，顆粒膜細胞，卵胞液，卵子，基底膜と別々に研究してきたが，それら微分化したものを積分していく段階で困難につきあたってき

た．

　顆粒膜細胞が排卵していく卵細胞表面に多く存在し，この段階では顆粒膜細胞が卵細胞の細胞質と一緒に突起を出して，相互作用しながら栄養・代謝産物を外に出していることがわかる．

　顆粒膜細胞は，細胞の突起を透明帯というムコ多糖体の膜に出して，直接相互作用している．細胞内構造は普通の細胞とまったく同じで，核小体があり，全体で100 μmほどで，顆粒膜細胞が突起を出し互いに引っ張っている．

　やがて未成熟の卵胞が大きくなるに従い，顆粒膜細胞は次第に離れてゆく．それまで阻止的に働いていた卵細胞の中への情報を，今度は肯定的に変化することで卵子は成熟していく．ゆえに，顆粒膜細胞がくまなく付いているときには成熟は抑制されているが，次第に外れてゆくことで成熟していく．逆の見方をすると卵胞が大きくなるに従い顆粒膜細胞は外れてゆく．卵胞発育と卵細胞の成熟はこのような相関関係のもとにある．

　卵子の透明体を取ると，卵子の表面から微絨毛が無数に出ていることがわかり，それは合目的的に卵細胞の表面積を大きくしている．そしてagingにより変性すると，微絨毛は次第に平坦となって卵子の総表面積も少なくなる．

　排卵して顆粒膜細胞に包まれながら卵管の中に出てきた卵子は，排卵時に一部の顆粒膜細胞は卵胞の中に残り，黄体化ホルモンにより黄体細胞となり黄体ホルモンを作る．一部の顆粒膜細胞（卵丘）は，卵子と一緒に卵管内へ入り，基質として卵管の卵管采から取り込まれる．腹腔内に出た卵子がどうして卵管采の中に入るかというと，卵子の周りの顆粒膜細胞の基質が卵管采に付着して卵管の中に入ってゆくからである．

　この基質はヒアルロニダーゼで排除することができるが，実験的にヒアルロニダーゼを使って顆粒膜細胞を取り，裸の卵細胞にしてしまうと，卵管采の近くにおいても卵管の中に入らない．

　排卵して幸い卵管に入ることができたら，そこには待ち受けているのは，1つは卵管上皮細胞に無数ある分泌細胞であり，もう1つは線毛細胞である．それらの分布は卵管の部位によって違いがあり，内分泌環境によっても異なる．卵管からは分泌液が出ており，精子や卵子の呼吸などに重要な役割を果たしている．

3．卵管の役割

　子宮外妊娠のほとんどは卵管妊娠であるが，子宮外妊娠の原因ですらよくわかっていない．実際のところ卵管は何をしているのであろうか．体外受精により卵管をバイパスすることで卵管は不要とされやすいが，実はヒトの卵管は重要なことを数多く行っている器官である．

　米国での研究初頭，卵管の分泌液を集め研究を行った．それは，ウサギの子宮・卵管の結合部と膨大部との間を糸で縛り，4日ほどするときれいな分泌物が卵管の中に溜まるので，それを注射器で3〜4 mL採取，その卵管の分泌液中に精子を置いたらどうなるのか，いつまで生きているのか，あるいは卵子を置いたらどうなるか，また精子と卵子を分泌液と一緒に試験管の中に入れれば受精するのではないかというような，体外受精に向けての研究である．

表1 ウサギ卵管液の組成

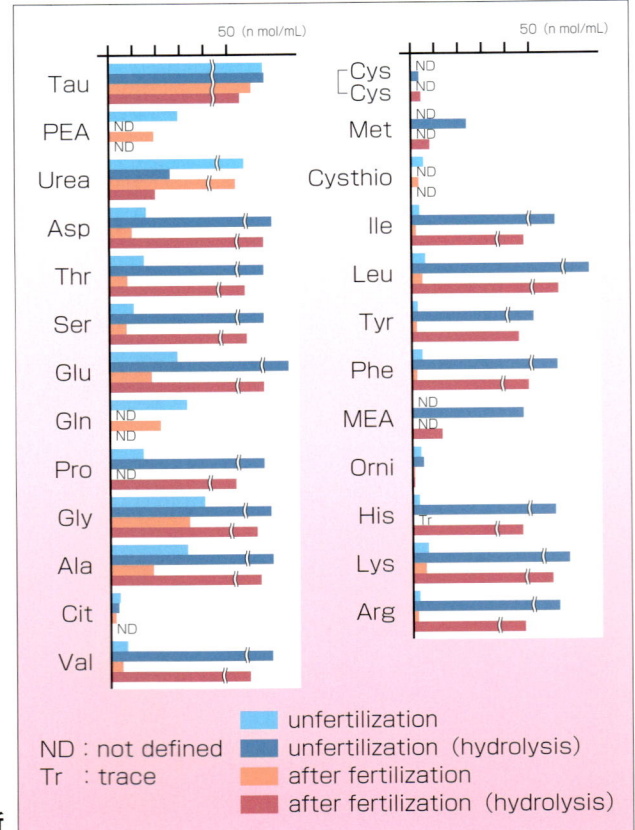

組成	量 (μg/mL)	組成	量 (μg/mL)
酸素	45～60	pH	7.8～8.0
ナトリウム	32～33	炭水化物	60～370
塩化物	39～41	乳酸	31～189
カリウム	200～400	ピルビン酸	14.5～16.7
マグネシウム	3.1～3.8	ブドウ糖	0～257
亜鉛	6.3～6.7	イノシトール	26
カルシウム	160～320	リン脂質	0.80
リン酸塩	3.7～6.1	尿素	600
総リン酸塩	8.1～9.3	総タンパク	2.1～2.7
重炭酸塩	1.7～1.9		

図2 卵管液中のアミノ酸分析

ND : not defined
Tr : trace
unfertilization
unfertilization (hydrolysis)
after fertilization
after fertilization (hydrolysis)

　その研究に付随して，線毛の運動が1分間にどのくらいbeatingを起こすか，左右に揺れるかなどを光学的に計測した人もいたし，排卵の時期によくbeatingが進むか，進まないかなどを研究していた人もいた．採取された卵管の分泌液の生化学的な組成（**表1**）をもとに，Brinsterらは新しい培養系を作っている．

　また排卵する卵巣の側の卵管と対側の卵管との違いについての研究も行われるべきであろう．排卵することによって卵胞から高濃度のエストロゲンが出てくる．すると排卵した卵管側にはより活発に受精，あるいはその後の発生に役立つように活動性が高まるとも言われており，卵管の生理機能をより解くべきであろう．たとえば，子宮外妊娠は卵管膨大部に最も多いが，その理由は仮説でしかない．憩室があるとか，炎症があるからといっても，実際に着床するという第一段階が始まるのかはよくわからない．

　このように卵管に関する研究は必要性が高まる一方である．

　Mastroianniは，1960年に卵管を縛ってその分泌液を生化学的に分析し，lactateなどの必須アミノ酸の濃度が高いことを報告しており，卵管の環境の中で受精が行われることは，必須アミノ酸が精子や卵子にとって絶対に必要なものであることが50年も前に明らかにされている（**図2**）．

　ヒトの卵管分泌液を電気泳動で分析すると，排卵の時期に特異的に増加するタンパクがある（**表2**）．ここから排卵の時期に卵管の分泌液中に必要かつ十分なタンパク濃

表2 免疫電気泳動法によるヒト卵管液のタンパク質分画

タンパク質	卵管液 1(P)	2(S)	3(PP)	4(P)
アルブミン	⊕	+	+	+
α₁グループ				
α₁-リポプロテイン	⊕	+	+	−
α₁-オロソムコイド	⊕	+	+	+
α₁-アンチトリプシン	⊕	+	+	+
α₂グループ				
α₂-リポプロテイン	+	+	+	+
α₂-マクログロブリン	⊕	+	+	−
α₂-ハプトグロビン	⊕	+	+	+
α₂-セルロプラスミン	⊕	+	+	+
β₁グループ				
β₁-グロブリン(ヘモペキシン)	+	+	+	−
β₁-トランスフェリン	⊕	+	+	+
β₁-グロブリン	+	+	+	−
β₁-リポプロテイン	⊕	+	+	−
β₂グループ				
β₂-ムコイド(グリコプロテイン1)	−	+	+	+
IgA(β₂A)	⊕	+	+	+
IgM(β₂A)	−	−	−	−
γ				
IgG	⊕	+	+	+

S：分泌期，PP：分娩直後，P：増殖期
⊕は特異的抗血清あるいは吸収法による反応で同定したもの

(Moghissiによる)

度が維持されていることがわかる．今後もこのタンパクは何かの組成分析と分子量解析などが行われてゆくであろう．

　ここで卵管の重要性に観点を移そう．胚を培養するにあたり，卵管の上皮細胞を採取し培養液中へおき，受精卵あるいは受精させる共培養は，現在の組織培養の原点となっている．ある癌細胞は正常細胞の傍らにあってはじめて癌細胞としての本質を現す．試験管の中でも，正常細胞があり，その傍らに胚があるので，一緒に培養することは胚にとってもより自然である．わが国でも共培養についてのいろいろな研究を行っている．ただし，*in vitro* での培養は，必ずしも卵管の上皮細胞と同じではなく，いろいろな negative 因子，あるいは positive 因子の存在が指摘されているので，共培養が正しいとは限らない．

4. 精子の受精能と受精のメカニズム

　精子の受精能とは何であろうか．"射精された精子は受精する力はあるけれど，副精巣にある精子は受精する力がない"が定説であったのが，副精巣の精子を直接卵細胞の中に入れる顕微授精で妊娠することがわかった．これは，精巣の精子と射精された精子はどこが違うかという基礎的問題が，臨床的な成功例から解かれなければならないことを意味している．さらに，無精子症患者の約17％において精液中に円形精子細胞があることがわかり，円形細胞を卵細胞の中へ入れることによって妊娠することも確認されている．

受精のメカニズムも，1個の精子が入ると卵細胞はそれ以上の精子は入れないという多精子受精を防御するメカニズムは，生物学の永遠のテーマである．そのメカニズムこそが先天異常を排除する機能であり，ヒトの発生を正常にする機能である．

　受精は，極体として受精する前に染色体の半分が外へ捨てられ23の染色体をもつ卵細胞の表面に精子が付き，23の染色体をもつ精子の頭部が入って核となり融合，染色体が46となる．

　受精のメカニズムをさらに細かくみてゆくと，精子は顆粒膜細胞の中をくぐり，受精能をもちながら，顆粒膜細胞から出される細胞外の種々の物質により洗礼を受けながら，透明帯に付くことで，精子の頭部にある先体という膜を溶かし，その膜からアクロシンといわれるトリプシンと似た酵素を出しながら卵細胞と合体する．

　受精能を獲得した精子が，卵子の表面に付くと，1個の精子しか入っていけない．1個の精子しか入らないことを多精子受精の阻止というが，精子1個しか入らないようにこの膜がどう作動しているかが問題である．

　現在，理解されていることは，1個の精子が卵細胞表面に付くと，卵子に情報を与え卵細胞の表面にある表層粒が外へ出されてゆく．この顆粒は，外へ出て透明帯という膜の表面の精子の結合を阻止する．つまり透明帯が卵子の防御反応として働く．

　生化学的には精子が透明帯を通って卵細胞の表面に付くと，接着タンパクであるGタンパクがカルシウム濃度を上げ，表層顆粒が外へ出てくると説明できる．

　これについては，世界中の研究者がカルシウム濃度を測定したり，その途中の中間の代謝産物 IP3 (inositol trisphosphate) を測定したり，あるいは微量注入でカルシウム濃度が上がるかどうか，いろいろな動物細胞を使って実験的にこの裏付けを行っているので，やがて，この防御反応の生化学的パターンが明らかになるであろう．

　たとえば，膜を人工的に排除すると防御反応が全然なくなり，数多くの精子細胞が中に入り多精子受精となり，ヒトの場合は流産する．臨床的に何が関係しているかというと，流産胎児の染色体の異常は高いことから，卵管の炎症や内膜症があることで，透明帯の性状に違いが生じたことによるのかもしれない．つまり，防御反応が衰えた状態で排卵された場合や卵管膨大部の中にとどまっている場合に精子と出会うと，透明帯の表面の生化学的な回路が壊れていることで精子が多く入ってしまい，流産・不妊症・不育症の原因になることが推測できる．となると透明帯はヒトの不妊の病態にとって重要なポイントとなる．

　逆説的に，体外受精の場合，試験管内で受精して分割してもなかなか着床しない．これは透明帯が強固であることが原因と思われる．なぜなら人工的に透明帯を壊すと，着床率が高くなるからである．また，試験管の中に透明帯を入れると透明帯の硬さが変化する，あるいは年齢とともに透明帯が変化するとも言われている．不妊の病態では透明帯の機能を調べる必要があるゆえんである．

5. 卵細胞と細胞質の成熟

　いろいろな正常卵子の形態や機能を30年以上にわたって行ってきた筆者の研究の一端を紹介する．

　試験管内で卵細胞は成熟するか，体外でその卵細胞は成長していくか，成熟してな

おかつ受精する力があるかなどを，サルとかウサギとかヒトも含めて試験管の中で行ってきた．

1965年に米国で行ったサルを用いた研究で，サルの卵巣から卵胞を取り培養すると，核分裂がきれいに起こる．別にサルの精子を採取して入れておいた卵管内に，その卵細胞を注射器で移植する．つまり，*in vitro* で培養した卵細胞を *in vivo* で受精させようと考えたのである．そして，2日目あるいは3日目に卵管を洗って，回収された卵が受精しているかどうかを調べるものであった．当時としては画期的な実験で，培養と人工授精，それからサルの小さい卵管を洗うという日本人の器用なテクニックが生かされた実験であった．ただし実験の結果は negative で，きれいに核分裂が起こっていても採取したものは全部受精していなかった．

この研究は当時としては注目された実験で，*Am J Obstet Gynecol* に掲載され，その後，生殖細胞を直接卵管の中に入れる GIFT（gamete intrafallopian transfer：生殖細胞卵管内移植）の原法となった．

さらに日本に帰ってヒトの卵子を48時間培養していると約60％が metaphase II という，卵管の中に入ってくる卵細胞と同じものが培養できるようになった．この体外培養した卵細胞が受精するかどうかを，いろいろな動物で試みたが，サルもヒトもすべて失敗であった．

in vitro では核分裂していても受精する力はほとんどないことが示されたことで，細胞質を成熟させなければヒトの発生はないことが明らかになった．なぜなら，卵細胞がヒトの体内，卵巣中で正常に自然に成熟するときは，核だけではなく細胞質も成熟しているからである．卵細胞の細胞質に異常があるために，受精しない，あるいは精子の頭部が入っても，細胞質が未成熟であれば細胞質から核に対するいろいろな情報が伝達できないことで妊娠しない場合が多くあるはずだと臨床的にも推測できたからである．

では，細胞質の成熟とは何であるか．

細胞質は顆粒膜細胞によって橋が架かっており，細胞質から諸物質が流入する．これを gap junction という．その中にはホルモンがあり，また cyclic AMP 代謝で重要な役割を果たしている物質が集まってくる．そこでステロイドと cyclic AMP の関連性が問題となる．

卵胞液内のエストラジオール（E_2）を測定すると，卵胞が大きくなるに従い高くなる．血液中のエストロゲンの500倍と言われる卵胞液中の高濃度エストロゲンに卵子が浮いている．エストロゲンは顆粒膜細胞で作られており，卵細胞がホルモンにどっぷり浸かり浮いている状態に大きな意味がある．その後，若い研究者が，卵細胞中でホルモンを作るときの重要な酵素，エストラジオールとか，前駆体である HSD（hydroxysteroid dehydrogenase）とかが，卵細胞中に数多くあることを報告するようになった．

当時，卵細胞内でステロイドホルモンが作られていることの意味や，外部由来ではないか，卵細胞内で産生されているのか，などといろいろな論議があったが，ステロイドホルモン産生があることが明らかとなり，*Am J Obstet Gynecol* に掲載された．

その後，逆の実験も試みた．プレグネノロンからプロゲステロンになる過程を阻害

する薬物トライロスタン®を用い卵細胞中の合成酵素を阻害した．すると，減数分裂は進むが，多精子受精が多くなるのである．細胞質がダメージを受けると精子を数多く入れることがわかる．臨床的にもこのようなことが起こっているのであろう．

たとえば，クロミフェンで排卵してもなかなか妊娠しないのは，クロミフェンのアンチエストロジェニックな作用が排卵してくる卵細胞のqualityに影響を与えるとすれば，多精子受精が起こることで流産することも想像できる．

卵核胞（GV）の未成熟から成熟する過程において，cyclic AMPが顆粒膜細胞を通じて細胞中に入っていけば未成熟が保持されるが，cyclic AMPが入らなくなると成熟に進み，次第に卵胞が大きくなるに従い顆粒膜細胞が外に流れていく．このjunctionが切れるためにcyclic AMPの濃度も下がる．そこでanti-cyclic AMPを細胞質中に微量注入し，成熟が止まるかどうか実験した．すると変性が非常に増え，成熟の頻度も下がってくることが確認できた．

次に，成熟した卵細胞の細胞質中には何かがあるとの仮説を立て，micromanipulatorで細胞質の一部を吸い取り，それを未成熟の卵細胞の中に入れることで細胞質が成熟していくかという実験も試みた．いろいろな胚から，2細胞期，1細胞期の細胞質を採取し，細胞質中に入れ成熟するかどうかみると，分裂していくに従ってその先の細胞質のファクター中に入っていくことがわかった．

もう1つの方法として，体外で培養しても2分割以上には進まないというあるネズミの系で培養したものを1個採取し，普通の卵管中から採取した2分割細胞と1個ずつ細胞を合わせてSendai virusなどを使って細胞融合させると，どんどん分割していく．培養したものだけではいくら細胞融合させても2分割までしかいかないが，細胞質を一緒にすることによって細胞質中のファクターが混ざると分裂していくことが明らかになった．

自然においては，排卵後受精するのは約50％と思われる．そしてその先まで進行するのは流産したりして20％ぐらいにとどまり，ヒトの受精卵は自然に淘汰されている．

体外受精では卵は80％受精するが，約20％しか妊娠しない．つまり，体外受精では受精はしても着床率が非常に低いことが大きな問題で，その原因を子宮内膜の状態の悪さに求めているが，われわれは，体外受精の卵細胞は，正常妊娠の卵細胞とはqualityが違うという立場をとっている．

体外受精の課題

受精卵は分割しながら細胞が分化し46の染色体になる．1つ1つが今度胎児をつくる細胞とそれから胎盤をつくる細胞に8細胞期で分かれ，16あるいは32細胞期へと進むと，絨毛細胞か胎児細胞に分かれる．なぜ8細胞期に分化が起こるのかは，発生学の重要なテーマの1つである．

体外受精の着床前診断において，4細胞期に採取するか，8細胞期に採取するかという議論があったが，4細胞期での1個1個の細胞は，胎盤をつくる細胞にも胎児をつくる細胞にもなるが，8細胞期になるとすでに分化している．したがって8細胞期

以降，16細胞期に1つの細胞を採取して研究しても，胎盤をつくる細胞の状況はわかるが，胎児をつくる細胞の状況はわからないという事態が生じる．この結果から4細胞期での採取が選択されている．

いずれにせよ，体外受精は今まではできなかった不妊症治療であり，その成功率は15％である．自然に妊娠する率は30％といわれているので，体外受精の成功率を30％まで上げることができれば，体外受精としての役割はほぼ100％と言えるであろう．

そのためにも解くべき課題を下記にあげてみよう．
- 排卵刺激方法が種々あるが，qualityの面でどの方法が妊孕性を高められるか
- 排卵誘発剤を用いても反応しない卵巣への対応をどうするか
- 卵子と精子を受精させる培養方法のさらなる改善はできないか
- 精子の運動率を上げる，精子の活性化など，男性の受精能の促進方法はないか
- 精子の数は増えてゆくが，卵子は胎児期を境に減少するので増加できないか
- 生殖細胞を放射線照射前に採取して保護，あるいは老人になる前に生殖細胞を採取して保護，そして卵子・精子の凍結保存による不妊治療の可能性はどうか
- 老化あるいは未熟な卵細胞に細胞質注入で活性化できないか，あるいは未成熟の卵子を利用できないか
- 不妊症患者の負担を和らげるために，その患者のヒト受精卵をクローニングで数多く作り，毎月1つずつ使うことなどできないか
- 人工卵管や人工子宮の応用化
- 遺伝子治療は可能か

臨床から基礎という立場で研究していると，卵子のある部分の損傷で臨床的な問題を起こるという結びつきが無数に考えられる．そこを1つ1つ解き明かしていくことが，これからの臨床研究のあり方ではないかと考えている．

現状では，WHOやその他の世界のhuman reproductionのプログラムの科学技術関連の研究が減少しているため，今後はさらに質の高い研究が求められるであろうし，臨床のなかにこそ，その道標が存在するであろう．

（日本産科婦人科学会熊本地方部会第164回学術講演会における特別講演内容をもとに改稿）

Theory

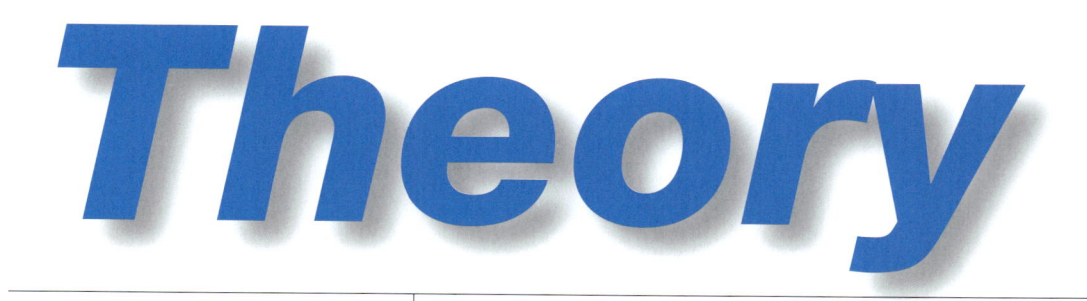

1. **卵子の発生**
   ——卵子の発生から胎児の卵子

2-1) **卵子の成熟**
   ——卵子成熟のメカニズム（基礎）

2-2) **卵子の成熟**
   ——ヒト卵子の成熟と減数分裂

3-1) **卵子の形態**
   ——微細構造を含めて

3-2) **卵子の形態**
   ——体外成熟培養卵（IVM卵子）の電子顕微鏡的観察

4. **卵胞発育と卵子**

5. **排卵のメカニズム**

6. **卵管と卵子**

7. **受精のメカニズム**

8. **受精卵のクオリティ**

9. **卵子・胚の超微細形態**
   ——電子顕微鏡による研究の進展

10. **受精卵の分化**
    ——compactionの時期と意義

11. **受精障害**

12. **着床のメカニズム**

13. **厚さからみた子宮内膜のクオリティ**

卵子の発生
── 卵子の発生から胎児の卵子

倉沢滋明

卵巣の形成と原始生殖細胞

卵子は発生第4週に内胚葉から分化した卵黄嚢の壁に出現する原始生殖細胞（germ cell）に由来する．この場所に発生した原始生殖細胞は背側腸間膜に沿ってアメーバ様の運動をしながら，中腎腹側上方にあって性腺原基となる性隆起（生殖堤）に移動していく（図1）[1]．この細胞の移動は発生第5～6週までに完了する．

原始生殖細胞は，移動中も性腺原基に到達してからも有糸分裂によって増殖し，卵祖細胞（卵原細胞；oogonium）に分化する．原始生殖細胞の増殖は多くの成長因子によって刺激される．性腺の性は遺伝的性によって決まっているが，初めは形態的に差がない．原始生殖細胞が到達することによって，胎生36～42日目より性隆起は性腺への分化が誘導され，形態的な性が明らかになる．性腺原基が卵巣としての形態をもつのは受精から50～52日後である．

胎児期の卵巣は，有糸分裂を繰り返す卵祖細胞の数の増加と，細胞容積の増大に伴って著しく増大する．卵子（卵祖細胞およびその後に分化する卵母細胞）の数は受精8週後に約60万個に増加し，20週で最多の600～700万個に達すると推定されている．しかし，その後は減少して出生時には約100～200万個となり，その後も大部分は消失し，7歳で30～50万個，思春期になると20～40万個になる．思春期以降排卵される卵子は500個ほどにすぎないが，卵子の数は年齢とともに減少する．38歳前後からは減少率は著しく大きくなり，閉経期には卵子は認められなくなる（図2）[2]．

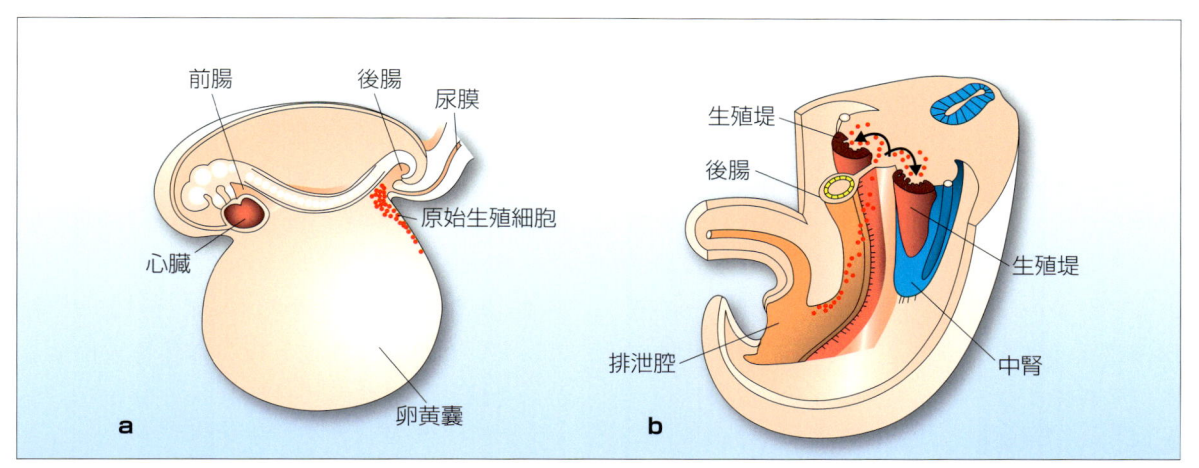

図1 胎生3週の胚子と原始生殖細胞の遊走経路
a：胎生3週の胚子．尿膜付着部に近接して，卵黄嚢壁内にある原始生殖細胞を示す．
b：原始生殖細胞が後腸壁と背側腸間膜に沿って生殖堤に入る遊走経路．

（Sadler TW（安田峯生，沢野十蔵訳）．ラングマン人体発生学．第8版．2001[1] より改変）

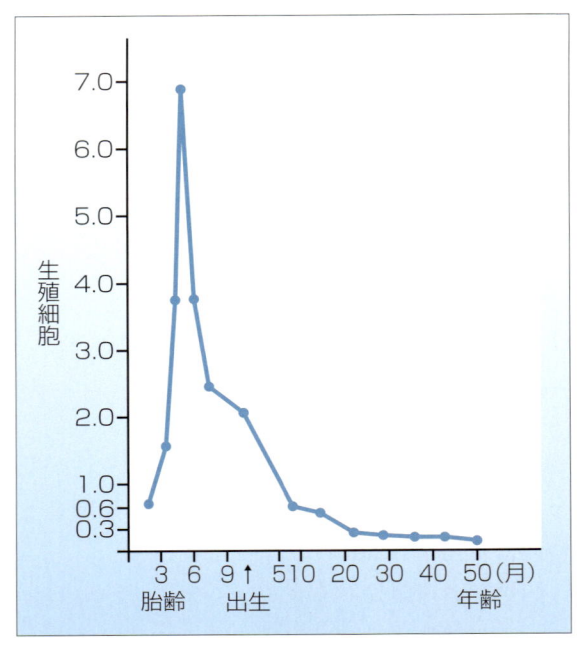

図2 胎生期から閉経期までのヒト卵巣中の生殖細胞数の変化

卵子数は胎生20週まで急増するが，その後は減少を続ける．

（鈴木秋悦．ヒトの受精のタイミング．1982[2]）

減数分裂による卵子形成

原始生殖細胞から発生して有糸分裂を続ける卵祖細胞から，大型の一次卵母細胞が分化する．一次卵母細胞から始まる生殖子形成〔gametogenesis（oogenesis）〕は，染色体数を減らすための減数分裂（meiosis）によって行われる．減数分裂はヒトでは出生前から始まるが，そのトリガーは不明である．減数分裂は卵巣中心にある卵母細胞から始まり，やがて辺縁に広がっていく．

体細胞は23対の相同染色体によって46の染色体をもつ（二倍体；diploid）が，各対の染色体は23の染色体をもつ（一倍体；haploid）精子および卵子から由来し，これらの染色体上の遺伝子によって父母からの遺伝情報が受け継がれ，それによって新しい個体の遺伝的特性が現れる．

減数分裂は第一減数分裂と第二減数分裂の2つの過程からなり，二倍体の細胞から一倍体の生殖細胞が形成される．第一・第二減数分裂はそれぞれ前期，中期，後期，終期の4期に細分される．一次卵母細胞（primary oocyte）は第一減数分裂開始時にDNAを複製し，46個の染色体それぞれが姉妹染色分体を形成し，相同染色体は対をなして配列する（対合）．次いで相同染色体の対は分かれて2個の娘細胞に入る．さらに，第二減数分裂を開始して姉妹染色分体も分かれて，23個の染色体をもつ卵子が形成される（図3）[1]．

第一減数分裂において対をなした相同染色体の間で，染色分体の一部が交換される（交叉）．減数分裂において交叉が起こり，新しい染色体が形成されることにより，遺伝的に多様性が増すことになる．生殖細胞は一倍体数の染色体をもつことによって，受精により二倍体46個の染色体数を回復する．減数分裂の過程で，最終的には1個の一次卵母細胞からそれぞれ22個の常染色体と1個のX染色体をもつ4個の娘細胞が出来上がるが，4個のうち1個のみが卵子となり，残りの3個の細胞は極体となる．極体はほとんど細胞質をもたず，発生の過程で消失する．

出生時までに卵母細胞は第一減数分裂前期に入っているが，前期のなかの細糸期，接合期，太糸期を経て複糸期（diploten stage）とよばれる段階まで発育して分裂を休止する．この段階の細胞は卵核胞とよばれる大きな核をもっている．この状態のまま思春期以降に排卵が行われるようになるまで，分裂は停止している．

排卵の直前に減数分裂が再開され，卵核胞の消失が起こり染色体は凝縮する．染色体の組換えののち相同染色体が分離して第一極体を放出し，第二減数分裂に入る．第二減数分裂中期にいたって再び分裂を停止し，二次卵母細胞となり，この段階で卵は排卵される．排卵された卵子は，卵管内で精子と受精することによって停止していた分裂を再開し第二極体を放出するが，受精によってさらに胎芽へと分化していく．

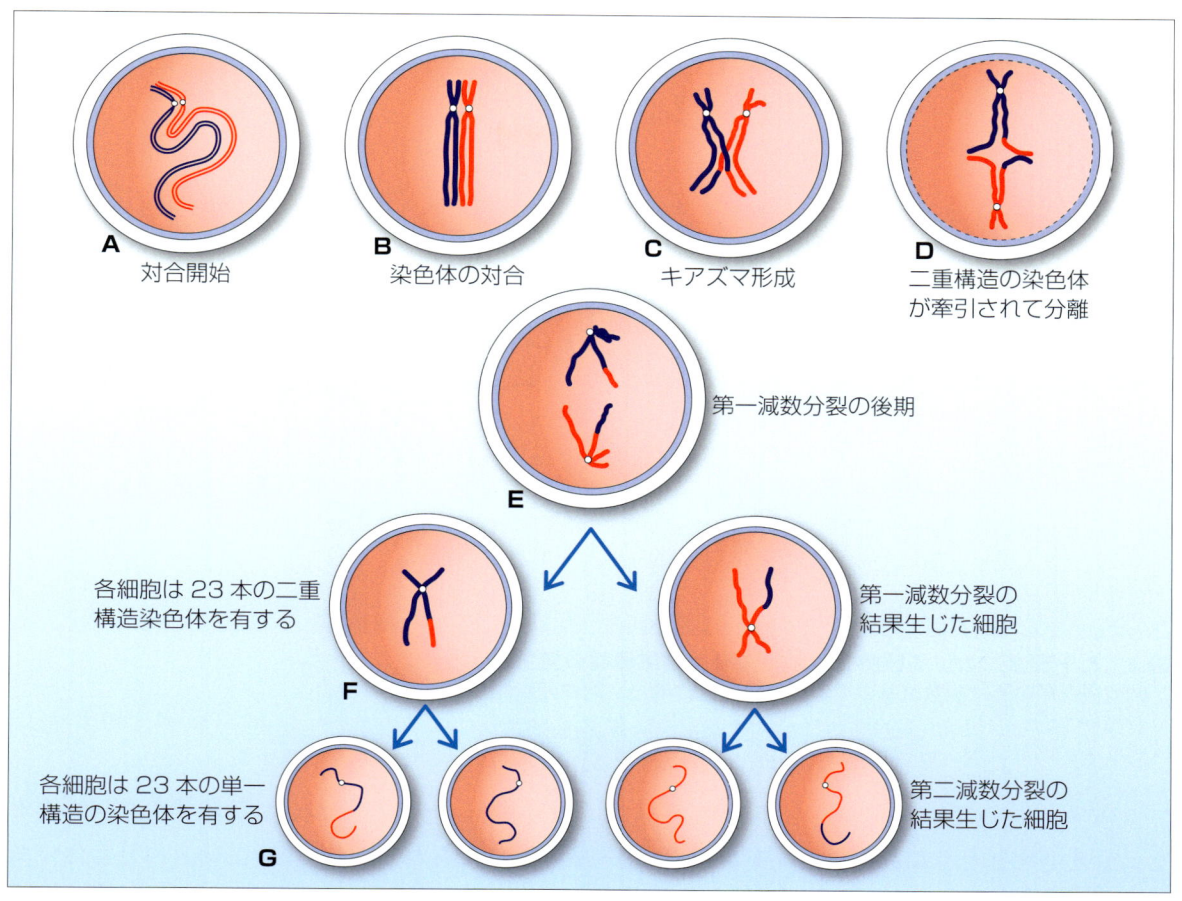

卵子の発生——卵子の発生から胎児の卵子

図3 第一減数分裂および第二減数分裂
A：相同染色体は互いに接近する．B：相同染色体は緊密に対合し，各対はそれぞれ2個の染色分体よりなる．C：緊密に対合している相同染色体は染色分体の一部を交換する（染色体交叉）．キアズマに注意．D：二重構造の染色体が分離する．E：第一減数分裂の後期．F，G：第二減数分裂中に，二重構造の染色体が動原体の部分で分裂する．この分裂が完了すると，4個の娘細胞の染色体はそれぞれ互いに異なってくる．
（Sadler TW（安田峯生，沢野十蔵訳）．ラングマン人体発生学．第8版．2001[1]より改変）

卵胞の形成・発育

　卵祖細胞は卵巣が分化するまでの間，有糸分裂を繰り返して増殖し，胎生3カ月末までに周囲の1層の扁平な上皮細胞に囲まれた細胞の集団となり，これは原始卵胞（primordial follicle）とよばれる．卵子周囲の上皮細胞は卵子の刺激で分化し顆粒膜細胞となる．形成された原始卵胞の一部はただちに発育を開始するが，ほとんどの卵胞は発育を休止したまま発育開始の信号を待つ．生下時に各卵巣に25～50万の休止卵胞が存在する[3,4]．

　胎生期から常に，休止卵胞はいくつかが活性化されて発育を開始するか，変性・退行して閉鎖卵胞となる．思春期以降，毎回の月経周期に5～15前後の原始卵胞が成熟を再開する．一次卵母細胞は発育期に入ると複糸期のまま直径が15μmから100μmまで増大し，顆粒膜細胞は増殖する．卵子の表面には透明帯が形成される．卵母細胞が100μmまで増大するとともに顆粒膜細胞は立方体の形になり2層以上に増殖し，これは一次卵胞とよばれる．この段階で卵胞刺激ホルモン（FSH）受容体が顆粒膜細胞に出現する．顆粒膜細胞によって基底膜が形成され，卵胞周囲には莢膜細胞層も形成される．

　胎生5カ月以降閉経にいたるまでの間，原始卵胞から一次卵胞への発育は継続的にみられる．一次卵胞の形成は主として卵巣皮質で行われ，卵胞径が150～200μmに達すると卵胞は血管分布の豊富な卵巣髄質に移動する．この時期に，顆粒膜細胞にはFSH，エストロゲン，

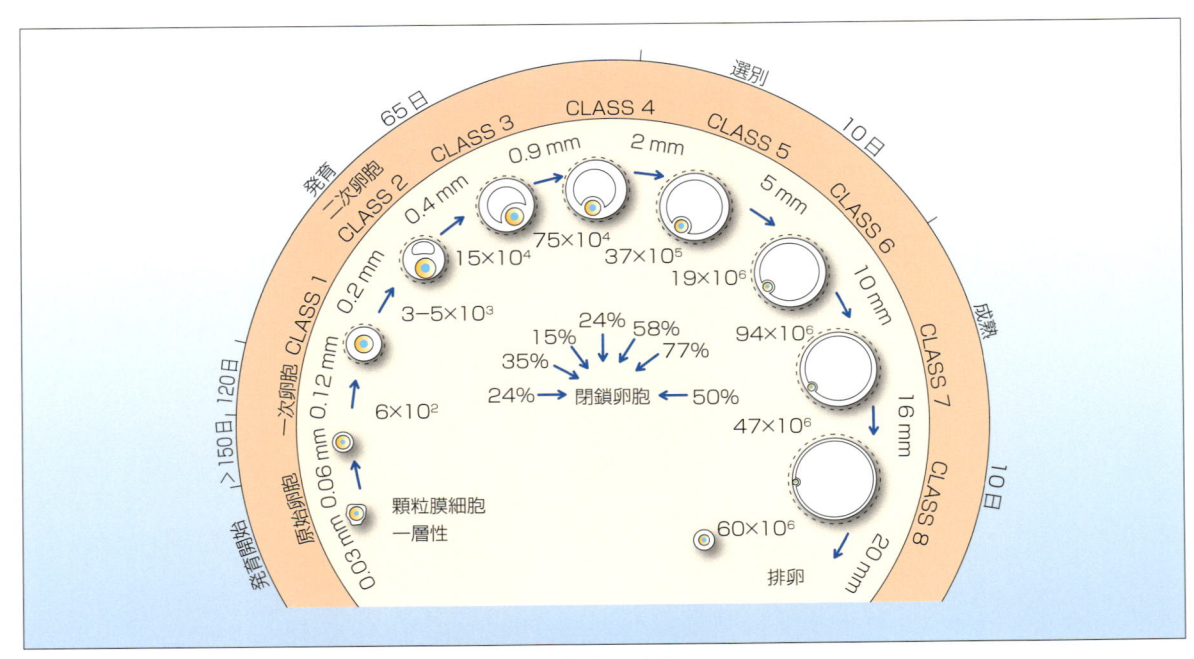

図4 ヒト卵巣における卵胞発育の各段階と閉鎖卵胞の発生
　卵胞径と顆粒膜細胞数に基づく卵胞発育の各段階と，閉鎖卵胞発生の割合を示す．

(Gougeon A. Hum Reprod. 1986; 1: 81-7[5])

アンドロゲンの受容体が現れる．莢膜細胞にも，分化発育とともに黄体化ホルモン（LH）受容体の出現，アンドロゲン産生がみられるようになる．莢膜細胞で産生されたアンドロゲンは基底膜を通って顆粒膜細胞に取り込まれ，FSHの作用でエストロゲンに転換される．

　成長して直径2～5 mmに達した一次卵胞は，FSHの刺激によって卵胞液を生成し，卵胞腔をもつ二次卵胞へ発育する．二次卵胞から排卵にいたるまでの発育の過程は2つの段階と8つの卵胞形態に分けられる（図4）[5]．二次卵胞はFSH，LHの作用と局所の成長因子の働きで成熟卵胞となり，卵細胞周囲の顆粒膜細胞から卵丘細胞が形成され，エストロゲン産生，LH受容体がみられるようになり，やがて排卵にいたる．LHサージと排卵に伴って卵細胞は第一減数分裂を再開し，卵子の直径は140 μmに達する．

　原始卵胞から一次卵胞への発育開始のメカニズムは不明である．ゴナドトロピン（FSH）は発育に関与しているが，第一の因子ではない．局所的な因子が活性化に働き，FSHはその局所因子の働きを制御していると考えられている．その一つとして，顆粒膜細胞で産生されるkit ligandが卵子に働いて休止卵胞を活性化すると考えられている．kit ligandの受容体であるc-kitが発育卵胞の卵子と内莢膜細胞に存在することが確認されている[6]．卵子も，kit ligandと卵子表面にあるその受容体c-kitの働きで増大する[7]．また，休止期卵胞に存在する因子として，transforming growth factor（TGF）-β2はkit systemを抑制して卵子の発育を抑制し，発育卵胞にみられるTGF-αは顆粒膜細胞に働いて卵胞発育を促進する[8]．

　胎生期および出生後の卵子の減少，すなわち卵胞の減少は，排卵に伴う減少だけでなく，閉鎖卵胞とよばれる卵胞の退行変性によっても起こる．閉鎖卵胞の発生は卵胞発育のすべての時期に起こる．月経周期に数百の卵胞が発育を開始し，10～20の卵胞が二次卵胞となり，1個が成熟して排卵する．排卵にいたる卵胞は1%ほどで，大部分の卵胞は閉鎖卵胞となって失われる．これは遺伝的に計画された細胞死（apoptosis）であるが，そのメカニズムはまだ解明されていない．

　卵子は胎生期にすでに出来上がっており，新たにつくられることはない．出生前からその数

は減少し，加齢とともにさらに減少する．排卵は思春期以降閉経前までみられるが，卵子の質の低下に伴って20歳代半ばを頂点に妊孕性は徐々に低下していく．

文献

1) Sadler TW（安田峯生，沢野十蔵訳）．ラングマン人体発生学．第8版．メディカル・サイエンス・インターナショナル．2001．p3-23, 296-300.
2) 鈴木秋悦．ヒトの受精のタイミング．講談社サイエンティフィック．1982.
3) Forabosco A, Sforza C, De Pol A, et al. Morphometric study of the human neonatal ovary. Anat Rec. 1991; 231: 201-8.
4) Gougeon A, Ecochard R, Thalabard JC. Age-related changes of the population of human ovarian follicles: increase in the disappearance rate of non-growing and early-growing follicles in aging women. Biol Reprod. 1994; 50: 653-63.
5) Gougeon A. Dynamics of follicular growth in the human: a model from preliminary results. Hum Reprod. 1986; 1: 81-7.
6) Parrott JA, Skinner MK. Kit-ligand / stem cell factor induces primordial follicle development and initiates folliculogenesis. Endocrinology. 1999; 140: 4262-71.
7) Horie K, Fujita J, Takakura K, et al. The expression of c-kit protein in human adult and fetal tissues. Hum Reprod. 1993; 8: 1955-62.
8) Byskov AG, Nielsen M. Ontogeny of the mammalian ovary. In: Trounson AO, Gosden RG, editors. Biology and Pathology of the Oocyte, Role in Fertility and Reproductive Medicine. Cambridge University Press. 2003. p13-28.

卵子の成熟
――卵子成熟のメカニズム（基礎）

佐藤英明　星野由美　横尾正樹

　グラーフ卵胞内で卵母細胞は成熟（卵成熟）し，精子と結合し，発生を進める能力を獲得する．卵成熟についてヒトデやカエルを中心に研究が進み，特にヒトデでは成熟開始のメカニズムの解明がなされ，卵成熟促進因子（maturation-promoting factor：MPF）を中心とする卵成熟調節系が明らかにされている．また，哺乳類では胞状卵胞から分離した卵母細胞が体外で卵成熟を誘起する．卵成熟の体外誘起はほぼすべての種で可能であるが，特にマウスやブタにおいて体外培養下での卵成熟のメカニズムの解明が進んでいる．このようななかで卵成熟のプロファイルや分子メカニズムは種によって異なることも明らかになっており，ヒトの卵成熟のメカニズムを理解するには比較動物学的視点も必要である．

　本稿では，ヒトデ，マウスおよびブタにおいて明らかにされた卵成熟の分子メカニズムを紹介する．

ヒトデの卵成熟

　卵成熟において何がいかにして起こるのかを分子生物学的に解明するための実験系として，現在ヒトデはカエルとともにモデルシステムの1つとなっており，哺乳動物の卵成熟のメカニズムの解明に大きく貢献している．

　ヒトデの卵成熟誘起には，3つのメディエーターが関与する．すなわち，神経系から分泌されて濾胞細胞に作用する生殖腺刺激ホルモン（gamete-shedding substance：GSS），濾胞細胞で産生されて卵細胞に作用する1-メチルアデニン（1-MeAde），卵細胞内で活性化されて卵成熟を実際に引き起こすMPFである．こうした考え方は，ヒトデに限らず，多くの動物に普遍的に該当する（図1）．

　卵成熟の分子メカニズムを明らかにするため，岸本らは，サイクリンAとE，Cdc2（CDK1）とCDK2，Cdc25，Myt1，Wee1，さらにPlk1，Aurora A，MosなどのヒトデホモログのcDNAを単離し，それらをもとにして合成ペプチドあるいは大腸菌で発現させたタンパク質断片を抗原として，それぞれの特異的抗体を作製して解析した[1,2]．ヒトデ未成熟卵は，タンパク質合成を必要とせずに，1-MeAdeによって卵成熟を開始（germinal vesicle breakdown：GVBD）する．実際，未成熟卵中において，サイクリンB-Cdc2はすでに複合体を形成した不活性型前駆体として存在する[3]．第一減数分裂前期に停止しているヒトデ未成熟卵においては，不活性型のサイクリンB-Cdc2，その抑制因子であるMyt1，活性化因子であるCdc25のすべてが存在しているが，卵成熟を開始する際に，これらのタンパク質の量に変動はみられない．このことは，卵成熟の開始にはMyt1の活性が抑制され，Cdc25活性の上昇が必要であることを意味している[4]．つまり，このバランスの逆転の引き金を1-MeAdeがどのようにして引くのかが，卵成熟開始の鍵となる．

　Cdc25の活性を抑える中和抗体を用いて解析したところ，Cdc25の活性を抑えても1-MeAde処理によってCdc25はリン酸化されて活性化する一方，Myt1も不活性化することが奥村らの研究によって見いだされた[5]．このことは，

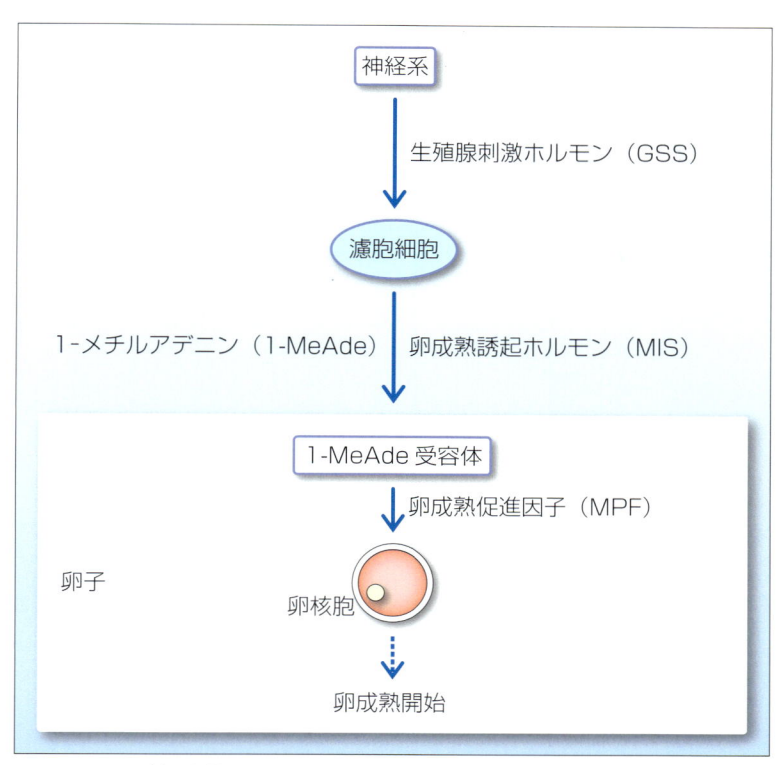

図1 ヒトデ卵成熟誘起にかかわるメディエーター

サイクリン B-Cdc2 以外のキナーゼが 1-MeAde シグナルによって活性化し，それらが Cdc25 と Myt1 をリン酸化して，これによって Myt1 と Cdc25 の間の活性のバランスが逆転し，サイクリン B-Cdc2 の最初の活性化にいたることを意味している．

この"引き金"を検索するため，1-MeAde シグナルの上流から解析が進められた．1-MeAde は，卵外から卵表に作用し，卵表にはその受容体が想定されるがいまだ明らかになっていない．しかし，この受容体が三量体 G タンパク質に共役していることは明らかになっており，Gβγ の解離だけで卵成熟を誘起するのに十分である[6]．さらに，この Gβγ は PI3 キナーゼ (PI3K) を活性化し，それによって卵成熟にいたることが示唆されており[7]，PI3K そのもの，あるいはそれによって活性化されるキナーゼが引き金キナーゼの候補となることが明らかになった．

その後の研究により，PI3K の直下で活性化される Akt/protein kinase B (PKB) がヒトデ卵における卵成熟の引き金となることが報告された[8]．すなわち，ヒトデの卵成熟の開始は，1-MeAde → 卵表レセプター → Gβγ → PI3K → Akt/PKB → サイクリン B-Cdc2 というシグナル伝達によりもたらされることが明らかとなっている（図2）．

マウスの卵成熟

卵成熟は，3つの因子が大きく順次に働くことで誘起される．第一の因子は，脳下垂体から分泌されるゴナドトロピンである．これは卵母細胞を取り囲む卵丘細胞の受容体で受け取られ，第二の因子である卵成熟誘起因子 (maturation-inducing substance：MIS) を産生・分泌させる．MIS はさらに卵母細胞膜上の受容体に作用し，卵母細胞内で第三の因子である MPF を活性化させる．この MPF の作用で卵母細胞は減数分裂を再開し，成熟する．

3つの主要な因子のうち，ゴナドトロピンおよび MIS の構造は動物種によって特異性を示し，MPF だけが共通の分子構造をもつ．マウスにおいては，ゴナドトロピンが MPF の活性

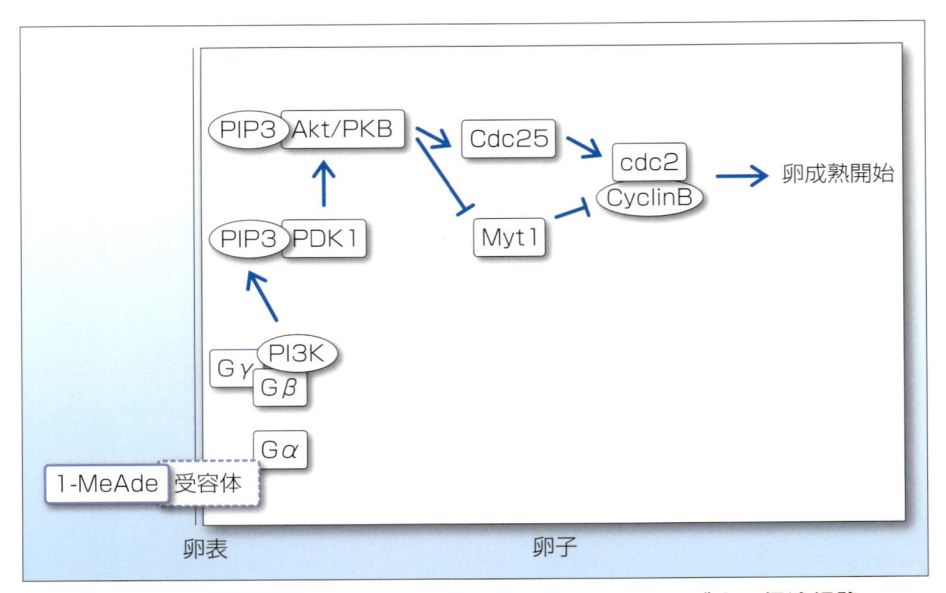

図2 1-MeAde からサイクリン B-Cdc2 の活性化にいたるシグナル伝達経路

化を介して卵成熟を誘起することが明らかとなっている．卵成熟は，核と細胞質の成熟からなるが，染色体整列，紡錘体形成・維持にかかわる核成熟を制御する因子として，Mos, MAP キナーゼなどが知られているが，ここでは最近の報告をもとに PI3K/Akt の役割を紹介する．

PI3K/Akt の役割

星野らの研究により，PI3K/Akt 経路がマウスの卵成熟過程で機能することが明らかとなった．すなわち，卵丘細胞-卵母細胞複合体（cumulus-oocyte complexes：COCs）を体外培養し，PI3K 阻害剤（LY294002）を処理すると，GVBD 率および MII 期への成熟率は濃度依存的に抑制され，Akt 活性も有意に低下した[9]．免疫蛍光染色により，Akt は分裂中期の紡錘体上に局在し，紡錘体の形成と染色体の整列に関与することが明らかとなった．

Akt は 2 つのリン酸化部位（Thr308, Ser473）をもち，双方がリン酸化することにより活性型となることが知られている．しかしながら，マウスの卵成熟においては，Akt が減数分裂特異的に紡錘体に局在し，2 つのリン酸型 Akt は異なる局在を示すことから，リン酸型 Akt はそれぞれが独立して機能している可能性が考えられている．

リン酸型 Akt の機能を阻害するために，リン酸型 Akt 抗体あるいは阻害ペプチドをマイクロインジェクション法により卵細胞質に注入したところ，Thr308 あるいは Ser473 リン酸型 Akt を阻害した卵母細胞いずれでも MII 期への進行は認められたものの紡錘体が小さく丸くなる傾向が観察された．これは，マウスの卵成熟においては，一方のリン酸型 Akt のみでも機能できる可能性を示している．

Akt は減数分裂特異的に発現し，受精後の前核形成期では，その発現は急激に低下することから，受精においてなんらかの役割を果たしているのではないかと考え，MII 期卵母細胞にリン酸型 Akt 阻害ペプチドをマイクロインジェクション法により注入し，体外受精に供した．Thr308 リン酸型 Akt 阻害ペプチドを注入した場合，第二極体が放出されたものの，その後，卵細胞質内で新たな紡錘体様のものが構築され，減数分裂は正常に完了できなかった．一方，Ser473 リン酸化を阻害すると，第二極体の放出が起こらなかった．このことから，マウスの卵成熟において 2 つのリン酸型 Akt は，独立して紡錘体の維持と受精後の第二極体の放出，すなわち減数分裂の完了に機能していることがわかる[10]（図3）．

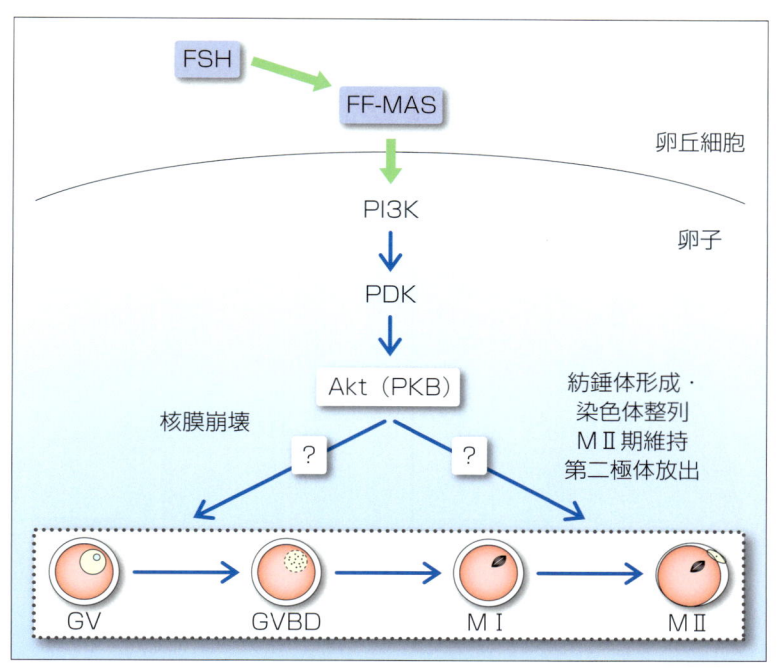

図3 マウス卵成熟における PI3K/Akt の役割

卵成熟を制御するのは，卵母細胞のみではなく，卵細胞を取り囲む卵丘細胞や顆粒層細胞との細胞間コミュニケーションも重要な役割を果たしている．哺乳動物卵子の排卵は，脳下垂体からのLHサージの作用により引き起こされる．このLHに対する受容体は卵子にはまったく発現せず，卵子を直接取り囲み排卵時にともに卵管へと排出される卵丘細胞にもほとんど存在しない．これは，卵子が分泌する growth and differentiation factor 9（GDF-9）がその発現を抑制するためであり，LH受容体は排卵直前卵胞の顆粒層細胞に発現する．したがって，排卵刺激は顆粒層細胞を介して，卵子および卵丘細胞に伝達されると考えられる．

ブタの卵成熟

ブタの卵成熟は通常44～48時間を要し，他の哺乳動物と比較してその進行がゆっくりであることが特徴である．近年，その特徴を生かして，哺乳動物における卵成熟誘起の分子機構解明を目的とした基礎的研究が盛んに行われている．本稿では，ブタをモデルにして明らかにされた減数分裂再開の分子機構について述べる．

ブタの卵成熟過程を観察すると，COCsの体積が著しく増大する現象がみられる．この現象は卵丘膨化とよばれる．その詳細を調べてみると，グリコサミノグリカンの一種であるヒアルロン酸がCOCsの卵丘細胞間に蓄積していることがわかる[11]．また，ヒアルロン酸の受容体であるCD44タンパク質もCOCsで発現していることが明らかとなった[12,13]．COCsをヒアルロン酸合成の阻害剤（6-diazo-5-oxo-l-norleucine）やヒアルロン酸とCD44の結合を阻害する抗体に曝露すると減数分裂の再開が抑制されるため，卵丘膨化時のヒアルロン酸-CD44の作用は減数分裂の再開に重要な役割を果たしていることが示唆される[14,15]．しかしながら，CD44の発現部位を調べてみると，卵子には発現しておらず，卵丘細胞で発現している[16,17]．このことから，ヒアルロン酸は卵子に直接作用しているわけではなく，卵丘細胞を介して減数分裂再開を誘起していることがわかる．

一般的に，哺乳動物の卵成熟過程では，卵子内cAMP濃度の減少が観察され，それが減数分裂再開の最終誘起因子であるMPFを活性化させる．ブタの卵成熟では，成熟初期にcAMP濃度の一過性の上昇が観察されるが，その後，

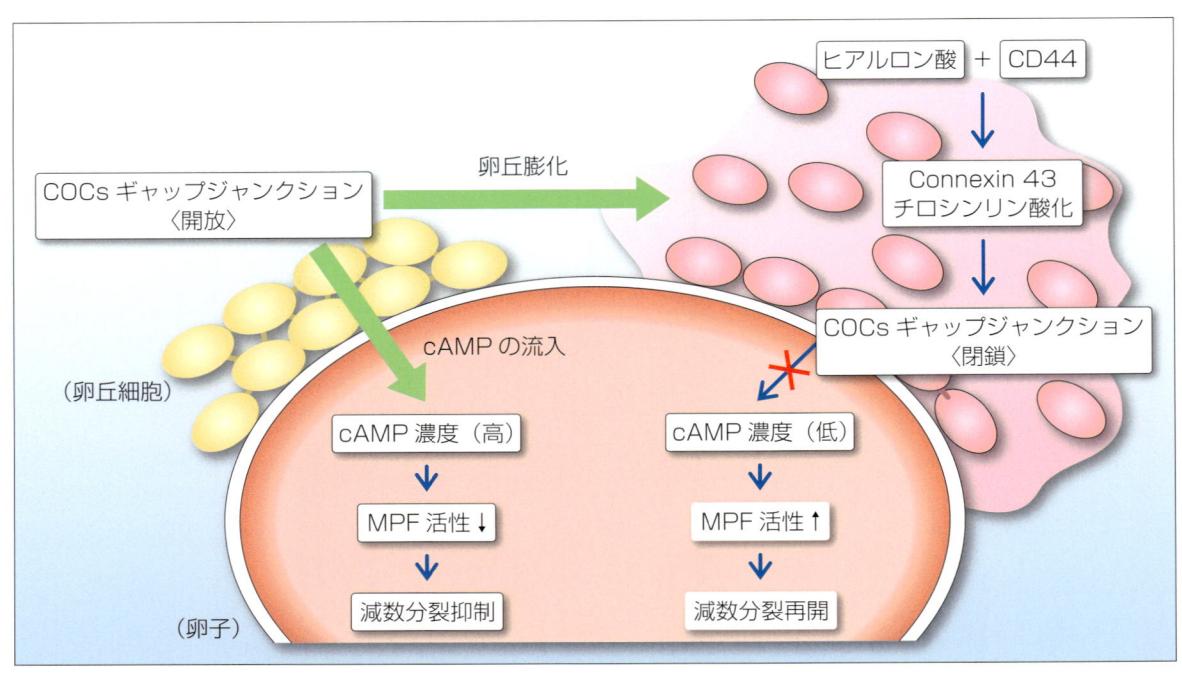

図4 卵丘膨化による減数分裂再開の誘起メカニズム

　COCsの細胞間連絡（ギャップジャンクション）が閉鎖する現象が観察され，卵子内cAMP濃度が急激に減少し，MPFの活性化が誘起される．そこで，COCsギャップジャンクション機能に対するヒアルロン酸の作用を調べてみると，COCsギャップジャンクションの主要な構成タンパク質であるConnexin 43のリン酸化を誘導することが明らかとなった．Connexin 43のリン酸化はギャップジャンクション機能の閉鎖・崩壊を意味しており，特にヒアルロン酸の場合はチロシン残基をリン酸化していた．卵成熟過程におけるヒアルロン酸-CD44の作用を阻害すると，COCsギャップジャンクション機能の閉鎖は抑制され，さらには卵子内cAMP濃度の減少やMPFの活性化も観察されなくなった[18]．したがって，ヒアルロン酸はCOCsギャップジャンクション機能を調節することで，減数分裂再開を誘起していると考えられる（図4）．

　以上のように，少なくともブタでは，卵丘膨化時にCOCsに蓄積するヒアルロン酸がCOCsギャップジャンクションを閉鎖させることで，卵子内cAMP濃度の減少，さらにはMPFの活性化を誘導する，というヒアルロン酸を端とした減数分裂再開の誘起メカニズムが存在していることが明らかとなった．卵丘膨化は，哺乳動物の卵成熟過程で共通に観察される現象であるという事実をふまえると，他の哺乳動物にも同様の分子機構が存在している可能性は高いと思われる．

　ヒトデ，マウスおよびブタの卵成熟のメカニズムを紹介したが，ヒトデにおいて卵成熟開始の分子メカニズムが明解になっている．哺乳類ではマウスやブタで解析が進んでいるが，ブタの卵成熟のプロファイルはヒトに似ているともいわれている．これら3種の卵成熟のメカニズムを知ることが，ヒト卵成熟の解明につながると予想される．卵成熟過程では，核や染色体の動態が目立つが，ミトコンドリアや紡錘体などの微小器官の動態にも変化があり，それらの変化と受精能に相関がある．

　今後は，ヒトの体外受精・顕微授精においても体外成熟卵を使う場合が多くなると予想されるが，高い受精率・発生率を得るには卵成熟過程における卵母細胞のミトコンドリアや紡錘体などの微小器官の動態制御に関する研究が重要となる．

文献

1) Kishimoto T. Cell-cycle control during meiotic maturation. Curr Opin Cell Biol. 2003; 15: 654-63.
2) 岸本健雄. ヒトデ卵の成熟と減数分裂の制御機構：半世紀にわたる研究の展開. シリーズ21世紀の動物学6：細胞の生物学, 鈴木範男, 神谷 律編. 培風館. 2007. p9-58.
3) Ookata K, Hisanaga S, Okano T, et al. Relocation and distinct subcellular localization of p34cdc2-cyclin B complex at meiosis reinitiation in starfish oocytes. EMBO J. 1992; 11: 1763-72.
4) Kishimoto T. Activation of MPF at meiosis re-initiation in starfish oocytes. Dev Biol. 1999; 214: 1-8.
5) Okumura E, Sekiai T, Hisanaga S, et al. Initial triggering of M-phase in starfish oocytes: a possible novel component of maturation-promoting factor besides cdc2 kinase. J Cell Biol. 1996; 132: 125-35.
6) Jaffe LA, Gallo CJ, Lee RH, et al. Oocyte maturation in starfish is mediated by the beta gamma-subunit complex of a G-protein. J Cell Biol. 1993; 121: 775-83.
7) Sadler KC, Ruderman JV. Components of the signaling pathway linking the 1-methyladenine receptor to MPF activation and maturation in starfish oocytes. Dev Biol. 1998; 197: 25-38.
8) Okumura E, Fukuhara T, Yoshida H, et al. Akt inhibits Myt1 in the signalling pathway that leads to meiotic G2/M-phase transition. Nat Cell Biol. 2002; 4: 111-6.
9) Hoshino Y, Yokoo M, Yoshida N, et al. Phosphatidylinositol 3-kinase and Akt participate in the FSH-induced meiotic maturation of mouse oocytes. Mol Reprod Dev. 2004 69: 77-86.
10) Hoshino Y, Sato E. Protein kinase B (PKB/Akt) is required for the completion of meiosis in mouse oocytes. Dev Biol. 2008; 314: 215-23.
11) Nakayama T, Inoue M, Sato E. Effect of oocytectomy on glycosaminoglycan composition during cumulus expansion of porcine cumulus-oocyte complexes cultured in vitro. Biol Reprod. 1996; 55: 1299-304.
12) Kimura N, Konno Y, Miyoshi K, et al. Expression of hyaluronan synthases and CD44 messenger RNAs in porcine cumulus-oocyte complexes during in vitro maturation. Biol Reprod. 2002; 66: 707-17.
13) Yokoo M, Miyahayashi Y, Naganuma T, et al. Identification of hyaluronic acid-binding proteins and their expressions in porcine cumulus-oocyte complexes during in vitro maturation. Biol Reprod. 2002; 67: 1165-71.
14) Yokoo M, Shimizu T, Kimura N, et al. Role of the hyaluronan receptor CD44 during porcine oocyte maturation. J Reprod Dev. 2007; 53: 263-70.
15) Yokoo M, Kimura N, Abe H, et al. Influence of hyaluronan accumulation during cumulus expansion on in vitro porcine oocyte maturation. Zygote. 2008; 16: 309-14.
16) Kimura N, Yokoo M, Konno Y, et al. Expression of CD44 in porcine cumulus-oocyte complexes during in vitro oocyte maturation. Journal of Mammalian Ova Research. 2002; 19: 121-7.
17) Yokoo M, Tientha P, Kimura N, et al. Localisation of the hyaluronan receptor CD44 in porcine cumulus cells during in vivo and in vitro maturation. Zygote. 2002; 10: 317-26.
18) Yokoo M, Sato E. Cumulus-oocyte complex interactions during oocyte maturation. Int Rev Cytol. 2004; 235: 251-91.

卵子の成熟
――ヒト卵子の成熟と減数分裂

鈴木秋悦

　卵子の成熟は，核成熟（nuclear or meiotic maturation）と細胞質成熟（cytoplasmic maturation）に分けて考えなければならない．

　核成熟は減数分裂の完了を意味し，特異な形態学的変化を伴う（**図1**）．減数分裂は，相同染色体が分離する第一分裂（**図2**）と，体細胞分裂と同様の第二分裂（**図3**）に分かれ，ヒト卵子は，胎児期あるいは出生直後に第一分裂前期の複糸期を完了し，休止期の網状期（dictyate期）で排卵直前まで分裂を停止する．dictyate期の卵子は，1個あるいは複数の核小体を含む楕円形の胚胞（germinal vesicle：GV）を有する．排卵直前のLHサージにより，卵子は減数分裂を再開し，胚胞が消失し（germinal vesicle breakdown：GVBD），第一極体を放出して，第二分裂中期で減数分裂を停止する．受精，あるいは単為発生刺激により第二分裂が再開し，第二極体を放出し，減数分裂を完了する．一般に，卵子の核成熟とは，胚胞期から第二分裂中期までの過程を示す．

　一方，細胞質成熟は，受精，多精子受精防御機構，初期発生過程に重要な形態学的変化を伴わない生化学的な細胞質の修飾である．卵子内のタンパク質合成，タンパク質リン酸化反応，酵素活性などが細胞質成熟の指標となる．

　哺乳類卵子は，LHサージ前に卵胞から採取し，一定時間培養すると形態学的に排卵期と同様の核成熟卵となり，これを自然成熟という．自然成熟卵を受精させると，ウサギ，ハムスターでは雄性前核形成不全が起こり，細胞質成熟の欠陥が指摘されているが，マウスでは自然成熟卵の発生能力はまったく体内成熟卵と相違ない

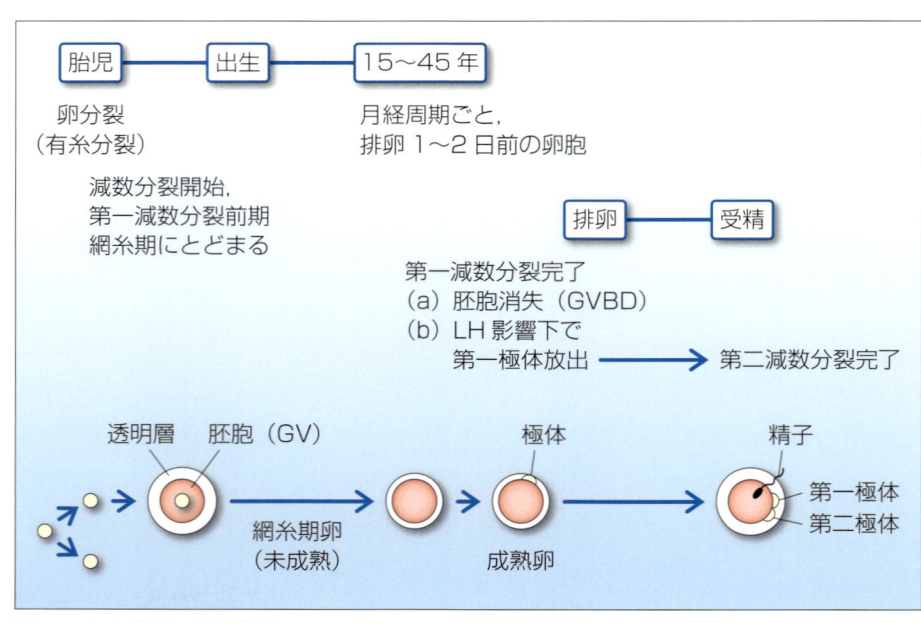

図1　ヒト卵の成熟動態

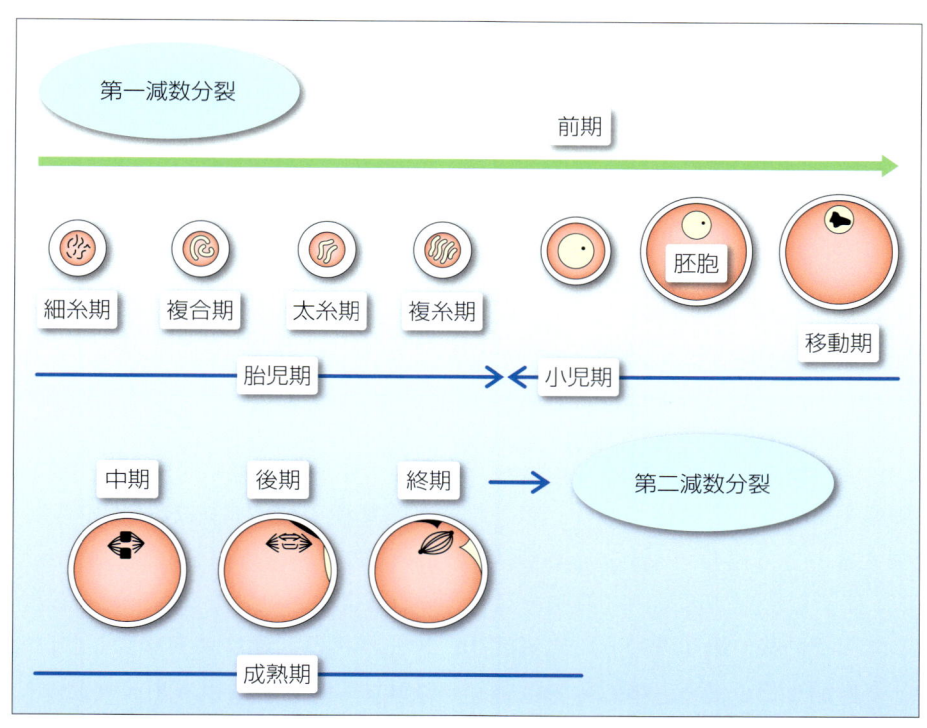

図2　第一減数分裂

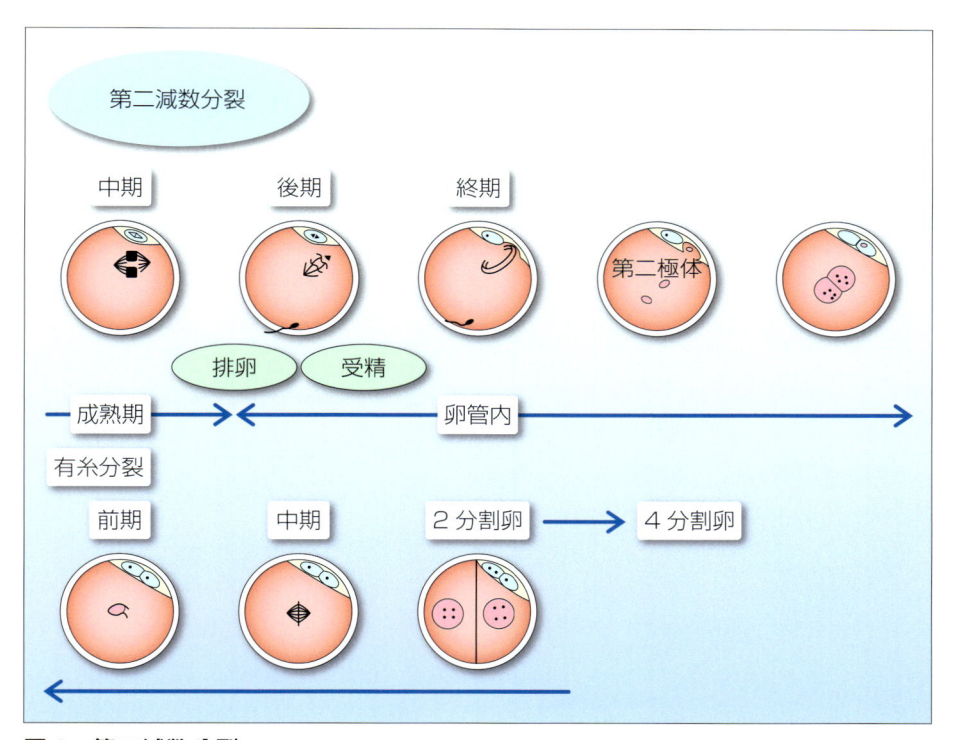

図3　第二減数分裂

という報告もあり，自然成熟卵の細胞質成熟については，種による違い，培養液成分の構成，培養条件などを考慮に入れて，今後，自然成熟過程における卵子内の生化学的変化を検討していくべきである．

卵子の形態
―微細構造を含めて

北井啓勝

　卵子（ovum；複数形 ova）は，卵ともよばれ雌性の生殖細胞（gamete）の総称であり，卵子が精子と受精することで接合子（zygote；受精卵）が生じる．卵子は胎児の卵巣内で有糸分裂により増殖して，その後，胎生期のうちに減数分裂を開始して増殖を停止する．減数分裂は第一分裂の前期のまま，小児期を経て排卵の時期まで長期間停止する．クローン動物の研究により，卵子の細胞質には成体の細胞核に対してあらゆる細胞に分化の可能な全能性を与える特別な機能があることが示された．

卵子の形成

　生殖細胞は，受精3週間後頃に胚の外部に位置する中胚葉組織に発生する（図1）．この部位は卵黄嚢の尾方にある．この時期の生殖細胞は，原始生殖細胞（primordial cell）とよばれ，6回あまり分裂しながら，胚の後腸に沿ってアメーバ状の運動により移動して，受精26日後には初期の腎臓に相当する中腎の腹側を覆う領域に到達する．原始生殖細胞は，ここで有糸分裂により増殖して，この部位は性腺へと発育する．受精3.5〜4.5週間後には，この部位は生殖堤とよばれ，その後に卵巣あるいは精巣に分化する．生殖堤に到達した原始生殖細胞は，卵祖細胞（oogonia）あるいは精祖細胞（prospermatogonia）とよばれる．原始生殖細胞は，球状の核をもち，核内のヘテロクロマチンは少なく，核小体は海綿状で大きい．細胞質には多くのグリコーゲン顆粒，ミトコンドリア，リボソームをもち，脂肪小滴は少ない．細胞質のアルカリホスファターゼ活性が高いのが特徴である．

　原始生殖細胞は細胞分裂活性が高く，移動性のある，未分化な細胞である．これらの特性は，胚細胞の特徴であるとともに，転移性の腫瘍細胞とも共通している．取り出して培養した場合にも，contact inhibition を示さず，基質に侵入する点で腫瘍細胞に類似する．

　卵祖細胞は有糸分裂により増殖する．妊娠3カ月になると，有糸分裂を中止した一部の卵祖細胞が減数分裂を開始して卵母細胞（oocyte）となる．その後の4〜5カ月に，残りの卵祖細胞にも減数分裂が起こり，出生時あるいはその直後にはすべての女性生殖細胞は卵母細胞となる．卵巣中の卵祖細胞と卵母細胞を合わせた卵細胞の数は妊娠20週頃に最大となり，左右の

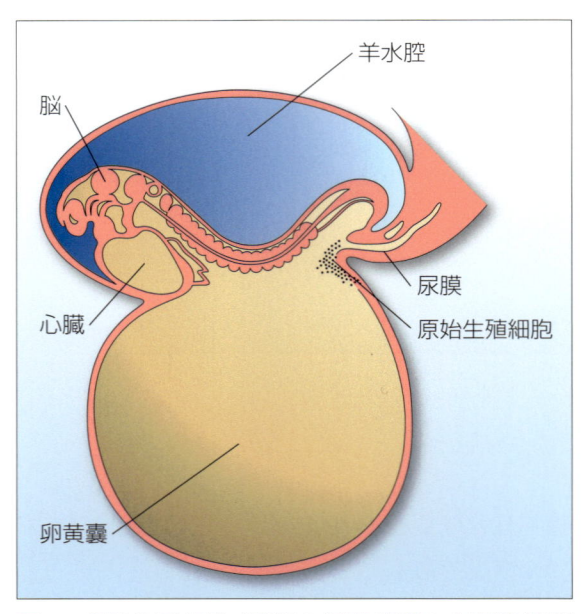

図1　原始生殖細胞（受精3週間後頃の中胚葉組織）
（Germ Cells & Fertilization. Oxford University Press. 1982）

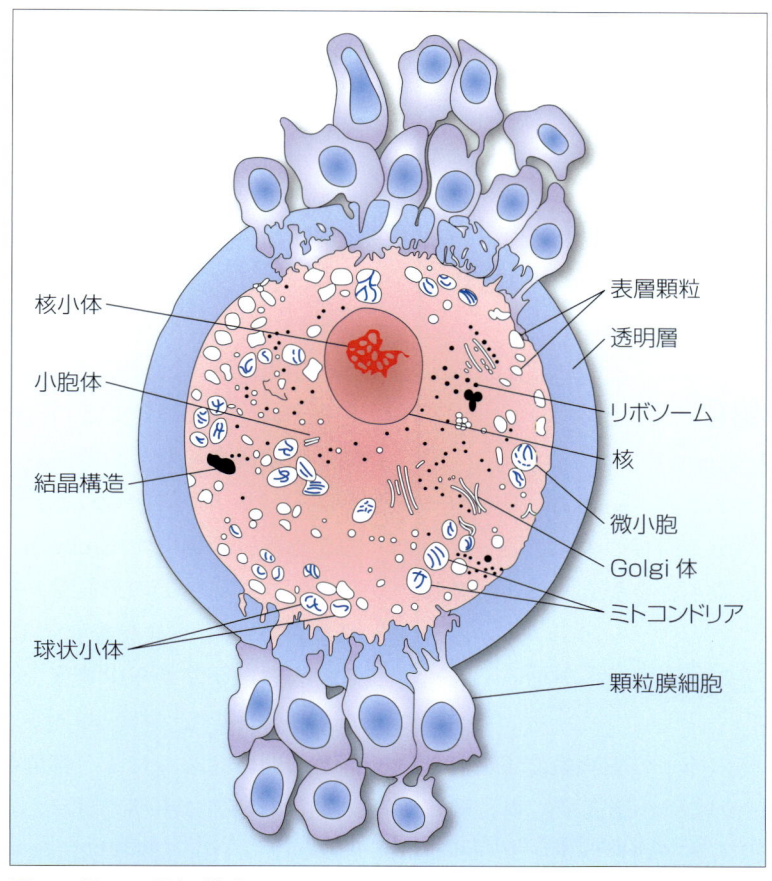

図2　卵子の微細構造

卵巣を合計して700万個程度になる．

　第一減数分裂は，前期，中期，後期，終期に区分され，中期は染色体が赤道面に配列する時期である（図2）．前期はさらに細糸期，接合期，太糸期，複糸期，移動期の5期に区分される．卵子は出生する前後に，この複糸期に続く網状期において分裂を休止し，排卵直前まで分裂を停止する．この休止期の卵子は，胚胞（germinal vesicle）とよばれる核をもつ．卵子の数は胎児期の後半に，閉鎖（atresia）とよばれるアポトーシスの過程により急速に減少し，700万個から200万個となる．この減少は女性胎児では減数分裂の進行と並行しており，多くの卵子が接合期および太糸期で変性する．

　卵母細胞は新生児から思春期の間に，持続的に閉鎖により変性消失し，7歳で50万個，思春期には40万個に減少する．卵子の数は胎児期が最大であり，卵祖細胞は有糸分裂で増加するが，卵母細胞は減数分裂するが増加はせず，出生後も大量に合成される精子とは対照的である．平均的な女性の一生のうちに，約400個の卵胞が成熟して排卵される．出生時には200万個の卵胞が存在するが，99.98％は閉鎖により失われ排卵にいたらない．閉経した女性の卵巣には卵胞はほとんどみられなくなる．

卵子の形態

　哺乳動物の卵子は直径70〜120μmの球形の細胞で，糖タンパクよりなる透明層により覆われる．透明層の外側は顆粒膜細胞で取り囲まれ，卵胞の一部が突出して卵丘を形成する．卵子は排卵後より着床するまでの間，卵管・子宮液中に浮かび母体血液から栄養補給を受けず，受精，分裂，分化に必要な成分を細胞質内に蓄えている．

　卵子の細胞質は，核または染色体と多くの細胞小器官を含む．細胞小器官には，表層顆粒，

微小管，小胞，顆粒などさまざまのものがあり，動物種により種類，大きさ，数が異なる．主な細胞小器官には，核小体，ミトコンドリア，小胞体，Golgi体，中心体，微小線維，微絨毛がある．卵子特有の構造として，マウス，ハムスター，ラットなどの受精卵でみられるラメラ構造（格子様構造），ウイルス様粒子，雲状体（nuage），結晶様物質がある（図2）．

卵子の細胞小器官

卵子にはミトコンドリア，Golgi体，リボソームのような通常の細胞と同様の細胞小器官がある．しかし卵子には微小管を形成する中心体は存在しない．

1．表層顆粒

表層顆粒は排卵時の卵子の細胞膜直下に存在する300〜500 nmの球形の構造で，単位膜で覆われ，細胞質よりも電子密度が高く光屈折性がある．Golgi体で形成され，細胞膜下に移動し，排卵時には全部で5,000個程度ある．受精による精子進入の刺激により卵が活性化し細胞質カルシウム濃度の振動が起きる際に，膜融合により細胞外に放出される．放出成分は生化学的に確定されていないが，透明層の精子受容体を変化させて，多精子受精を抑制すると考えられる．多精子受精の抑制の仕組みは細胞膜にもあるが，ヒトでは透明層による多精子受精抑制が機能する．表層顆粒の細胞外への放出は受精前にもある程度発生しており，この現象が精子進入を阻害する可能性もある（図3）．

2．Golgi体

未熟な卵子には細胞小器官が少ないが，Golgi体，ミトコンドリア，そして脂肪小滴よりなる膜性の細胞小器官の集合が核周辺に存在する．Golgi体は卵子の成長とともに核の周囲から卵子細胞表層下へと移動する．Golgi体の周囲には多数のミトコンドリアがあり，糖タンパクの合成に関与する．Golgi体におけるタンパク合成は透明層の形成と，表層顆粒の産生に関与している．卵子が成熟するとこれらの機能は不要となり，Golgi体は縮小する．

3．ミトコンドリア

ミトコンドリアDNAは，一部の例外を除いて母体由来で遺伝する．精子の鞭毛近くにはミトコンドリアがあり，精子の運動エネルギーを供給している．受精により精子ミトコンドリアは卵子細胞質内に入るが，精子由来のミトコンドリアは，ユビキチンという標識をつけられた後，受精後まもなく分解されてしまう．精子ミトコンドリアが排除される仕組みおよび生物学的な意義は不明である．

ミトコンドリアの形態は，細胞のエネルギー源である酸化的リン酸化の代謝と相関している．未熟な小型から中等度大の卵子では，多数のクリスタをもつ杆状のミトコンドリアが小胞体の周囲に認められる．排卵直前の卵子ではミトコンドリアは小型で球状から楕円状となり，卵子あたり10万個程度に増加する．クリスタは円柱状から同心円状に配列するようになる．未受精卵子および受精直後の初期胚の時期には，卵子エネルギー源は乳酸あるいはピルビン酸と考えられる．その後，胚性ゲノムの活性化とともにブドウ糖が利用されるが，このころからミトコンドリアの形態は杆状に変化する[1]．

4．中心体

卵子は通常の細胞とほぼ同様の細胞小器官をもつが，例外として中心体を欠如している．中心体は微小管の形成に関与しており，有糸分裂の際に複製される．始原生殖細胞に中心体が存在するが，その後消失して，受精後数回分裂してから出現してくる．ヒトの受精では，微小管形成中心としての中心体は受精により精子によって導入されると考えられる[2]．マウスでは中心体は卵子より生じるので，精子核のみの顕微授精によって産仔が得られる．ヒトやその他の動物では精子頭部に存在する中心体が染色体の動態を支配している．中心体がないままに，減数分裂の中期には紡錘糸が形成され染色体の移動が起こる．染色体異常の原因となる染色

卵子の形態──微細構造を含めて

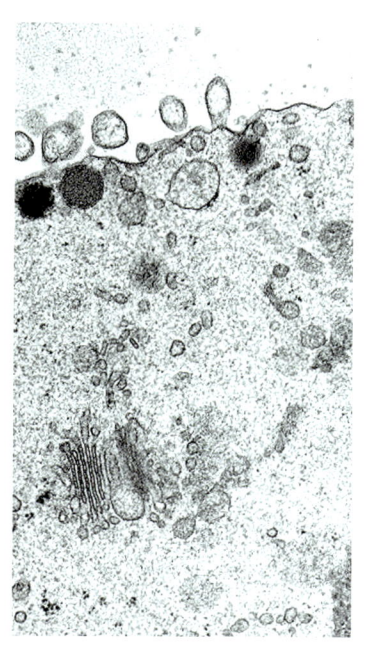

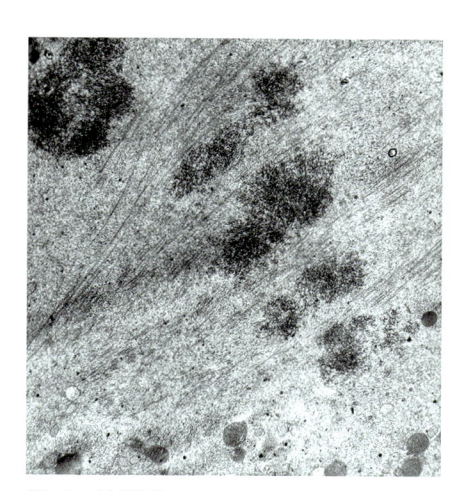

図3 表層顆粒とGolgi体

図4 紡錘糸

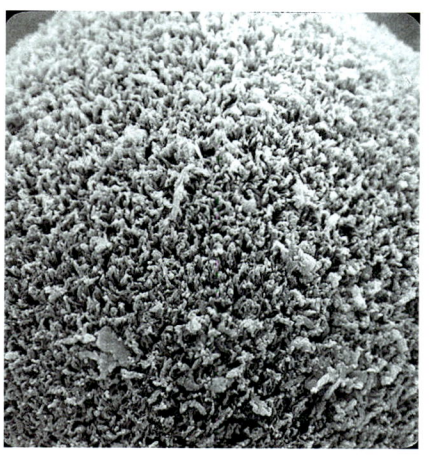

図5 卵子表面の微絨毛

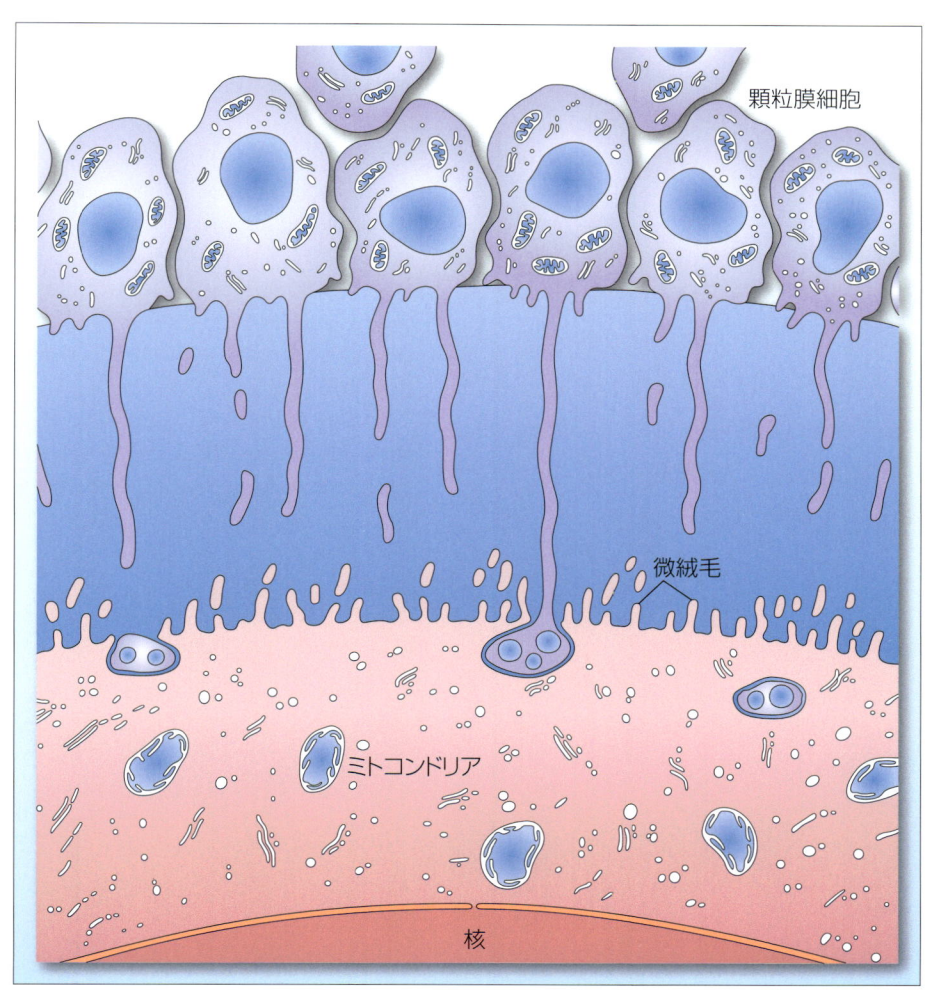

図6 透明層

体の不分離には紡錘糸の老化が関与するとの説があるが，中心体のないこととの関連は不明である（図4）．

5．核

減数分裂再開前の卵子の核は卵核胞とよばれ，透過性があり著明な核小体をもち，染色体は認められず網糸期（dictyotene）の状態にある．核小体は2～3から10μmと大きく高密度であり，この時期の卵子は体細胞に比べて10倍以上のRNA，特にリボソーマルRNAを合成している．受精卵の構築の際には，核小体は卵子によってのみ供給され，さらに卵母細胞の核小体が，全能性をもつ受精卵の構築，および初期胚発生に重要であることが報告されている[3]．

6．微絨毛

卵子は球状であるが，表面には多数の微絨毛をもつ（図5）．微絨毛は球状で大きな卵子の表面積を増やして，呼吸ガスを含む物質の代謝を容易にしている．卵子の微絨毛および顆粒膜細胞の突起は透明層（zona pellucida）を貫通して，gap junctionにより結合し，物質および刺激伝達の役割をもつと考えられる．受精の際には，精子頭部と微絨毛が絡み合っているのが走査電子顕微鏡像で認められる．また，染色体のある部分の卵子細胞膜には微絨毛が乏しく，精子進入はこの部分を避けることになる．微絨毛は卵子の成熟とともに大きさと分布が変化し，精子受容体とともに受精に重要な役割をもつと思われる．

7．透明層

原始卵胞は，卵母細胞が単層扁平の卵胞上皮に覆われた幼若な卵胞である．原始卵胞の扁平な卵胞上皮は，成長して立方状となり一次卵胞（primary follicle）となる．次に，卵胞上皮が増殖して重層構造を示す二次卵胞（secondary follicle）になる．二次卵胞は成熟卵胞へと成長し，増殖した卵胞上皮細胞は顆粒膜細胞となり，顆粒膜細胞と卵子との間には透明なゼリー様の層である透明層が出現する．卵胞発育の第1段階では卵子が急速に増大し，この時期に透明層がつくられ，卵胞の発育は緩徐である．第2段階では卵胞の内腔が形成され，内莢膜が増殖し卵胞は増大するが，卵子の成長は少ない（図6）．

文献

1) Sutovsky P, Moreno RD, Ramalho-Santos J, et al. Ubiquitin tag for sperm mitochondria. Nature. 1999; 402: 371-2.
2) Navara CS, Simerly C, Zoran S, et al. The sperm centrosome during fertilization in mammals: implications for fertility and reproduction. Reprod Fertil Dev. 1995; 7: 747-54.
3) Ogushi S, Palmieri C, Fulka H, et al. The maternal nucleolus is essential for early embryonic development in mammals. Science. 2008; 319: 613-6.

卵子の形態
——体外成熟培養卵（IVM 卵子）の電子顕微鏡的観察

森本義晴

未熟卵子体外成熟培養体体外受精法（IVM）が Cha ら（1991）[1]，Trounson（1994）ら[2]によって臨床応用されて以来，世界中のセンターで応用が試みられたが，その成功率の低さから，従来の IVF に取って代わる技術というまでには普及していない．この技術の発展のためには，卵子の成熟過程を詳らかにする必要があるが，これに関する情報は十分でない．この研究には生化学的，生理的，遺伝子的なさまざまな手法を用いることができるが，なかでも超微形態学的方法は卵子成熟というドラマチックな生理機能を解明するには有用である．

本稿では，IVM 中に卵子成熟がどのように進行するのかについて，特にその細胞小器官の動きから述べる．

卵子の電子顕微鏡観察のための処理

1．電子顕微鏡の種類

電子顕微鏡には透過型電子顕微鏡（transmission electron microscope：TEM）と走査型電子顕微鏡（scanning electron microscope：SEM）があり，TEM が組織の比較的深い部分を見るのに比して，SEM は表面の構造を観察するものである．

2．未熟卵子の採取と培養

29〜35 歳の多嚢胞性卵巣症候群の患者から，卵巣無刺激で卵子を採取した．採卵針としては，IVF OSAKA IVM NEEDLE（北里サプライ）を用い，直径 7〜10 mm の小卵胞を 100 mHg の圧で吸引した．採取した未熟卵子は MediCult 社製 IVM 用培養液に 10％患者血清と FSH 75IU/L，HCG 100IU/L をそれぞれ混じて使用した．培養時間は 24 時間とし，気相は 5％ O_2, 5％ CO_2, 90％ N_2 の三層ガスで行った．

3．試料作製法（図 1）

卵子は人体内最大の細胞であり，水分も多く，また多くの細胞内小器官を含有している．したがって，卵子を電子顕微鏡で観察するには，いかに卵子の微細構造を温存したまま固定するかが重要である．固定には，グルタールアルデヒドや四酸化オスミウムが用いられるが，卵子は固定時間や温度にたいへん敏感で至適条件の設定が必要である．

当院の固定法を図 1 に示す．固定された卵子は，アルコールで脱水処理され，エポン樹脂に包埋して薄切し，電子染色した後，電子顕微鏡で観察する．

卵子成熟における超微形態

Combelles ら[3]（図 2）によると，ヒト卵子は 6 時間で約 6 割の卵子が卵核崩壊を起こし，12 時間で 6 割が Metaphase I となり，24 時間で 66.7％の卵子が成熟する．

次に，6 時間培養後の GV（germinal vesicle）卵子，12 時間培養後の Metaphase I 卵子，そして 24 時間培養後の Metaphase II 卵子の超微形態的特徴を示す．

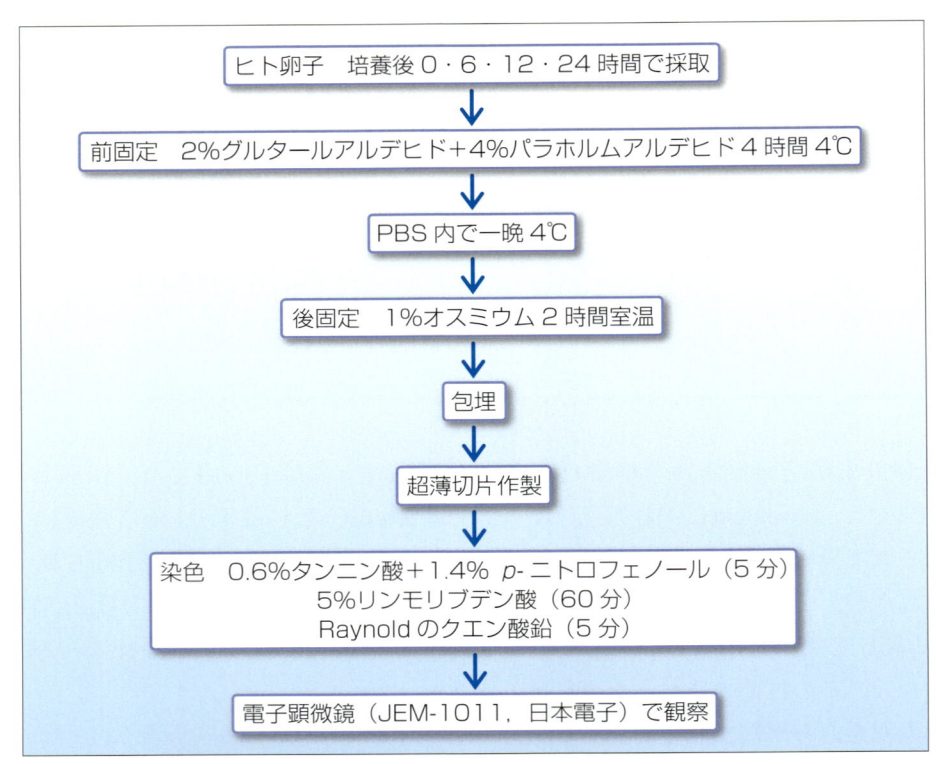

図1 当院で実施する電顕試料作製法

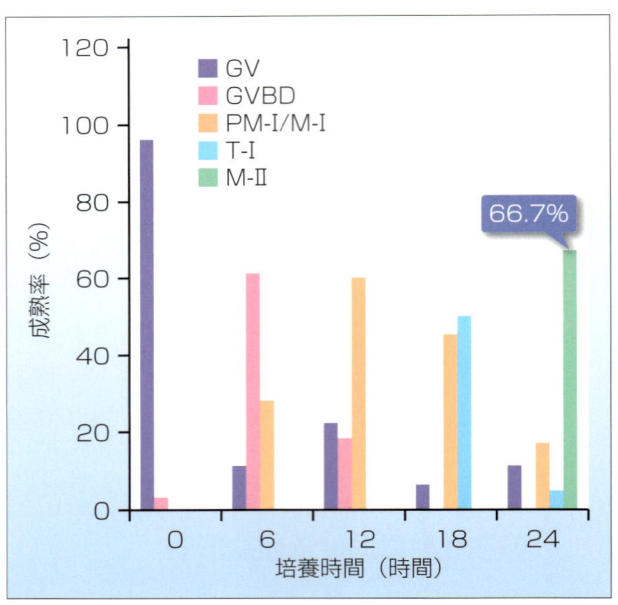

図2 IVMの動態解析
GV：germinal vesicle
GVBD：germinal vesicle breakdown
PM-I/M-I：prometaphase to metaphase of meiosis-I
T-I：Telophase-I
M-II：Metaphase-II
（Combelles CM, et al. Hum Reprod. 2002; 17: 1006-16[3]より改変）

1．培養後6時間（図3）

培養後6時間では，卵丘細胞は核がその大部分を占め，細胞質内にも多くの細胞内小器官は認められない．卵子表面の微絨毛は未成熟で，表層顆粒もわずかに散見される程度である．また，細胞質中央には，やや濃染したミトコンドリアが観察される．

2．培養後12時間

培養後12時間を経過すると，卵子はMetaphase Iとなり，大きな変化が現れる．卵丘細胞から細い突起が透明帯を貫いて卵子表面に達する像がみられる（図4）．卵子表面の微

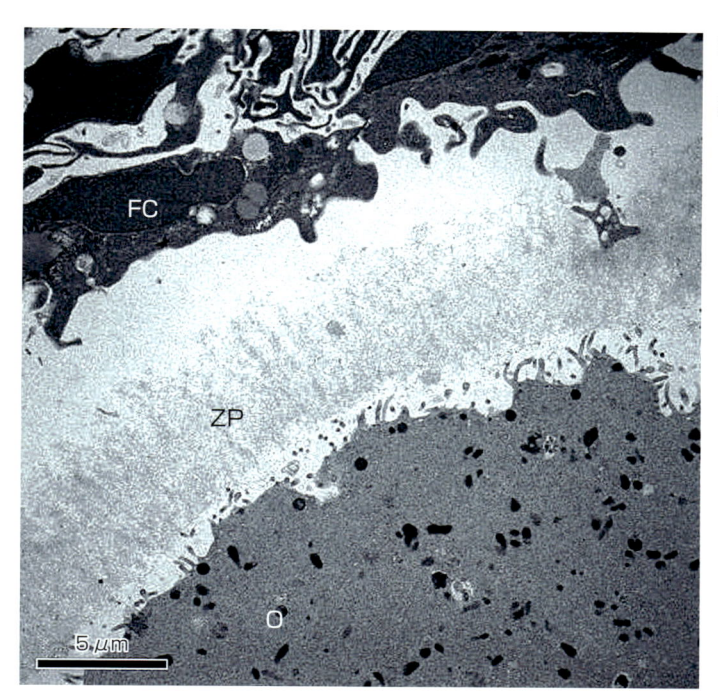

図3 培養後6時間の卵子と卵丘細胞
GV卵子．FC：卵丘細胞，ZP：透明帯，O：卵子（×5,000）

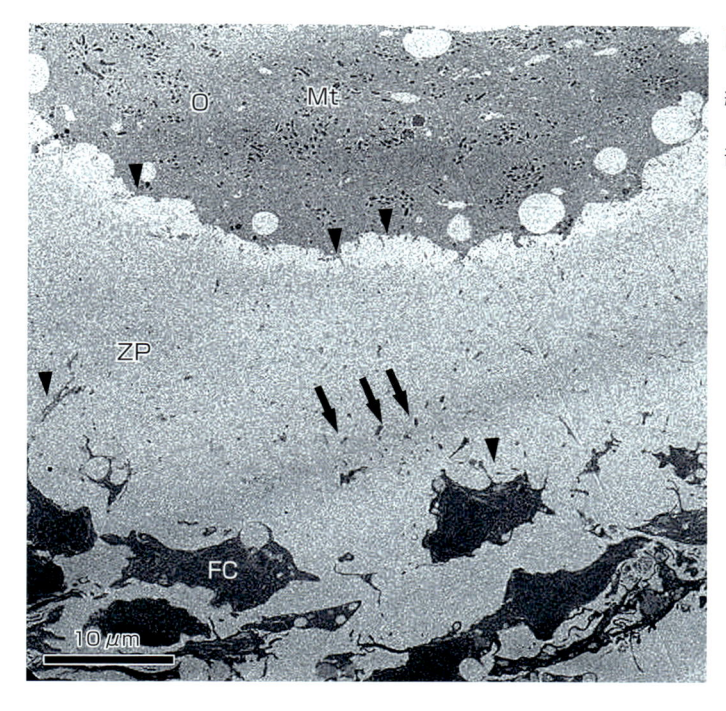

図4 培養後12時間の卵子と卵丘細胞
卵子はMetaphase I．GV卵子．FC：卵丘細胞，ZP：透明帯，O：卵子，Mt：ミトコンドリア．矢頭：細胞突起，矢印：透明帯通過部分（×2,500）

絨毛はやや発達し，細胞質内には，脂肪滴やところどころに群をなすミトコンドリアが観察されるようになる．一方，卵丘細胞中は細胞内に脂肪滴を多く含有し（図5），また多くの細胞小器官を有するものも出現し，この時期の卵丘細胞の活発な代謝活動の様子がうかがえる．

3. 培養後24時間（図6）

培養後24時間の成熟卵子では，ミトコンドリアが増加し，tubularなものも細胞質中央に密に観察される．さらに，ミトコンドリアの多い領域に比較的大きな滑面小胞体が存在する．卵子細胞膜表面には，よく発達した微絨毛が囲卵腔に観察されるようになる．

考察

卵子成熟は，核，細胞質，透明帯，卵丘細胞

図5 培養後12時間の卵丘細胞（× 10,000）

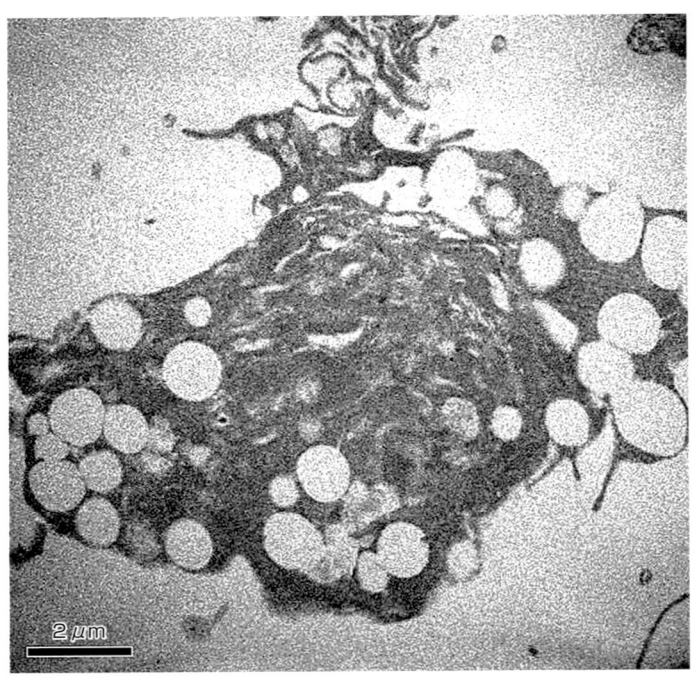

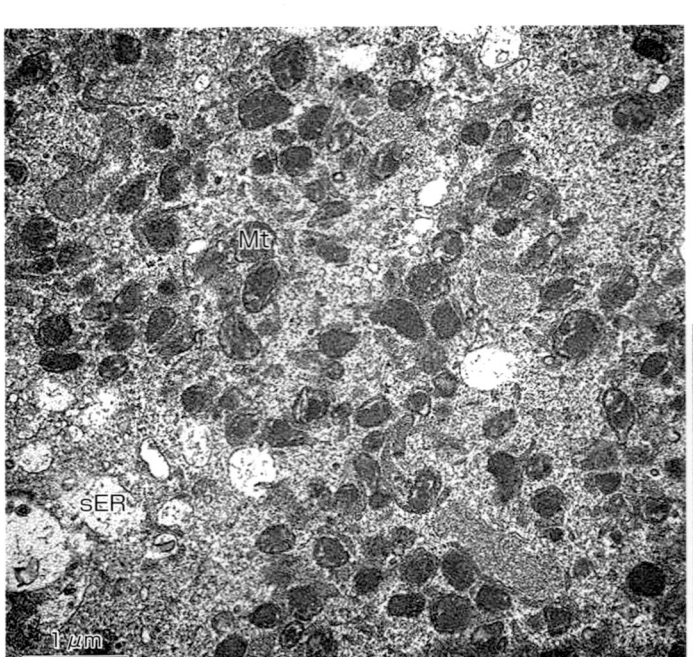

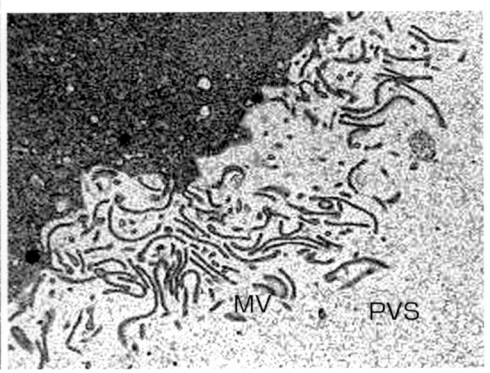

図6 培養後24時間の細胞質（左）と卵子表面（右）
　Mt：ミトコンドリア，sER：滑面小胞体，MV：微絨毛，PVS：囲卵腔（左：× 4,000, 右：× 20,000）

のすべての成熟が完成してはじめて，その後の受精，胚発育への能力を獲得する．なかでも，特に細胞質成熟は重要で，今まではその実態が明らかにされなかった．今回，初めてのIVM未刺激卵子の超微形態的観察により，細胞質成熟の実態は，Metaphase Iステージでの卵丘細胞と卵子の細胞突起による結合，そしてMetaphase IIステージでのミトコンドリア，滑面小胞体，微絨毛の成熟であることが明らかになった．

文献
1) Cha KY, Koo JJ, Ko JJ, et al. Pregnancy after in vitro fertilization of human follicular oocytes collected from nonstimulated cycles, their culture

in vitro and their transfer in a donor oocyte program. Fertil Steril. 1991; 55: 109-13.
2) Trounson A, Wood C, Kausche A. In vitro maturation and the fertilization and developemental competence of oocytes recovered from untreated polycystic ovarian patients. Fertil Steril. 1994; 62: 353-62.
3) Combelles CM, Cekleniak NA, Racowsky C. Assesment of nuclear and cytoplasmic maturation in in-vitro matured human oocytes. Hum Reprod. 2002; 17: 1006-16.

卵胞発育と卵子

久保春海

　ヒト卵胞は通常，1個のみが選択され成熟過程をたどり，排卵前期（preovulatory）卵胞に到達して，最終的成熟過程を経て排卵後，受精，胚発生能力を有した成熟卵子となる．これに対して，生殖補助技術（ART）では，生理的な卵胞選択の過程を人為的に排除して，正常受精と胚発達が可能な多くの卵子を採取することに重点がおかれる．本稿では，生理的な卵胞成熟の過程と卵胞発育における顆粒膜細胞の生理的な役割について概説する．

前胞状卵胞発育の過程

　原始卵胞から成熟するまでの期間は非常に長期にわたり，休止状態の原始卵胞周囲に顆粒膜細胞が増殖して一次卵胞を形成することから始まる．一次卵胞は発育するとともに，顆粒膜細胞は増殖を続け数層の顆粒膜細胞層を形成して二次卵胞となる．顆粒膜細胞層が6～7層に達した後，基底膜の外側に内卵胞膜（莢膜）細胞層が分離し，卵胞腔の形成が始まるようになる（初期胞状卵胞）．適切なゴナドトロピン刺激がなければ卵胞は初期胞状卵胞以降に発育せず，閉鎖卵胞となる．思春期以降に周期的なゴナドトロピン刺激が起きることによって初期胞状卵胞は，後期胞状卵胞からグラーフ（Graaf）卵胞に発育する（表）．原始卵胞からグラーフ卵胞に発達するために要する期間は150日以上であろうと推定されている．したがって，今周期排卵するためには，卵胞の発育は，その周期の少なくとも5周期よりも以前に開始されていることになる．

　初期胞状卵胞は卵胞期，黄体期のみならず思春期以前にも存在する．前胞状卵胞から初期胞状卵胞までの発育には，一般的に下垂体性ゴナドトロピンの影響は必要ないことが知られている．動物実験によるオートラジオグラフィの結果からでも，前胞状卵胞では卵胞刺激ホルモン（FSH）レセプターは存在するが，黄体化ホルモン（LH）レセプターは確認されていない．初期胞状卵胞は低濃度FSH依存性であり，月経周期を通して原始卵胞プールより前胞状卵胞への持続的な形成過程が存在しており，成熟卵胞形成のための供給源として働いていると考えられている．その後，成熟過程の卵胞が最終的に成熟して排卵前期卵胞に発育するためには，思春期に達してからの周期的なゴナドトロピン刺激が重要になってくる．思春期前期の卵巣における前胞状卵胞の発育には成人レベルのゴナドトロピン刺激は必要ないのと同様に，FSHレセプターが存在しない女性でも，二次卵胞への発育が認められることが報告されている[1]．

　前胞状卵胞期の顆粒膜細胞の増殖にはアクチビンやTGF-βファミリーが関与しており，エストロゲン，アンドロゲン，インスリン，IGF-1などの関与も知られている．しかし，これらの非ゴナドトロピン性卵胞発育制御因子の情報の多くはイン・ビトロ研究の結果であり，生体内での作用機序はいまだ明確にはなっていない．

卵胞期初期～中期における排卵前期卵胞への発育

　霊長類は他の動物種と比較して，卵胞成熟期

表　卵胞成熟と卵子発育の過程

成熟段階	卵胞-卵子形態	解説
原始卵胞 (primordial)	基底膜／顆粒膜細胞／卵核胞（GV）／一次卵母細胞	原始卵胞は1層の顆粒膜細胞層に覆われ，直径が約0.03～0.05 mmであり，卵子は減数分裂が開始し，一次卵母細胞となる．
一次卵胞 (primary)	基底膜／立方状顆粒膜細胞／GV／透明帯	直径は0.1 mm程度であり，有糸分裂が盛んで，立方状の顆粒膜細胞層に覆われている．卵子の成熟は第一減数分裂前期（GV期）で休止状態にある．
二次卵胞 (secondary)	顆粒膜細胞／莢膜細胞／基底膜	直径は0.2 mmになり，数層の顆粒膜細胞層が形成されて，その外側に莢膜（卵胞膜）細胞層が出現する．
初期胞状卵胞 (early tertiary)	顆粒膜細胞／莢膜細胞／卵胞腔	直径がサイズにより0.2～5 mmまで5段階に分類され，卵胞腔が形成され始める．
後期胞状卵胞 (late tertiary)	内莢膜細胞／外莢膜細胞／卵丘／卵胞腔／卵子／顆粒膜細胞	通常1個の選択された卵胞のみがさらに発育して拡張した卵胞腔を形成し，20 mm近くに増大する．細胞分裂は認められない．
グラーフ（成熟）卵胞 (preovulatory)	基底膜／外莢膜細胞／卵丘／卵胞腔／卵子／内莢膜細胞	排卵直前の卵胞で，直径は20 mm以上となる．卵子はLH作用により減数分裂を再開し，第二成熟分裂の中期まで成熟して，再び休止し第二卵母細胞となる．

間が非常に長いことが知られている．この理由は，霊長類では機能性黄体の形成によって，黄体から分泌される豊富なエストロゲンにより，脳下垂体のFSH産生が胞状卵胞へ発育するのに必要なレベル以下に長期間抑制されるからであり，このため卵胞が排卵前期卵胞まで発育するのに多くの時間を要すると考えられている．

黄体の消退によって月経周辺期に，血中FSH，LHレベルがわずか（30～50％）に上昇し，次周期の卵胞発育が促され排卵前期卵胞への経過をたどる．このことは，血中FSHレベルを10～30％上昇させるだけで，無排卵女性の卵胞発育を促すのに十分であったというBrown[2]らの報告によって証明された．この事実によってBrownらは，血中FSHレベルが卵胞成熟過程の開始に必要十分量に達することが開始の引き金になるという，いわゆる"FSH閾値"説という概念を提唱した．

卵胞期中期～後期における卵胞選択機序

卵胞期初期には，血中FSH値は上昇し，エストラジオール値は低下しているが，LHサージが起きる5日くらい前には卵胞成熟過程により血中エストロゲン値は上昇し始める．エストラジオール値が徐々に上昇し始めるとともに，エストロゲンやインヒビンなどのネガティブフィードバックによりFSH分泌の抑制が起こる．このネガティブフィードバック機構こそが，最終的な成熟卵胞選択のための重要な因子となる．発育途次の卵胞は，FSH刺激によって顆粒膜細胞に十分なアロマターゼ活性を有するようになるが，この結果，エストロゲンが産生されてFSH分泌を抑制し，卵胞を未熟な状態に維持して最終的に閉鎖卵胞に追い込むことになる．

リコンビナントFSH（rFSH）とリコンビナントLH（rLH）を用いた最近の研究によって，顆粒膜細胞におけるLHレセプターの発現が，中期から後期卵胞期におけるFSHの低下による影響を受けにくくするように，特定の発育卵胞を保護する役割を担っていると考えられている．また，rFSHの卵巣刺激によって卵胞発育を後期胞状卵胞（直径約14 mm）まで発育させて刺激を止めた場合，48時間以内に血中エストロゲン濃度は低下し始めるが，rFSH刺激に続いてrLHを投与した場合では，48時間以降もエストロゲン濃度の上昇が観察されている．このことから，rLHはrFSHの代わりに，rFSHによって刺激された卵胞の発育を促進することが証明された．FSH刺激後のLHに対する反応性は，卵胞が成熟し始める卵胞径が10 mm以上になった卵胞期中期の時点で明らかになり，エストロゲン値の上昇が認められた．

もう1つの重要なLHの作用としては，成熟過程に入る卵胞の選択に関与していることが考えられている．黄体期には黄体からのプロゲステロンとエストロゲンおよびインヒビンの産生・分泌によって，FSHは初期胞状卵胞以降への卵胞成熟に十分な量に達せず，卵胞発育は抑制されている．その後，黄体の退縮によってネガティブフィードバック機構から解除されて，FSHは上昇し始め卵胞は成熟を開始することができる．卵胞選択にとって重要な顆粒膜細胞の機能は，アロマターゼ活性とLHレセプターの発現作用である．アロマターゼ活性の誘導は，末梢のエストロゲン値を上昇させ，その結果，FSH濃度を卵胞成熟開始に必要な閾値以下に低下させる．そしてLHレセプターを発現させた卵胞だけが選択されて，FSHの閾値レベル以下への低下にもかかわらず，LH作用によって成熟卵胞への発育過程が持続されると考えられる．

文献

1) Touraine P, Beau I, Gougeon A, et al. New natural inactivating mutations of the follicle-stimulating hormone receptor: correlations between receptor function and phenotype. Mol Endocrinol. 1999; 13: 1844-54.
2) Brown JB. Pituitary control of ovarian function-concepts derived from gonadotrophin therapy. Aust N Z J Obstet Gynaecol. 1978; 18: 46-54.

排卵のメカニズム

石塚文平　髙橋則行

排卵は成熟卵胞が卵を放出する月経周期過程の一現象であるが，必要な条件が整わないと，順調な排卵を起こすことはできない．

本稿では月経周期中の排卵とそれを支える分子およびそれらの作用メカニズムについて説明する．

排卵に必要な条件

①排卵しうる成熟卵胞〔主席卵胞（dominant follicle）〕の存在が必須である．主席卵胞を得るにいたる卵胞形成過程の詳細は他稿を参照されたい．

②排卵を可能にする一連の周期的および一過性の分子動態が必要である．主な周期的変動として視床下部–下垂体前葉–卵巣のホルモン軸を支えるホルモン群の変動が，一過性の変動として黄体化ホルモン（LH）サージの主席卵胞への作用にかかわる分子の質的・量的・局在の変動があげられ，同時に起こる卵成熟も密接に関連している．

③同時に起きる事柄として，排卵に向け上昇するエストラジオール（E_2）の作用で子宮内膜機能層の肥厚が起き，排卵後受精した場合の胚着床が可能となる．

主席卵胞の構造（図1）

組織学的に主席卵胞は，第一減数分裂前期で停止した卵母細胞（primary oocyte），透明帯（zona pellucida），卵胞腔（antrum）を伴う顆粒膜細胞層（granulosa cell layer），基底膜（basal lamina），莢膜細胞層（theca cell layer）からなり，大きさ（直径約2cm）や卵胞腔の存在以外，構成要素としては初期二次卵胞と大差ないように見えるが，おのおのの細胞に質的な成熟が起こっている．さらに顆粒膜細胞は局在や性質の違いから，卵を取り巻く放線冠（corona radiata），その周囲の卵丘顆粒膜細胞（cumulus granulosa cell），卵胞腔周囲のperiantral granulosa cell，基底膜と接する最外部のmembrana granulosa cellに分類される．また莢膜細胞層は，自律神経支配を受ける平滑筋や豊富な膠原線維が存在する外莢膜細胞層（theca externa）と，ステロイド産生細胞と毛細血管網からなる内莢膜細胞層（theca interna）からなる．

主席卵胞の顆粒膜細胞は卵胞成長の最も重要な要因である．外層の顆粒膜細胞では細胞分裂は遅くなり，卵細胞近くでは速い．membrana granulosa cellの分化・維持にはP450$_{arom}$やLH受容体，プロラクチン受容体の発現が必要であるが，内層の顆粒膜細胞層ではまったく違う分子発現が認められる．これらの分化の違いには卵特異的分子GDF-9の関与が示唆されている．

主席卵胞決定に伴い，分泌されるE_2およびインヒビンの作用でFSH分泌は抑制され，他の成熟卵胞は細胞増殖を停止してアポトーシスに陥る．女性の一生において卵胞の99.9％は発育途中で閉鎖に陥る．

ゴナドトロピンサージ（図2[1]）

ヒトの正常月経周期の維持には，精緻な視床

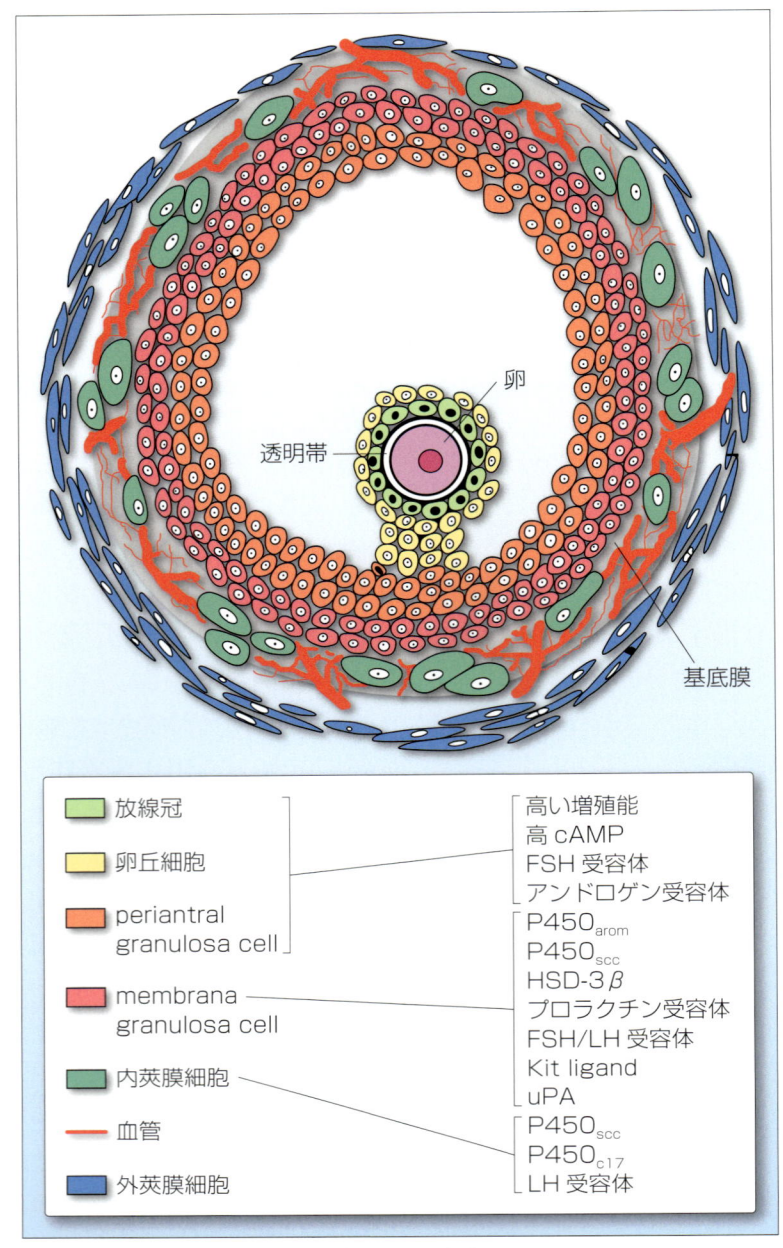

図1 排卵前の卵胞の構造と各細胞の特徴

下部-下垂体前葉-卵巣系のコントロールされた神経内分泌学的連鎖が必要である．視床下部弓状核よりもたらされるゴナドトロピン放出ホルモン（GnRH）のパルス状の分泌が，下垂体門脈を通じてゴナドトロピンの合成とパルス状の分泌を司っている．ゴナドトロピン（特にFSH）の作用により卵胞成長が起こり，卵巣で産生されるE_2，プロゲステロン，インヒビンなどが視床下部および下垂体前葉に正負のフィードバックとして働きかける．主席卵胞により分泌される高濃度のE_2は，GnRHパルスの頻度（frequency）および大きさ（amplitude）を修飾し，一過性にみられるゴナドトロピンの爆発的分泌（ゴナドトロピンサージ）を生じる．

ヒトではLHおよびFSHのサージが同時に起こるため，ゴナドトロピンサージとよばれる．LH受容体欠損マウスでは，ゴナドトロピン刺激をしても排卵が起こせない[2]ことから，LHおよびそのシグナリングは排卵機序に不可欠と考えられる．一方FSHサージは，卵丘の膨化がFSH存在下で起こることや，減数分裂再開・極体放出などの卵成熟がFSHにより促

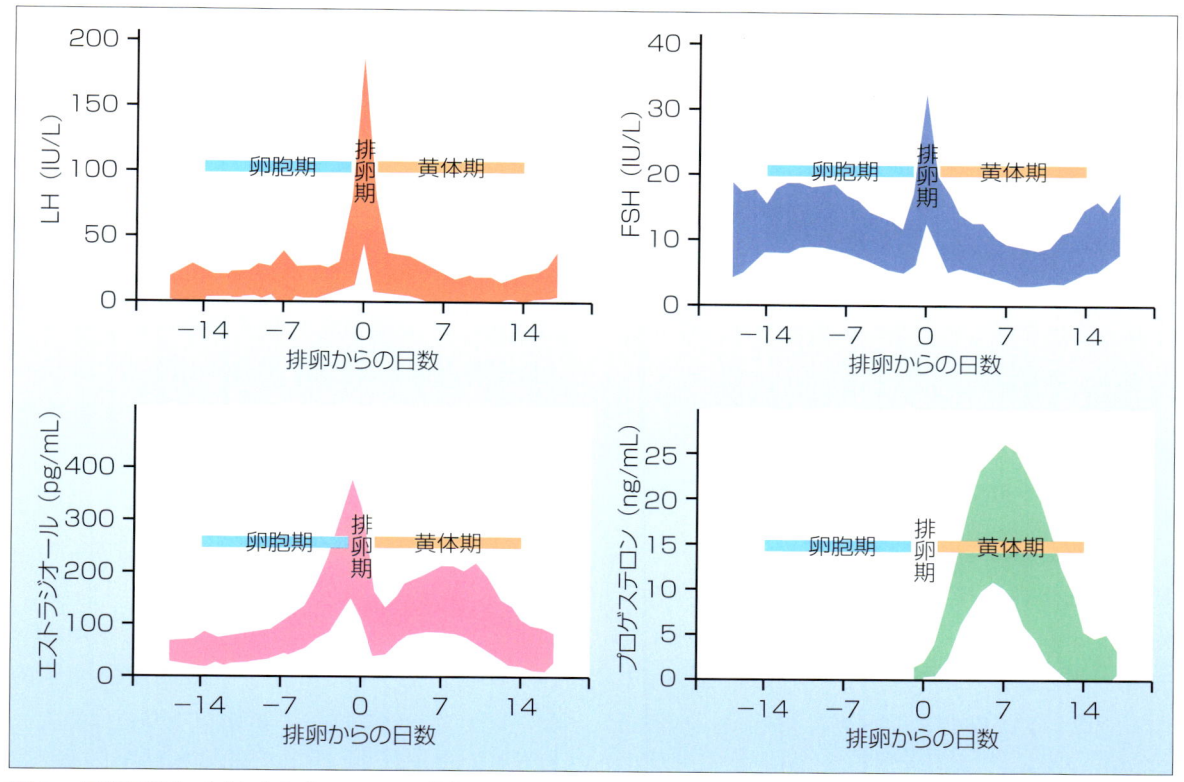

図2 月経周期における血中ホルモン動態
(Taylor AE, et al. Ovulation—Evolving Scientific and Clinical Concepts. 1998. p81[1] より)

進される[3]ことなどから，排卵される卵の質的変化に関与していると考えられる．LHシグナリングおよび卵丘の膨化については後述する．

図2に，Taylorら[1]が109名の正常性周期女性（18〜40歳）の性周期（26〜34日周期）中のLH，FSH，E$_2$，プロゲステロン濃度を毎日測定した結果を示す．卵胞期の血中E$_2$，LH，FSHはいずれも低値だが，FSH濃度は直前の黄体期の濃度より約30％上昇している．このFSHにより卵胞成長が起こり，それに伴い血中E$_2$濃度は排卵期まで徐々に上昇し続け，排卵期にピークを迎える．高濃度E$_2$は視床下部およびゴナドトロピン産生細胞に働きかけ，これをきっかけとしてLHサージが起こる．血中LH濃度は立ち上がりから2〜3日で10倍に達する．同時期からプロゲステロン値の上昇が認められる．排卵後E$_2$値は一時的に低下するが，黄体形成とともに再上昇する．プロゲステロンは排卵後6〜8日にピークに達し，妊娠が成立すれば絨毛性ゴナドトロピンの作用で黄体は退縮せず高値が保たれるが，受精・着床が起こらない場合は黄体退縮に伴い減少する．

排卵のメカニズム

排卵はLHサージの始動から36時間以内に起こる．その際，主席卵胞にさまざまな不可逆的変化が起きるが，卵にも減数分裂再開・極体放出など，受精が可能となる卵成熟が同時に起きている．

排卵には，プロゲステロンおよびその受容体とプロスタグランジン（PG）の合成が独立したシグナリングとして必要であることが知られており，いずれもLHによって発動する．おのおののシグナリング過程にかかわる分子の阻害剤や遺伝子改変動物ではほとんどの場合，排卵障害がみられる．PG合成にいたるまでにはp38MAPKカスケードおよびEGFファミリー分子によるシグナリングが存在する．また，LHにより局所的に産生される一酸化窒素（NO）も排卵に関与している．これらの分子を介したシグナリングと，排卵時に段階的にみら

れる個々の現象との関連について述べる．

1．卵巣への血流が増加する

LHにより卵巣への血流量が120～140％に増加するが，NOの合成阻害剤は血流量を60％程度に減少させ，hCGを投与してもその減少は解消しない[4]ことから，LHは局所的に産生されるNOを介して卵巣への血流を増加させると考えられる．

2．卵胞内に液性因子および免疫系・血管内皮細胞の流入が起こる

主席卵胞ではゴナドトロピンサージにより基底膜の透過性が変化し，それまで通過できなかった分子や細胞・血管が卵胞内に入り込んでくる．この変化にはやはりNOが関与し，ヒアルロン酸（HA）結合タンパク質 inter-α-trypsin inhibitor heavy chain（ITIH）の流入および排卵が，NO合成酵素阻害剤で阻害される[5]．また，卵胞内への血管新生や免疫系細胞の侵入は，黄体形成（後述）に関与している．

3．卵と放線冠の間のgap junction（GJ）が消滅する

LHはp38MAPKカスケードを介して卵丘に作用し，GJを形成するconnexin 43のリン酸化を促進して細胞間の連結を解く．これによりcAMPの供給を絶たれた卵は，減数分裂再開へと向かう[6]．その際にNOがcGMPを介して抑制的に作用する[7,8]．

4．卵丘の膨化（expansion）が起こる

またLHは，卵丘顆粒膜細胞においてEGFシグナリングを介してHA合成酵素HAS2の発現を上昇させる[9]．同様にシクロオキシゲナーゼ2（cyclooxygenase-2：COX-2）の発現も上昇し，その生成物であるPGE$_2$のシグナル下流に位置するHA結合タンパク質 tumor necrosis factor-stimulated gene-6（TSG-6）の合成が高まる．合成・分泌されたHAは，ITIHやTSG-6と結合して卵丘の細胞外マトリクスに重合し，膨化が起こる[10]．膨化は，FSHの存在下でGDF-9により起こるという報告もある[11]．膨化を起こした卵丘は，periantral granulosa cellsとの結合が緩み，排卵時に放出されやすくなる．

5．卵胞壁が断裂し，排卵が起こる

排卵に際し，卵胞壁を形成するtunica albuginia，莢膜細胞，基底膜などのコラーゲン層が弾力性をなくし，卵胞の内圧には変化のないまま裂け目（stigma）が現れる[12]．卵胞構造の崩壊には種々のプロテアーゼが関与しており，プロゲステロンによって制御される a disintegrin and metalloproteinase domain with thrombospondin motif-1（ADAMTS-1）やCathepsin L，MAPKカスケード下流のmatrix metalloproteinases（MMPs）などがその代表的なプロテアーゼである．膨化した卵丘は卵胞液とともに裂け目からじわじわ溢れ出すように漏出し，腹膜腔へと放出される（排卵）．排卵された卵は受精が起きなければ約24時間で変成（degeneration）する．

6．黄体が形成される

排卵後，残されたmembrana/periantralの顆粒膜細胞は，卵胞腔に出血した凝血塊を伴って赤体（corpus hemorrhagicum）となるが，卵胞内へ侵入したマクロファージにより凝血塊が貪食され，顆粒膜細胞自体の肥厚を伴う増殖活性の低下とホルモン産生能の変化により黄体（corpus luteum）となる．黄体はプロゲステロンおよびE$_2$を産生するため，黄体期にこれらのホルモンが上昇する．一方，莢膜細胞は黄体の周りで一塊に集まり莢膜黄体細胞となるが，この黄体化が最終的な分化ではない可能性があり，詳細は不明な点が多い．

文献

1) Taylor AE, Hall JE, Adams JM, et al. The physiology of the human midcycle gonadotropin surge. In: Ovulation — Evolving Scientific and Clinical Concepts. Adashi EY, ed. Springer-Verlag. 1998. p81.
2) Pakarainen T, Zhang FP, Nurmi L, et al. Knockout of luteinizing hormone receptor abolishes the

effects of follicle-stimulating hormone on pre-ovulatory maturation and ovulation of mouse graafian follicles. Mol Endocrinol. 2005; 19: 2591-602.
3) Coticchio G, Rossi G, Borini A, et al. Mouse oocyte meiotic resumption and polar body extrusion in vitro are differentially influenced by FSH, epidermal growth factor and meiosis-activating sterol. Hum Reprod. 2004; 19: 2913-8.
4) Mitsube K, Zackrisson U, Brannstrom M. Nitric oxide regulates ovarian blood flow in the rat during the periovulatory period. Hum Reprod. 2002; 17: 2509-16.
5) Powers RW, Chen L, Russell PT, et al. Gonadotropin-stimulated regulation of blood-follicle barrier is mediated by nitric oxide. Am J Physiol. 1995; 269: E290-8.
6) Sela-Abramovich S, Chorev E, Galiani D, et al. Mitogen-activated protein kinase mediates luteinizing hormone-induced breakdown of communication and oocyte maturation in rat ovarian follicles. Endocrinology. 2005; 146: 1236-44.
7) Nakamura Y, Yamagata Y, Sugino N, et al. Nitric oxide inhibits oocyte meiotic maturation. Biol Reprod. 2002; 67: 1588-92.
8) Sela-Abramovich S, Galiani D, Nevo N, et al. Inhibition of rat oocyte maturation and ovulation by nitric oxide: mechanism of action. Biol Reprod. 2008; 78: 1111-8.
9) Park JY, Su YQ, Ariga M, et al. EGF-like growth factors as mediators of LH action in the ovulatory follicle. Science. 2004; 303: 682-4.
10) Richards JS. Ovulation: new factors that prepare the oocyte for fertilization. Mol Cell Endocrinol. 2005; 234: 75-9.
11) Dragovic RA, Ritter LJ, Schulz SJ, et al. Role of oocyte-secreted growth differentiation factor 9 in the regulation of mouse cumulus expansion. Endocrinology. 2005; 146: 2798-806.
12) Espey LL, Lipner H. Measurements of intrafollicular pressure in the rabbit ovary. Am J Physiol. 1963; 205: 1067-72.

卵管と卵子

髙野 昇

　1978年，イギリスで初の体外受精児の誕生以来，卵管を必要としない体外受精が不妊診療の1つとして一般化され，諦めていた卵管性不妊，重症男性不妊夫婦に大きな福音をもたらし，体外受精児誕生以来30年，不妊治療に大きな役割を果たしている．しかし，問題なく卵管の機能を代理するには，体外受精にもなお解決しなければならない検討課題が残されている．

　体外受精が充実した治療法になるためにも，未解決な卵管機能の解明，これら機能の評価法へのさらなる検討・研究が期待される．

卵管の妊孕過程における役割

　卵管は単なる細長い管ではあるが，両配偶子に，
　①受精能を獲得させた精子に受精の場を提供する，
　②排卵した卵子をピックアップし卵管内に取り込む，
　③受精卵の初期発生に適した環境を適時提供する，
　④タイミングよく子宮腔へ送り込む，
など，受精，受精卵の初期発生に最適な環境を提供し，機微かつ不可欠な妊孕過程の一端を担う理想的な培養器ともいえる器官でもある．

卵管環境を構成する因子

1．卵管の解剖学的構造（図1）

1）位置と形状

　卵管は，およそ10〜12 cmの細長い管状の器官で，表面は腹膜に覆われ，腹腔に浮いた状態で，子宮底の上外側縁から卵管間膜で子宮広間膜の上縁につながる．子宮側から間質部，峡部，膨大部，漏斗部（采部）に区分され，峡部は膨大部に比べ細く，卵管の1/3ほどで，卵管子宮口から子宮腔に通じ，峡部から腹腔側2/3が膨大部で，膨大部は卵巣上端を迂回して卵管の外側端・卵管漏斗を形成し，漏斗の周辺はラッパ状の房状（采部）で腹膜腔に開口する．卵管間膜には，卵巣と漏斗部との間に mesotubarium ovarica，子宮卵管角の後面から卵管間膜の後面を卵巣下極にかけて走行する平滑筋を含んだ uteroovarian ligament が存在する．

2）卵管壁の構造

　卵管壁は漿膜（腹膜），筋層，粘膜の3層からなる．筋層は，内縦走筋層，輪状筋層，外縦走筋層の3層からなり，峡部は膨大部に比べ輪状筋の発育は著明で厚く，これに比べ漏斗部では筋層の発育は悪く薄い．粘膜は，1層の円柱または立方体上皮からなり，分泌機能を有し，分泌細胞，線毛細胞（非線毛細胞），小桿細胞，基底明澄細胞の4種類に分類され，これらの細胞の分布は，峡部に線毛細胞は少なく，采部に向かって多く分布し，膨大部では多数の枝分かれした粘膜ヒダが形成され，排卵期には線毛細

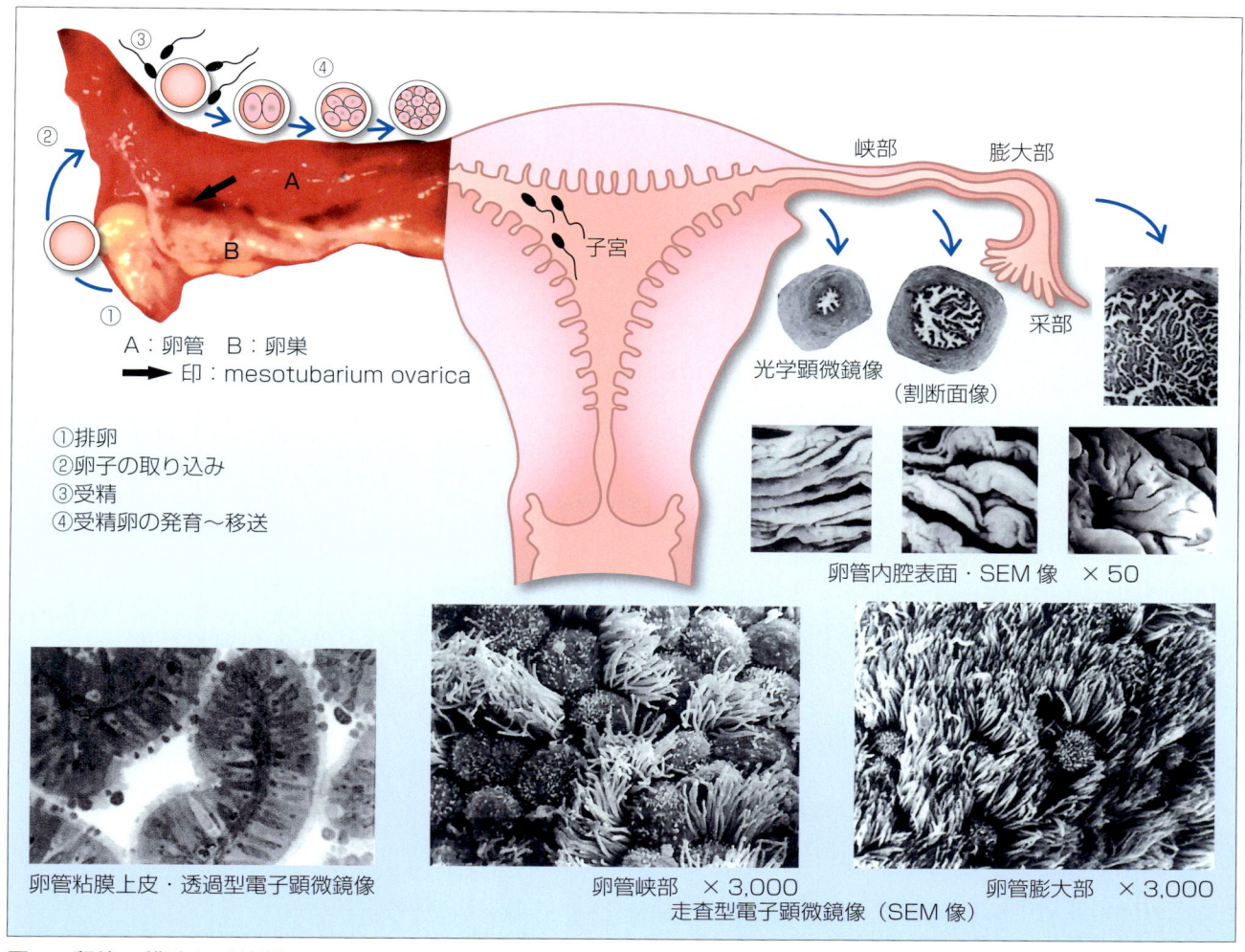

図1　卵管の構造と受精卵

胞の割合が多くなるが，分泌期初期，増殖期初期には大きく減少する．

卵管粘膜上皮には分泌細胞から線毛細胞を経て管腔へ脱落する分化過程があり，増殖能力をもつのはほとんど分泌細胞だけで，線毛細胞に分化すると，もはや増殖能がなくなる．なお正常卵管では，アポトーシス像はまれで，月経期には脱落細胞が多数管腔に認められる．卵管上皮の細胞死には，脱落して細胞死を起こす場合と，卵管組織内で細胞死が誘導され隣接細胞に貪食される場合の2つの細胞死が認められている[1]．

3）卵管への血流分布

卵管への血流分布は，1つは子宮動脈の上行枝から卵管間質部，子宮卵管結合部へ，もう1つは卵巣動脈から卵管漏斗部，膨大部，間質部に分布する（図2）．

4）卵管への神経分布

卵管には自律神経のネットワークが存在し，交感神経は，T_{10}, T_{11}, T_{12}, L_1, L_2 から下腸管神経叢を経て卵管にいたるルートと，峡部と膨大部の一部は子宮腔神経叢からの神経線維によって支配されている．その他の交感神経としては，腹腔神経叢の T_{10}, T_{11} に発したものが漏斗部と膨大部の残りの部分を支配している．副交感神経の支配は交感神経と多少異なり，峡部は $S_2 \sim S_4$ の支配を受け，膨大部は迷走神経の支配下にある（図3）．

5）卵管とホルモン

卵管環境を構成する以上の諸因子は，排卵に伴う卵巣から分泌されるE（estrogen）とP（progesterone）の周期的変動に，形態的にも機能的にも対応し，その支配下で精子の移動，受精能獲得，精子に最適な受精の場，卵子の取

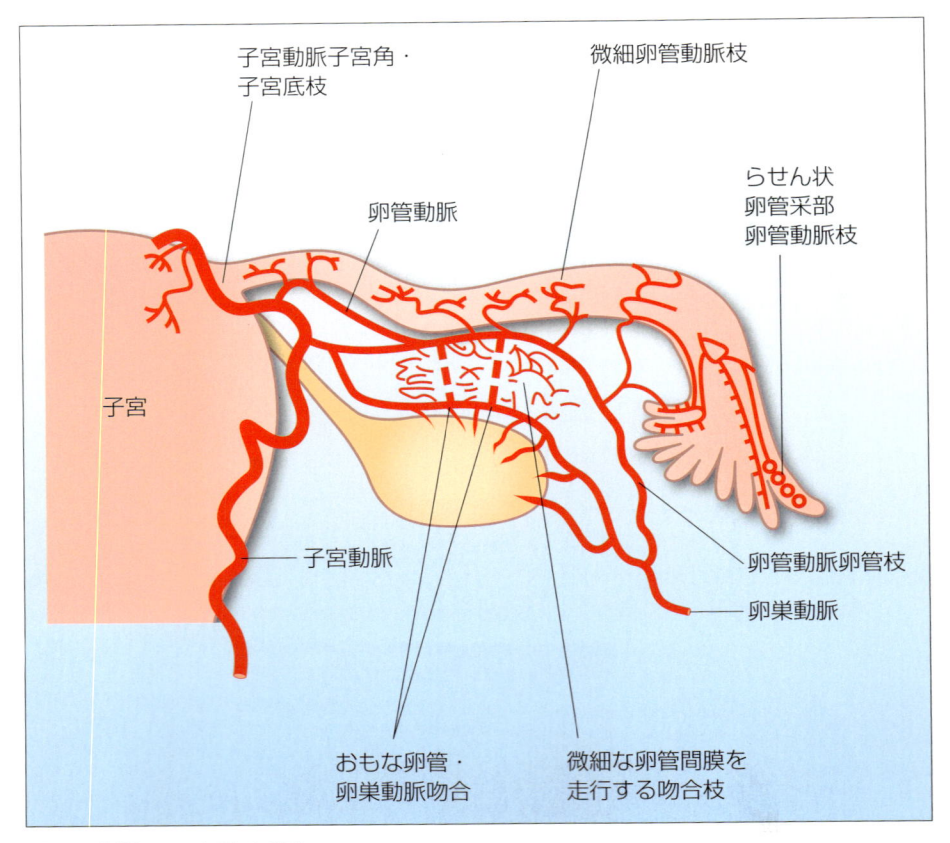

図2 卵管への血液の流れ

り込み，受精卵の初期発生，受精卵の移送など，妊娠成立に必要かつ重要な役割を果たしている．この時間的に変動するE，P以外にも，プロスタグランジン，オキシトシンなど多くの物質が，この変動に応じて卵管機能に関与していることが推測されている．

2. 卵管の機能と役割

1) 卵子の卵管内へのピックアップ

卵巣ホルモンの支配下において，卵管の蠕動運動や，卵管采粘膜上皮の線毛細胞の働き，あるいは卵管采線毛が膨化した卵丘に含まれるある物質を認識・捕獲するという顆粒膜細胞の役割，また卵管運動による卵管内の陰圧による吸引，さらには卵管間膜の自律神経のネットワークの働きなども加わることが想定されるが，詳細なメカニズムは明らかでなく，その評価法も確立されていない．

しかし1926年，ウサギの卵管采による卵子の卵管内への取り込みがWestmanによって観察され，ヒトではDoyl（1956）が腹腔鏡で，岩崎（1978）は排卵直前の不妊患者の子宮内にプロスタグランジンを注入し，卵管采が卵巣に接近して卵巣表面に覆いかぶさる様子をクルドスコープにより観察できたと報告している．

2) 受精の場

精子は性管内を移動中に受精能を獲得する．すなわち，精子の頭部被膜に不安定化が起こると，頭部先体内に含まれる諸酵素（ヒアルロニダーゼ，エステラーゼ，アクロシンプロテナーゼ）が放出可能な状態となり，卵に遭遇すると先体反応（acrosome reaction）が誘起されてこれら酵素が放出され，これらの酵素を利用することによって透明体を通過して卵細胞膜を貫通し，受精にいたる．卵管膨大部は，これら受精能を獲得した精子にとって，良好な受精の場となる．

なお，腟内に放出された膨大な数の精子のうち，わずかな精子だけが排卵によって直接あるいは間接的な刺激を受け，卵管峡部にとどまっ

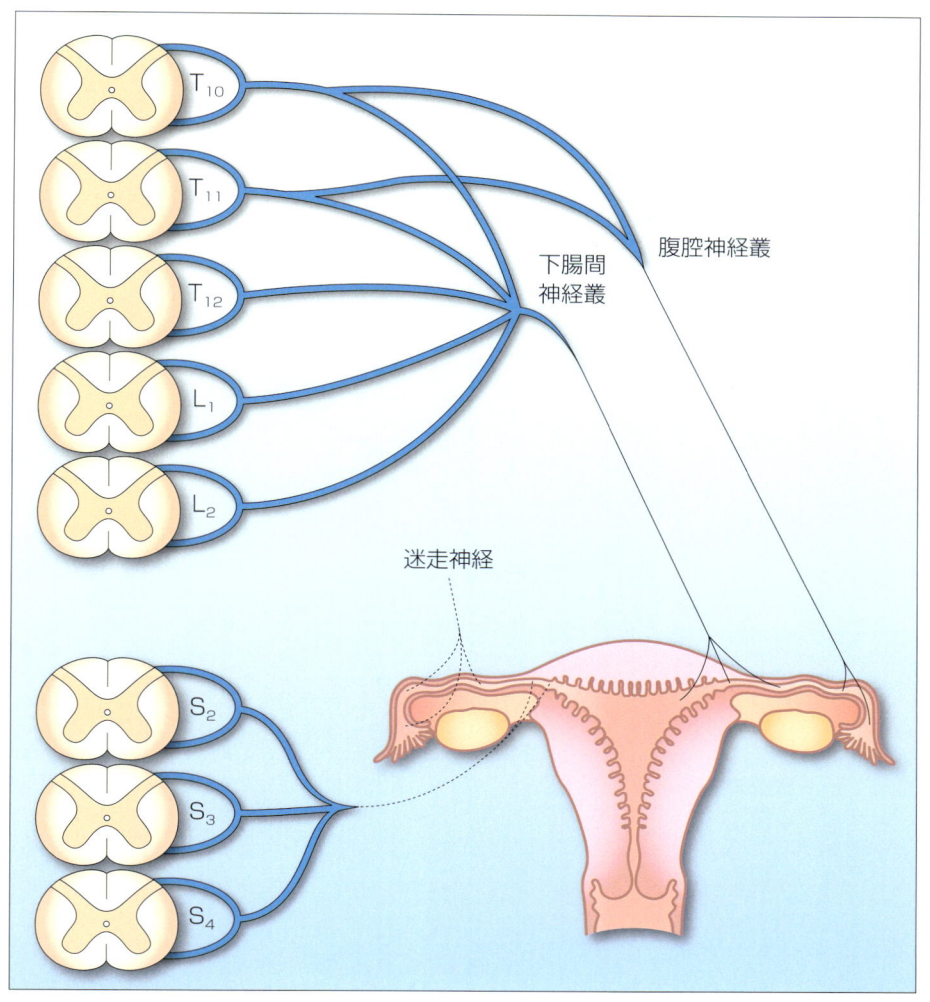

図3　卵管への神経分布

（鈴木秋悦編．卵管・基礎から臨床．南山堂．1995）

ていた精子が活発化し受精の場である膨大部へ上昇するが，10〜100の単位の精子のみが到達可能である．卵管には正常精子だけを受精に関与させるだけでなく，capacitationの進行を調節する働きもあると考えられている．受精能獲得には4〜5時間ほど，受精能力は少なくとも72時間以上は保つといわれ，卵子の受精可能期間は排卵後24時間以内と推測されている．

射精後，精子の受精の場への到達については諸説あるが，多数の不妊例のPSRT（peritoneal sperm recovery test；AIH–腹腔鏡検査時の腹水中精子回収試験）の検討結果から，卵管内精子移送障害には乏精子症や精子無力症のみでなく，卵管狭窄が関与しているとの報告[2]もあり，また卵管狭窄以外の卵管環境異常による精子の卵管内上昇や，受精能獲得・先体反応の抑制に関与する因子の存在も予想される．

3）卵管粘膜上皮と卵管液

卵管液は排卵後期に増加し，Eがピークとなる排卵期に最大の分泌量，すなわち1〜10 mL/24 hになるとされている[3]（図4）．この卵管液には，血液からの透過・漏出液，粘膜上皮から分泌されるタンパク質，アミノ酸，エネルギー源としてビリルビン，乳酸，グルコースや，各種ホルモン，プロスタグランジンなどが含まれている．卵管液中にみられる高分子タンパク質の役割は明らかでないが，精子の細胞膜の保護や卵子の囲卵腔に取り込まれ，微小環境を形成して胚の保護に働くと考えられている．

アメリカのSociety for ART（1999）の報告によると，通常のIVF-ETの妊娠率33.4％に比べ，ZIFT（接合子卵管内移植）は40.1％と高い

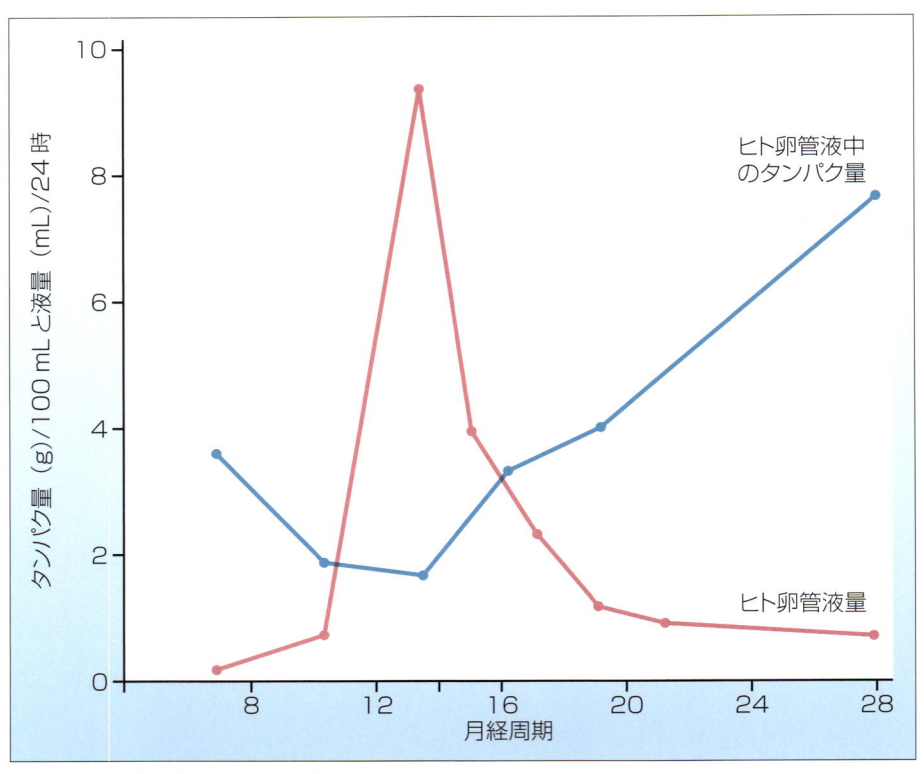

図4 ヒト卵管液と月経周期

妊娠率であることからも，少なくとも卵管は人工培養に優る機微な，良好な環境を適時提供していると考えられる．

近年，初期胚の発生に成長因子が重要な働きをしていることが明らかとなった．ヒト卵管上皮には，上皮成長因子(epidermal growth factor：EGF)やトランスフォーミング増殖因子(transforming growth factor：TGF)-α，EGF受容体がエストロゲンによって誘導され，発現する．一方，受精卵では比較的早期(4細胞期)からEGF受容体が存在し，さらに，EGFやTGF-αなどの成長因子によって胚盤胞期には胚自身もTGF-αなどの成長因子を産生するが，自身が産生したTGF-αが自身のEGF受容体に作用を及ぼすオートクリン機構が存在する．この機構は胚盤胞期以降の発育にも重要な役割を果たすとされている．

ある研究[4]によると，卵管にEGFとTGF-αの各モノクローナル抗体を用い，月経各時期の膨大部を免疫組織化学染色したところ，エストロゲンに誘導されてヒト卵管上皮にEGF，TGF-α，EGF受容体が発現し，このEGFとTGF-αはパラクリン的に卵管内に存在する胚の発育を促進し，同時に局所のオートクリン機構としてエストロゲンによる卵管上皮細胞の増殖促進作用をmediateしていると報告されている(図5)．

なお最近，中枢神経関連生理活性物質が生殖腺を含む末梢組織にも産生され，局所においても重要な働きをもつことが予想されており，中枢神経関連生理活性物質，あるいはその抑制剤などを利用して，卵の体外成熟，着床不全，胎盤(胎児)発育不全，子宮外妊娠，避妊などに臨床応用される可能性があり，生殖機能を調節する新たな中枢神経関連生理活性物質の解明が進められている[5]．

4) 受精卵の卵管内移動

受精卵は，膨大部内での移動は主として線毛の働きで，峡部では卵管の輪状平滑筋の働きで停滞・促進されながら，母胎の血液とは直接関係なく，上記の卵管上皮からの成長因子の影響を受け，最適な卵管液の中で分割・胚盤胞期と

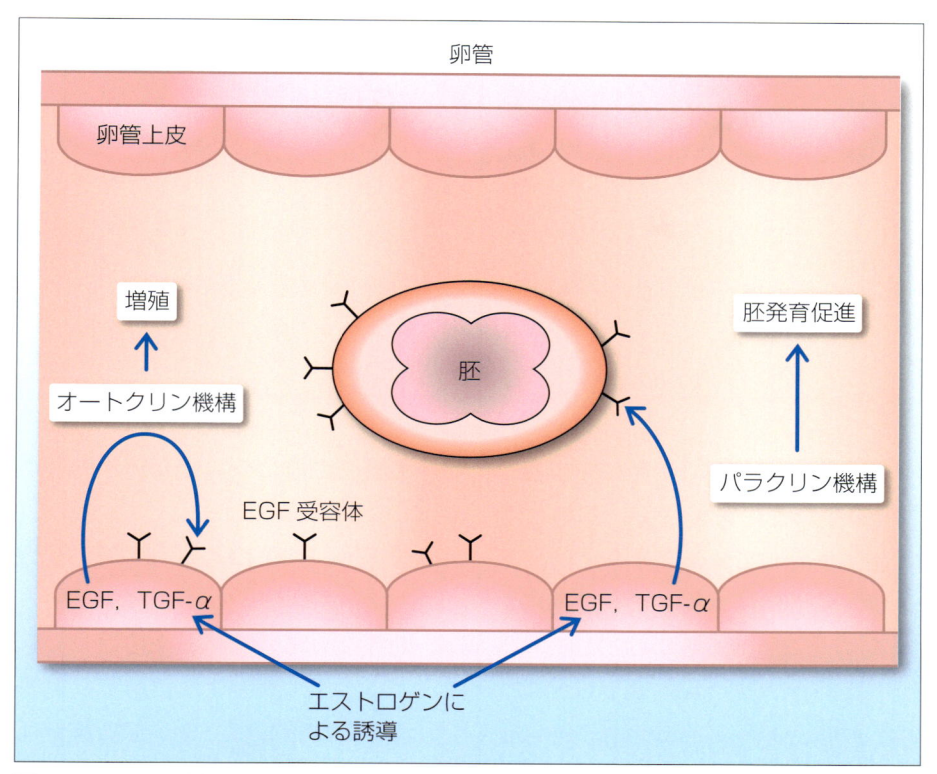

図5 エストロゲンの媒介因子としての卵管上皮―FGF，TGF-α/EGF 受容体オートクリン・パラクリン機構

(倉知博久. 日本生殖外科学会雑誌. 2002；15：9-17[4])

なり子宮腔へ送り出される．排卵から約72時間かけて卵管内を移動し，子宮腔に入ると推定されている．

文献
1) 岡崎光男，石丸忠夫．虚血卵管上皮傷害アポトーシスと再生機能．産婦人科の実際．2002；50：5-17．
2) 小林善宗．不妊診療における卵管機能の研究．国際医療大学紀要．2005；10：64．
3) Leese HJ. The formation and function of oviduct fluid. J Reprod Fertil. 1988; 82: 843-56.
4) 倉知博久．卵管機能と胚発育における成長因子の意義．日本生殖外科学会雑誌．2002；15：9-17．
5) 川村和宏．中枢神経関連生理活性物質の卵成熟・胚発育・着床への影響．日本産婦人科学会雑誌．2009；第61回学術講演会抄録集：394-6．

受精のメカニズム

佐藤嘉兵

　ヒトをはじめとする哺乳類の受精に関する研究および技術の進歩は目覚ましく，体外受精（IVF）動物の生殖法としてはもとより，ヒト不妊症の治療方法として広く世界レベルで応用されている．受精方法としてIVFから始まり，透明帯部分切開法（partial zona dissection：PZD），透明帯下精子注入法（subzonal sperm injection：SUZI），卵細胞質内精子注入法（intracytoplasmic sperm injection：ICSI）などの顕微授精方法が開発されてきた．ケースによって臨床的な応用が試験的に行われてきたが，現在広く使用されているのはICSIである．

　ICSIは卵細胞質内に直接精子を注入して受精を行う方法である．このため，精子が運動障害をもっていても受精が可能であり，男性因子が原因である不妊症の治療には汎用されている方法である．一方，IVFが樹立されて以来，受精法として不妊症治療に使用されているが，この方法を用いて受精機構に関するその生物学的な研究が進展したことはきわめて意義が大きい．精子の受精能獲得（capacitation）あるいは先体反応（acrosome reaction：AR）の受精上の意義，あるいはそれらの発現機構などに関する解明にも大きく寄与してきた．

　従来の受精に関する研究は受精の仕組みを中心に，形態学的，生理学・生理化学的な解析が中心であった．ゲノム解析が進み，受精に関連する遺伝子あるいはタンパク質と受精との関連が徐々に検討され始めてきた状況にある．受精を考える場合，単に受精が完了すれば引き続いて起こる胚発生が独立した仕組みと考えられている面も多い．本稿では，受精とそれに引き続く初期発生能についても焦点を当て述べる．

受精にかかわる精子の機能的変化

　哺乳類の精子は卵子と遭遇しても受精することができず，雌の生殖器内で一定時間経過すると卵子に接近して，やがて受精が可能となる．この精子の機能的な変化は，精子のcapacitation（受精能獲得）と命名された．

　*in vivo*では，雌生殖器内で射出された精子は子宮頸管-子宮-子宮卵管接合部を通過して卵管峡部に達すると，上皮細胞に頭部を接着あるいは一部を侵入させて，排卵された卵子が卵管膨大部に達する直前までそのままの状態にある．この間にcapacitationを獲得して，受精に備える．これに対して，*in vitro*におけるcapacitationの誘起は当初困難であった．

　1963年に，ゴールデンハムスターの精巣上体尾部から採取した精子で成功をみた[1]．そして，いわゆる"chemically defined" mediumを使用してマウス精巣上体尾部精子と卵子を用いた*in vitro* fertilization（*in vitro* capacitation）がToyodaら（1971）によって確立されて以来，capacitationの誘発方法はきわめて単純になった．現在，ヒトを含めた多くの動物種で可能となっている[2]．

精子のcapacitationと先体反応

　精子の細胞膜上に多数の分子，主に精巣上体中での成熟過程および精液中での物質が接着あるいは取り込まれ，精子の生存性あるいは受精

表1　精子先体から分離された主な酵素

- ヒアルロニダーゼ
- アクロシン
- プロアクロシン
- エステラーゼ
- ノイラミニダーゼ
- ホスファターゼ
- ホスホリパーゼA
- コラゲナーゼ
- β-ガラクトシダーゼ
- β-グルクロニダーゼ
- α-ルコシダーゼ
- ホスホリパーゼC
- カテプシンD
- オルニチンデカルボキシラーゼ

(Yanagimachi R. The Physiology of Reproduction. 2nd ed. 1994[2])

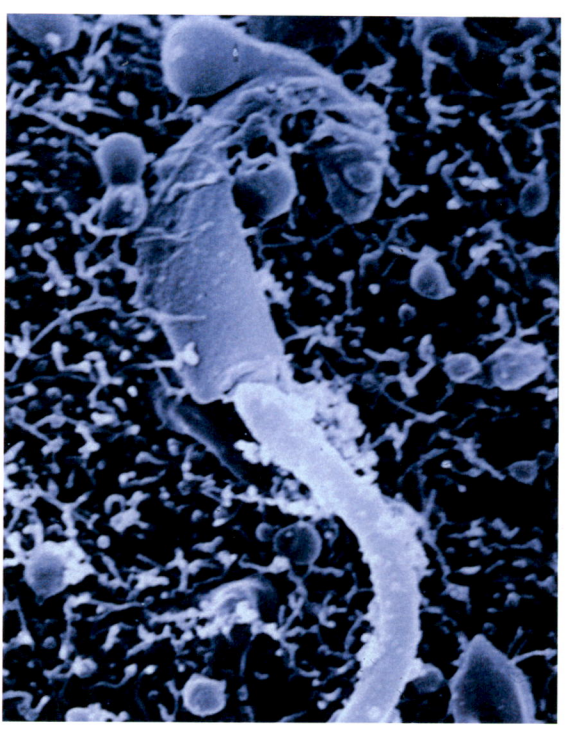

図1　卵子細胞膜と融合中の先体反応を起こしているハムスター精子 (佐藤嘉兵)

能の維持に働いているものと考えられている．そのため，精子は卵子と遭遇してもただちに受精することはない．これらの分子は精子が雌の生殖器官内に入ると除去されるか，あるいは性状の変化などによってcapacitationが誘起され，それまで抑制されていた卵子との相互作用によって受精に向けての活動が可能になる．さらに，capacitationが誘起された精子はやがて精子細胞膜と先体外膜との部分的な融合により先体反応（AR）が誘起されて，精子は卵子透明帯の通過が可能となる（図1）．

このようなことから，ARはcapacitationの一部と見なされていた．ARにはCa^{2+}の細胞膜の通過が活発になり，Ca^{2+}は必須である．たとえば，典型的な例はモルモット精子であり，Ca^{2+}がなければARは誘起されない[3]．また，ハムスター精子においても，K$^+$を欠損した培養液中でcapacitationを誘起させた後にK$^+$およびCa-ionophoreを感作させると，安定してARを誘起できることが知られている[4]．このような結果から，capacitationとARは機能的につながっているものと考えられる．しかし，通常，capacitationが誘起されなければARは起こらないことから，ARとcapacitationは別な現象とされている．

先体反応と受精との関係

ARは，精子が透明帯（ZP）と接触する前後に，ただちに誘起される（図1）．その結果，先体酵素が放出され（表1），ZPを溶解し，その尾部の運動性を用いて通過して卵子囲卵腔内に入る．そして先体赤道部（EQS）に存在している細胞膜と卵子細胞質膜とが融合する．その結果，図1に示したように，精子は卵子細胞質内に取り込まれる形で入っていく．このような経過をとるため，精子の細胞膜あるいは先体外膜は決して卵子細胞質内には入らない．

また，精子-卵子の融合によって，卵子細胞質内の小胞体（endoplasmic reticulum：ER）から突然Ca^{2+}の放出（Ca^{2+} oscillation）が誘発される．そして，再びCa^{2+}はERの中に取り込まれる．これが一定の間隔で数時間の間行われる[5]．この現象はおそらく，初めの細胞内Ca^{2+}

の上昇が卵子の分裂を再開させることによるものと考えられている．また，このCa²⁺の繰り返しの上昇が胚の発生に必要か否かについては決定的な証明はないが，筆者らはマウス受精卵子の初期発生におけるCa²⁺ oscillationの発現について解析した．その結果，正常な胚盤胞への発生とその発現は継続しており，Ca²⁺ oscillationと胚発生との間に相関があることが示唆された[6]．

精子の卵子活性化因子

卵子内で受精の際に起こるすべての構造的変化や生化学的変化は活性化（activation）とよばれているが，これが，精子の表層上のリガンドと卵子表層レセプターとのinteractionによるのか[7]，あるいはsperm-born oocyte activating factor（SOAF）[8,9]によって誘起されるのか，現在のところ決定的な証明はない．

SOAFの化学的証明はなされていないが，現在のところ第一候補はphospholipase Cζである[10]．筆者らはマウス卵子を用いて，phospholipase CζのDNAを未受精卵子に注入しCa²⁺ oscillationを誘起することに成功した[11]．今後の更なる検討が必要である．

精子核の膨化および前核の形成

卵子細胞質内へ入った精子は頭部から尾部が離断される．そして，頭部（核）の核膜が消失し，核染色質は膨化を開始する．やがて核膜が再び現れて，やがて雄性前核に発達していく．この間に卵子は第二成熟分裂を行って第二極体を放出する．成熟した卵子には核膨化を誘導する物質が存在するが，未熟な卵子細胞質には存在しないことがThibaultらによってウサギ卵子で確認された[12]．彼らは，この因子を雄性前核成長因子（male pronucleus growth factor：MPGF）とよんだ．その後，ハムスターの未成熟卵子（GV期）では細胞質内に進入した精子の核膜は消失するが，膨化させることができないことが確認され，この因子は精子核膨化因子（sperm nucleus-decondensing factor：SNDF）とよばれている[13]．この因子はラット卵子でも確認されている[14]．SNDFは卵子細胞質内で産生され，その後，卵核胞内に輸送されると推定されている．

一方，卵子あるいは精子前核形成に関与する物質については検討が進展していない．透明帯除去ハムスター卵子を用いて受精させた場合，多数の精子が卵内に進入し精子核は膨化するが，雄性前核は形成されない．しかしながら，雌性前核は形成されることから，雄性前核形成物質と雌性前核形成物質とは異なるものと考えられている．これらの物質の詳細についての検討は，今後の課題である．

卵子細胞質内への精子注入法および円形精子細胞注入法による受精

ICSIは卵子細胞質内へ直接注入して受精させる方法である．このため，不動化精子あるいは運動障害精子などによる受精障害の場合に，受精法として応用されている．ICSIは本来，受精機構の研究手段として，micromanipulatorを用いて直接卵子内へ精子を注入し，受精機構を解明研究することに使用されてきた．そして正常精子あるいは不動化精子を用いたICSIにより作出した実験動物胚は，recipientへの移植によって正常産仔が得られることから，ヒトへの臨床応用が急速に進んだ．使用する器具，特にmicromanipulatorと注入に使用するピペット類などの開発が進み，現在使用されているものはすべて既製品が購入できる状況にある．

現在では使用しやすく，たとえば駆動力にピエゾ素子の性質を利用したmicromanipulatorが開発されている（図2）．また，最近では高拡大レンズを使用した顕微鏡との組み合わせで注入する方法（intracytoplasmic morphologically selected sperm injection：IMSI）が開発され，それにより精子の頭部の観察が可能になった．その構造と受精-発生の向上などについての検討が行われている．特に，ヒト精子の頭部に多

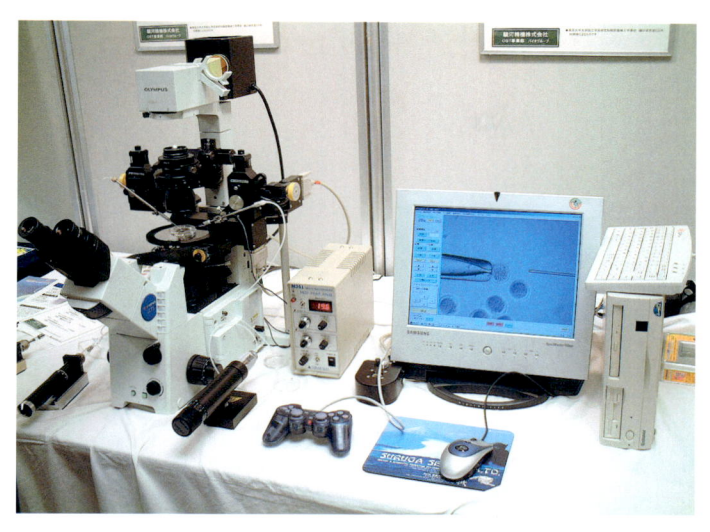

図2 コンピュータで制御されたピエゾマイクロマニピュレータ（駿河精機㈱製）
インジェクションピペットおよびホールディングピペットはコンピュータで制御されている.

くみられる開口のサイズや数とその受精能力との関係が議論されているが，現在のところ十分に解明されていない.

ICSIと正常受精との相違点

卵子細胞質内に直接，精子あるいは精子形成細胞を注入して受精させる場合と，通常の精子および卵子との相互作用によって卵子細胞質内へ精子が入る過程には異なる点が多い．特に，精子は前述したようにcapacitationあるいはARなどの変化があり，精子頭部の細胞膜あるいは先体膜，そして先体内容物は決して卵子細胞質内には入らない．しかしながら，ICSIの場合は，これらがそのまま卵子細胞質内に注入される．その主な物質を表2に示した．これらの物質はICSIにより注入され，卵子が受精あるいは初期発生過程で排出することが必要になるが，現在のところ，その詳細については明らかにされていない．

ICSI時における精子の運動と受精との関係

一般的に，ICSIを行うときには，精子をインジェクションピペットで圧迫して運動を停止させる．また，尾部から精子頭部（核）を分離して卵子内へ注入することが行われている．運

表2 ICSIにより卵子細胞質内へ注入される物質

1) 精子細胞膜および先体膜
2) 精巣上体成熟過程および射出物の各種物質が精子細胞膜に付着する高分子化合物など
3) 加水分解酵素あるいは糖タンパク質などの先体の内容物など
4) ICSIを行う際に精子と一緒に注入されるミネラルオイルやPVPなどの物質

動性を示す精子を卵子細胞質内へ注入すると，精子は細胞質を運動して細胞質と精子の核あるいは細胞質と直接接触して受精が開始されることはない．そのために，通常はシャーレに精子をインジェクションピペットで押し付けて細胞膜を破損させて運動を停止させるか，あるいは尾部から頭部（核，核周辺部位）を分離させて頭部を注入することが行われている．

このように，不動化あるいは尾部分離された精子は卵子細胞質内で精子細胞膜が徐々に分離されて受精が開始される．このようなことから，精子細胞核などが卵子細胞質と直接に接触することが重要であり，このためにICSIを行う直前に精子を不動化（精子細胞膜を注入直前に破損）し，ただちに注入することが重要である．精子が卵子内に入ると，その頭部（peri-nuclear materials）に存在するSOAFが含まれており，正常に活性化された卵子は正常な産仔に発生することが明らかにされている（表3）．

表3　不動化精子（ウサギ）を用いた ICSI による受精およびその受精卵子の発生

実験番号	注入卵子数	ICSI 後の生存卵子数	受精卵子数（%）	発生卵子数（%）
00-1	20	15 (75.0)	11 (73.3)	4 (26.7)
00-5	28	18 (64.2)	13 (72.2)	6 (33.3)
合計	48	33 (68.8)	23 (69.7)	10 (30.3)

・ICSI に使用した培養液は BO medium を使用した．
・精子は低温処理（-40℃，3hr）により不動化させた．
・受精卵培養は 5％ウシ胎仔血清添加混合培養液（TCM-199：MEM ＝ 1：1）によって行った．
・培養した受精卵子（胚）は 4-cell から胚盤胞期へ発生した．

　卵子細胞質内に注入された精子は先体内に含まれる先体酵素や糖タンパク質などが卵子細胞質内に放出される．このためダメージを受けて，受精が成立しても発生が阻害される可能性が指摘されている．先体の大きなゴールデンハムスター精子では，ICSI 後，先体内容物が凍結処理によって除去されると効率的に胚発生が行われるとされている[15]．筆者らは，ハムスター精子を体外培養により先体反応を誘起した場合，明らかに intact な精子に比べて，ICSI 後の受精・発生率が無処理精子に比べて高いことを確認している（未発表）．理由は明らかではないが，ハムスター精子の頭部がマウスやヒトの精子と違って先体が大きく，その内容物による卵子への影響が考えられている．

ICSI により得られた胚の発生能

　ヒトあるいは多くの哺乳動物種において，ICSI によって得られた胚を移植して正常な産子が誕生している．この事実は，正常受精と受精過程が異なるが，得られた胚は正常に発生することを物語っている．しかしながら，ICSI によって得られた胚は，IVF によって得られたものに比較して低率であることが指摘されている．その原因については明らかにされていない．先体内容物の卵子あるいは胚への影響が原因の一つと考えられるが，その検討は今後の課題である．

文献

1) Yanagimachi R, Chang MC. Fertilization of hamster eggs in vitro. Nature. 1963; 200: 281-2.
2) Yanagimachi R. Mammalian fertilization. In: Knobil E, Neill JD, eds. The Physiology of Reproduction. 2nd ed. Raven Press. New York. 1994. p189-317.
3) Huang TTF, Yanagimachi R. Only acrosome-reacted spermatozoa can bind and penetrate into zona pellucida: A study using guinea pig. J Exp Zool. 1981; 217: 286-90.
4) Mrsuy RJ, Meizel S. Potassium ion influx and Na^+, K^+-ATPase activity are required for the hamster sperm acrosome reaction. J Cell Biol. 1981; 91: 77-82.
5) Miyazaki S, Shirakawa H, Nakada K, et al. Essential role of the inositol 1,4,5-triphosphate receptor/Ca^{2+} release channel in Ca^{2+} waves and Ca^{2+} oscillation after fertilization of mammalian eggs. Dev Biol. 1993; 158: 62-78.
6) 倉田由紀，佐藤嘉兵，吉村愼一，ほか．マウス胚の初期発生における卵細胞質内 Ca^{2+} 濃度の変動に関する検討．第 26 回日本受精着床学会講演要旨集．2008. p264.
7) Abbot AL, Ducibella T. Calcium and the control of mammalian cortical granule exocytosis. Front Biosci. 2001; 6: 792-806.
8) Kimura Y, Yanagimachi R, Kuretake S, et al. Factors affecting meiotic and developmental competence of primary spermatocyte nuclei injected into mouse oocytes. Biol Reprod. 1998; 59: 871-7.
9) Yazawa H, Yanagida K, Katayose H, et al. Comparison of oocyte activation and Ca^{2+} oscillation-inducing abilities round/elongated spermatids of mouse, hamster, rat, rabbit and human assessed by mouse oocyte activation assay. Hum Reprod. 2000; 15: 2582-90.
10) Parrington J, Lai FA, Swann K. A novel protein for Ca^{2+} signaling at fertilization. Curr Top Dev Biol. 1998; 39: 215-43.

11) Sato Y, Sato K. Comparison of fertilization and developmental ability of oocytes injected with spermatids derived from three strains in mice. Reprod Immunol Biol. 2007; 22: 8-13.
12) Thibault C, Gérard M. Facteur cytoplasmique necessaire à la formation du pronucleus male dans l'ovocyte de lapine. C R Acad Sci. 1970; 270: 2025-6.
13) Usui N, Yanagimachi R. Behavior of hamster sperm nuclei incorporated into eggus at various stages of maturation, fertilization, and early development. The appearance and disappearance of factors involved in sperm chromatin decondensation in egg cytoplasm. J Ultrastruct Res. 1976; 57: 76-88.
14) Thadani VM. Injection of sperm heads into immature rat oocytes. J Exp Zool. 1979; 210: 161-8.
15) Yamauchi Y, Yanagimachi R, Horiuchi T. Full-term development of golden hamster oocytes following intracytoplasmic sperm head injection. Biol Reprod. 2002; 67: 534-9.

受精卵のクオリティ

沖津 摂

　"クオリティの高い受精卵"とはどのような受精卵のことなのだろうか．受精後，胚発育が途中で停止することなく進行していき，内分泌を含めた子宮内環境さえ整っていれば必ず着床することができ，そして流産することなく健常児として誕生する能力を備えた受精卵ということができる．クオリティの高い受精卵の作出と選択は生殖補助技術（assisted reproductive technology：ART）誕生時からの大きなテーマの一つであるが，特に昨今，周産期医療における安全性確保を目的として単一胚移植法（single embryo transfer：SET）が一般化するにつれて，より大きなテーマとして扱われるようになってきている．

　それでは，クオリティの高い受精卵はどのようにすれば作出可能であろうか．一言で言えば，クオリティの高い卵子とクオリティの高い精子が最も適したタイミングで接合し，最も適した環境下で受精・初期発育が進行すればよいと表現できるが，より精密に考えると，受精卵のクオリティに影響を及ぼす要因は非常に多く，それらすべてをうまく進行させていくということは非常に困難であることは容易に想像できる．

　配偶子，受精卵におけるさまざまな異常のなかで最も重要視されるべきものとして，染色体，遺伝子の異常やミトコンドリアなど細胞内小器官の異常などがあげられるが，議論が拡張しすぎるので，本稿ではARTの臨床現場において光学顕微鏡下でみられる範囲に焦点を絞り，"受精卵のクオリティ"に影響を及ぼしうるさまざまな時期の配偶子，初期胚の形態的特徴について考察する．そのうえで，よりクオリティの高い受精卵の選別，そして今後求められる課題について提言したい．

卵子にみられるさまざまな形態的異常

　クオリティの高い卵子とは，適したタイミングで精子の侵入を受けると高い発生能力を有する受精卵となることのできる卵子といえる．受精卵の構成成分を考えてみると，雌性遺伝情報以外にミトコンドリア，さまざまなタンパク質やRNA，その他多くの細胞質内成分のほとんどは母親由来であり，精子由来の成分は雄性遺伝情報と中心体のみである．このことからも，受精卵のクオリティにおいて卵子のクオリティがいかに重要であるかということがわかる．

　それでは，ヒトの卵子ではどのような異常がみられるのだろうか．

1. 極体の異常

　極端に小さすぎる，あるいは大きすぎる第一極体を保有する成熟卵子に対しては，染色体の数的異常を指摘する意見がある（図1）．また第一極体に関して，大きさ以外の形態から卵子の質を評価する試みも行われている．きれいな球形あるいは長球形で表面が平滑な極体を有する卵子がクオリティの高い卵子とされ，一方で極体の原形質膜が崩壊していたり，2個あるいはより細かく断片化していたりするものはクオリティの低い卵子とされるが，一つの仮説として，これら極体の形態は放出されてからの経過時間つまり卵子の加齢との相関が考えられる．

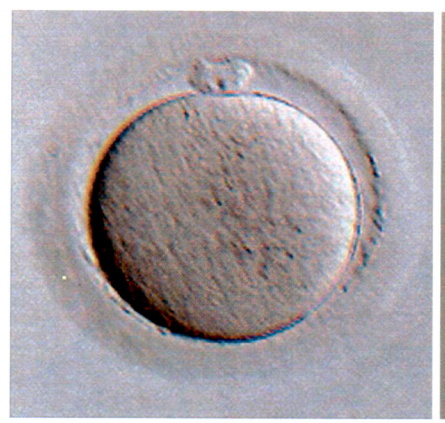

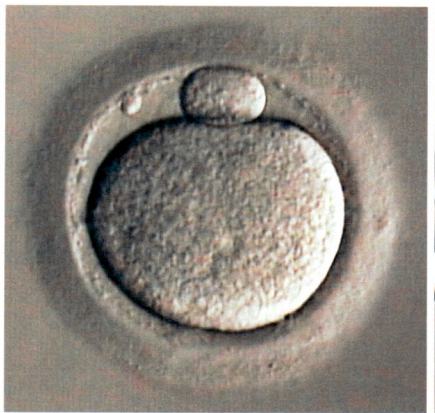

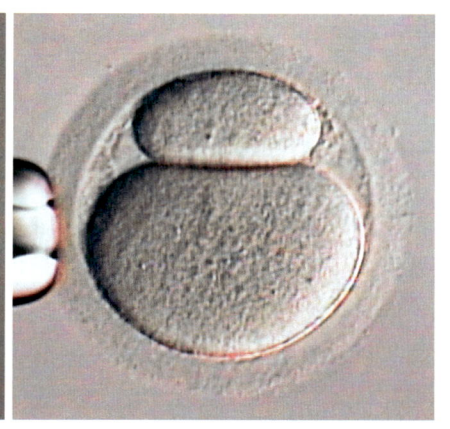

図1 種々のサイズの極体を有する成熟卵子（第二減数分裂中期）
　さまざまなサイズの第一極体を有する第二減数分裂中期の卵子．卵細胞質内に存在する染色体の数的異常との関連も疑われる．また特に大きな第一極体を有する卵子は精子侵入によって極体側も発生能力を有する可能性があり，一卵性双胎の発生原因としても疑われている．

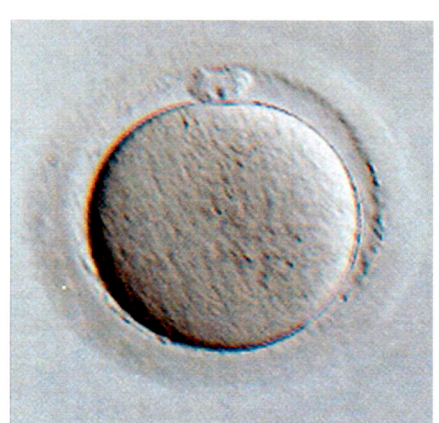

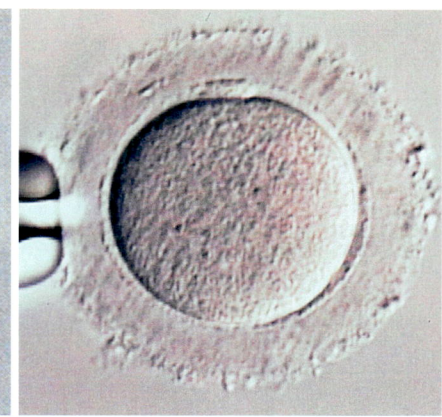

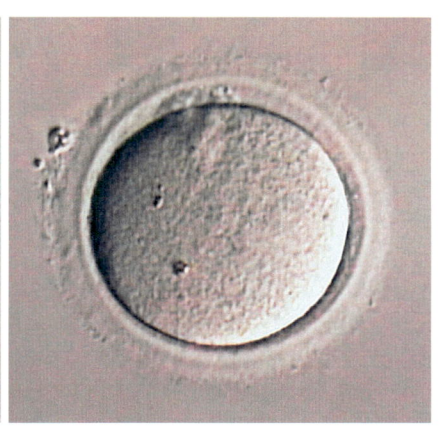

図2 さまざまな透明帯の異常を有する卵子
　透明帯の厚さや色調は，同一女性であっても個々の卵子によって異なることがある．受精障害の一因とも考えられているが，ICSIの登場後はあまり問題視されなくなった．また胚盤胞期における脱出不全の一因としても考えられており，assisted hatchingの適応要因とされることもある．

しかし，極体の形態は卵細胞質内精子注入法（intracytoplasmic sperm injection：ICSI；顕微授精）における裸化操作など，外部からの物理的な刺激によっても影響を受ける可能性があることも念頭に入れる必要がある．

2．透明帯の異常

図2に示すように，ヒト卵子は透明帯の形態にもばらつきがある．特別に分厚かったりあるいは茶褐色に変色している場合には，受精障害や着床障害が疑われることもある．また，逆に薄すぎる場合には多精子受精頻度との関連も考える必要があるかもしれないが，報告は少ない．いずれにしても，透明帯の異常に起因する受精や着床の障害は，ICSIやassisted hatching（AHA）などのART関連技術によって容易に克服できるので，今日ではあまり臨床上重要視されない．

3．卵細胞質内の異常

染色体の異常とならんで，卵子のクオリティを示す指標として卵細胞質内のさまざまな微細異常があげられる．卵細胞質の変色や陥没，大小さまざまな空胞形成，液胞形成，屈折体（refractile body）の存在など，受精前から初期分割期にかけてさまざまな卵（胚）細胞質の異

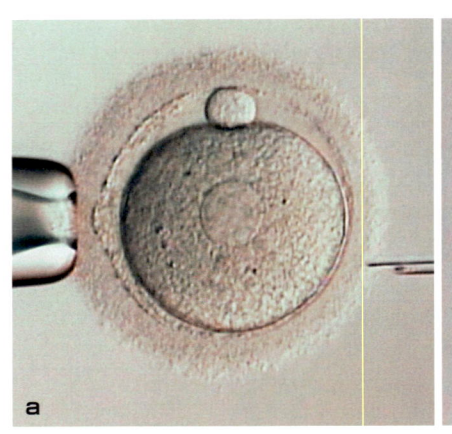

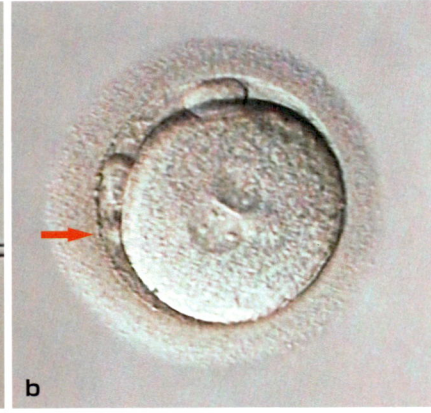

図3 SERCs（smooth endoplasmic reticulum clusters）を有する成熟卵子
　a：ICSI直前の卵子．卵細胞質中心部に滑面小胞体の集合体と考えられている小胞が確認できる．透明帯の厚さは正常だが茶褐色に変色している．
　b：ICSI後18時間目の同一卵子．2前核形成しており，SERCsは消失している．第二極体近傍の囲卵腔にfragmentationあるいは第三極体様の小物体がある（→）．
　嚢胞卵胞から回収された卵子．33歳女性，ART適応；子宮内膜症，男性因子．

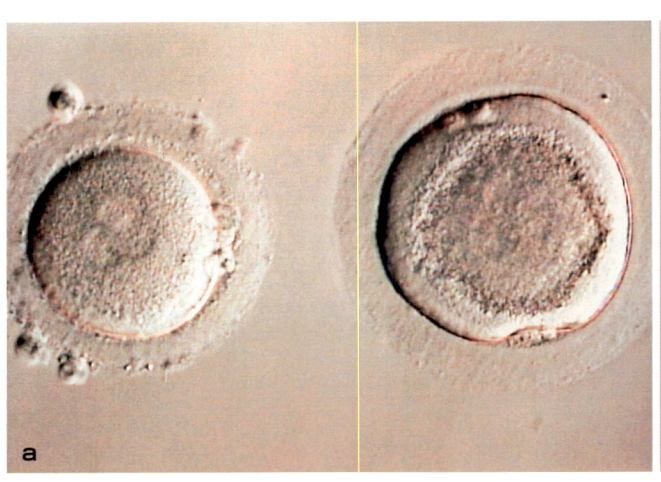

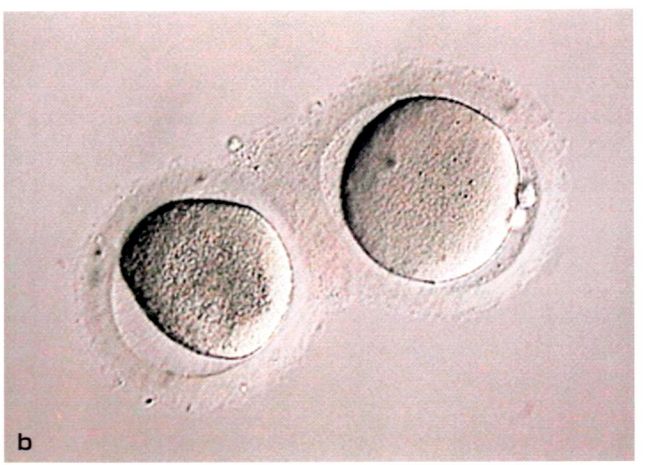

図4 卵子形成過程における形態異常
　a：通常サイズの多精子受精卵（左）とgiant egg（右）．cIVF周期での媒精18時間目．左は2個の精子侵入によって3前核2極体を呈している．右のgiant eggは第二減数分裂中期の時点で2倍体であり，1個の精子侵入で3前核を形成している．11時と6時方向に2個ずつ，合計4個の極体放出が確認できる．通常giant egg由来の受精卵はごく初期に発育を停止する．
　b：cIVF周期での前核確認時に一塊りの卵丘細胞塊から出現した透明帯融合卵子．媒精18時間目．小型の卵子は未熟（卵核胞期；左下）である．右上の卵子は囲卵腔に2個の極体が確認できるが，細胞質内に前核形成は確認されず，第一極体が分裂したものか，あるいは第二極体の放出が起こったのかは判断できない．

常を観察することができる．それらのほとんどは発生機序，受精後の発生能力についての情報が乏しく，今後の調査結果の報告を待ちたい．

図3の卵細胞質中にみられる液胞は滑面小胞体の集合体（smooth endoplasmic reticulum clusters：SERCs）と考えられており，ICSIなどにより受精することができるが，初期発生能力はきわめて低いとされている．

4．その他の異常

特に卵子の形成過程にはさまざまな形態的異常が生じる．giant eggや透明帯の一部融合などもその一例である（図4）．

giant eggは卵子形成過程で2個の卵母細胞が融合することによってできると考えられており，第二減数分裂中期（M-II）において囲卵腔に第一極体が2個放出される．M-IIの時点で卵子は2倍体であり，1個の精子侵入によって3倍体の胚を形成する．ほとんどの場合，多精子受精卵同様に初期分割期で発育を停止するが，ごくまれに胚盤胞までの発生をみることもある．

精子の形態的異常

染色体の異常に着目すると，卵子においては

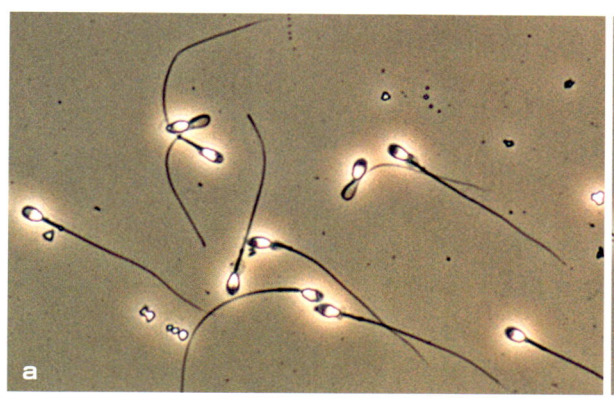

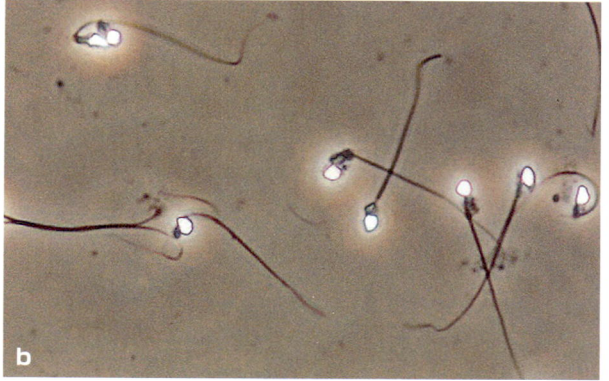

図5 globozoospermia
swim-up処理によって回収された正常形態精子（a）と奇形精子症の一種であるglobozoospermiaの精子（b）．いずれも無染色．男性因子不妊症の多くは通常のICSIによって受精卵の作出が可能であるが，このglobozoospermiaの精子は卵子活性化因子が欠損しており，人為的な卵子の活性化処理を行わなければ正常受精率はきわめて低いことが知られている．

前述のとおり数的異常が多いのに対して精子では構造異常が多いとされ，染色体異常発生頻度はだいたい9～15%程度といわれている．ICSIの登場以来，特に精子の運動性はそれほど重要視されなくなったが，その一方でIMSI（intracytoplasmic morphologically selected sperm injection）に代表されるように，特に頭部の形態への注目が集まっている．

現実的に，染色体異常を有する精子の完全な排除は臨床上困難であるが，卵子同様に低率ながら形態的特徴からある程度は染色体異常保有精子の回避ができるとされている．一般的に，過大な頭部を有する精子や伸長した頭部を有する精子では染色体異常の保有率が高いとされている．また，globozoospermiaに代表されるような重度の奇形精子症の精子では，卵子活性化因子を欠損している場合もあり，通常のICSIでも受精しない．受精卵作出のためには人為的な卵子の活性化処理が必要とされる（図5）．

受精卵（初期分割期胚）にみられる形態的異常

受精卵（初期分割期）にみられる形態的な異常としては，fragmentationや不均等分割，受精後の細胞質中に出現する空胞などがあげられる．fragmentationは，細胞質実質の増加を伴わないまま進行する受精後の初期分割期においては細胞質実質の損失という点で非常に重要であり，過度のfragmentationは明らかに胚発育を抑制する．しかしこれも発生機序に不明な点が多く，また回避策として有効な手段も確立されていない．精子侵入直後の前期や初期分割期にみられる細胞質中の空胞形成は，不適切な培養条件や細胞への物理的な外部刺激の結果生じるとされている（図6）．

初期分割期胚の割球中に認められる間期核断片化の発生機序として，抗核抗体との関連を示唆する報告もあるが詳細は不明である．多くの場合，多核割球は出現後早期に発育（細胞分裂）を停止して胚発生へ関与しなくなると考えられるが，その一方で，なかには修復されて正常割球に戻るという説もある．

図7aの胚では，媒精後43時間の時点で多核を呈していた割球がその約2日後にコンパクションに参加したものと思われる．ただし，核の修復が行われたかどうかについては不明である．

その他の形態的異常

初期分割期における核割球の空間的な配列はその後の胚発生，特に分化誘導に影響を及ぼしうる．

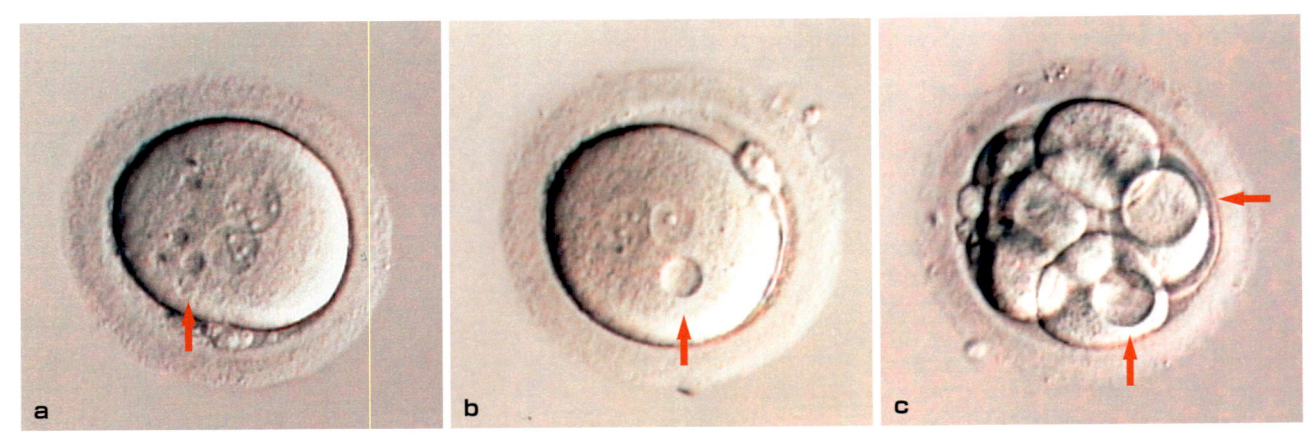

図6 前核期あるいは初期分割期に発生した細胞質内の空胞
　前核期（a, b）あるいは8分割期（c）に突如として現れた空胞．アポトーシスとの関係を指摘する報告もあるが詳細は不明．発生原因として不適切な培養条件や胚への物理的な刺激などが考えられている．培養を継続すると胚盤胞まで発生することもでき，胚移植後の着床や健常児誕生の報告もある．⟶ は培養中に後発的に出現した空胞を示す．

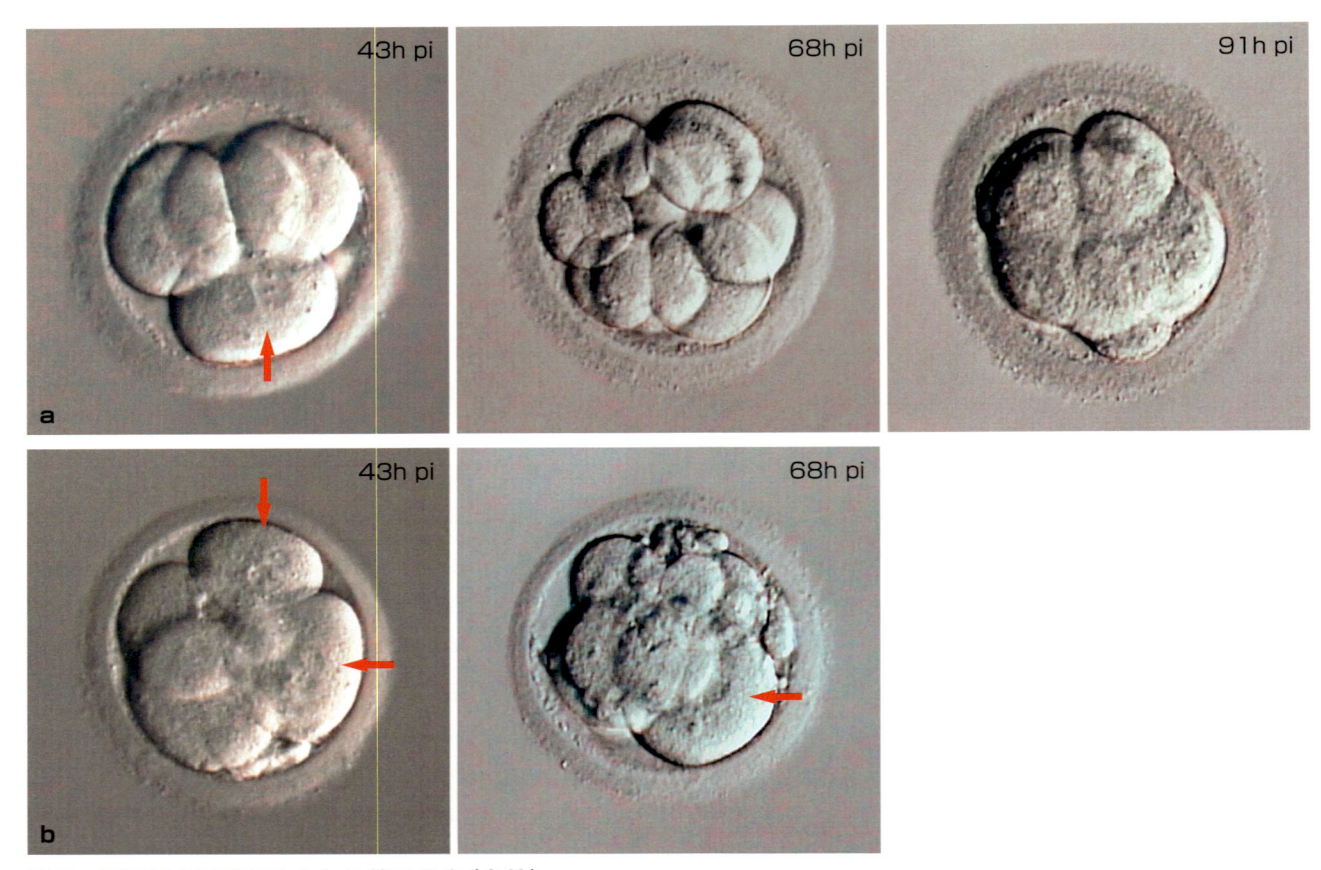

図7 初期胚の割球にみられる核の異常（多核）
　a：媒精43時間目に4割球中2個が多核だった初期胚．91時間目のコンパクションの状況から多核割球もコンパクションに参加していると考えられる．b：媒精43時間目に4割球中3個が多核だった初期胚．一部の割球は発育を停止している．⟶ 部分は写真上判別可能な多核割球．pi：post insemination. 34歳女性，ART適応；男性因子．

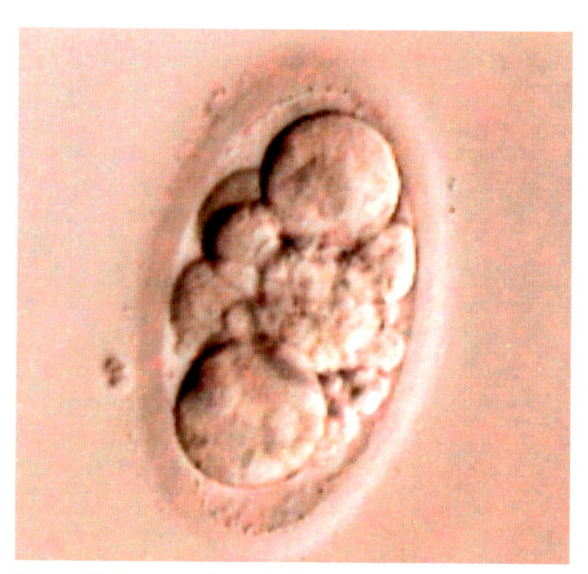

図8 外圧による卵子（胚）の変形
採卵時の吸引圧やICSI前の裸化操作などの物理的要因で卵子（胚）が楕円状に変形することがある．楕円状の変形は媒精によって正常受精することができるが，初期分割時の不均等分割の原因になる．楕円の両端の割球は大きく，他の割球は小さくなる傾向が強い．また胚盤胞へ発育した際にも両サイドの割球はfragmentationなどと同様，胚形成に参加できなくなることが多い．

図8に示す長楕円を呈する卵子（胚）の出現機序については，人的（物理的）要素が大きいと思われる．採卵時の過剰な吸引圧やICSIにおける卵丘細胞除去のためのピペッティング操作によって卵子の変形が生じることがある．媒精によって正常に受精するが，初期分割時に割球サイズが不均等になりやすい．楕円の両端にある割球は比較的大きく，また中心部あたりに位置する割球は小型化する傾向にある．形態的観察からも，両端にある割球は近隣割球との接触が少ないことがわかる．桑実期にコンパクションに参加できず，その後の発生に関与できなくなり，結果的に分割初期に発育が停止するか細胞数の少ない不良胚盤胞への発育の可能性が高い．

クオリティの高い受精卵の選別方法

ヒト受精卵の評価方法として非常に多くの方法が提唱されているが，大別すると，Veeck分類や核小体配列，early cleavageなどに代表されるような形態的評価法と，アミノ酸の取り込み量や培養を用いた代謝量の測定などの生化学的手法に分けられる．

生化学的手法にはたいていの場合，高価な測定機材などが必要となることから，多くのART実施施設では生化学的手法は用いられず形態的評価法が中心である．当然のことながら，いずれの評価法にも診断には限界があるため，より高い精度を得るためにいくつかの指標を組み合わせて活用している施設がほとんどである．見尾らによるtime-lapse cinematographyを利用したヒトにおける受精現象や初期発育現象の解析に多大な貢献を果たしたことは周知のとおりであり，これまでの常識を覆すような新知見も多く得られている．特に重要な知見として，前核期胚におけるhalo（胚の辺縁部にみられる細胞実質の透明部分）の大きさ，前核の大きさ，前核内核小体の数や配列様式，初期分割期に認められるフラグメンテーションの量など，多くの形態的特徴は時間の経過とともに非常にダイナミックに変動することがあげられる．このことからも，少なくとも時間的一定点における形態観察による胚評価単独では高い精度が望めないことはよく理解できる．したがって，採卵から受精卵移植にいたるまでの間，いく度かの顕微鏡下での観察時にできる限り低侵襲的に多くの形態的情報を入手し，時間軸まで考慮に入れて胚のクオリティを総合評価するための体系化が望まれる．

一般的に受精卵に生じる異常は，その重要度や程度が大きいほど胚発生のより早い段階で発育停止として現れるので，基本的にクオリティの高い受精卵の選別の手段として，胚盤胞までの体外培養が有効であることは容易に理解できる．したがって，未受精卵の段階から8細胞期までの初期分割期における胚のクオリティ評価のためのさまざまな指標（形態的特徴）は，Gardner分類に代表される形態的評価や呼吸量測定をはじめとする生化学的評価能など，胚盤胞期での評価で優劣に差がつかなかったときの二次的評価法として活用することが望ましいといえる．

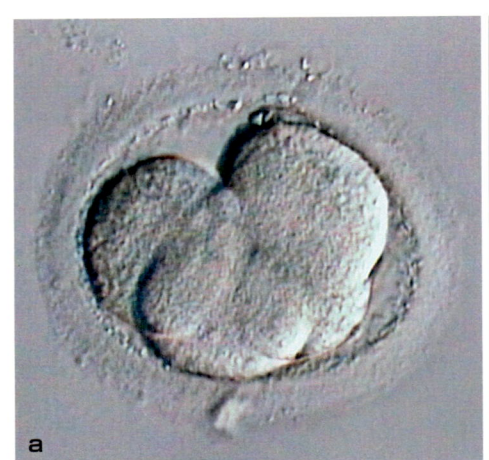

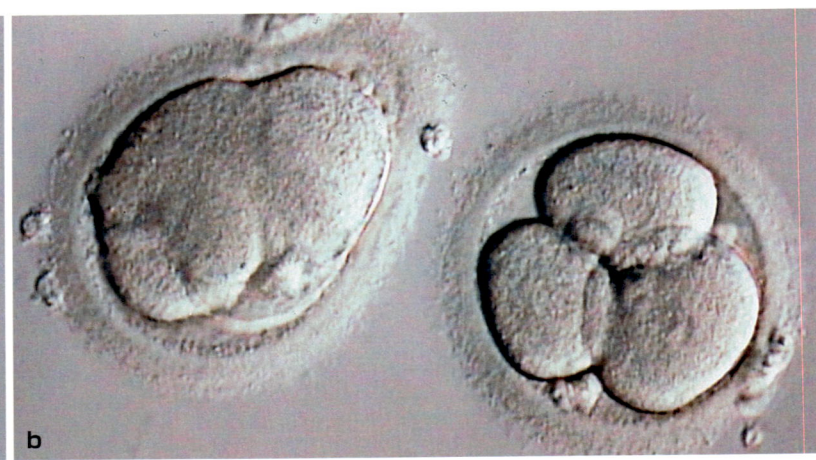

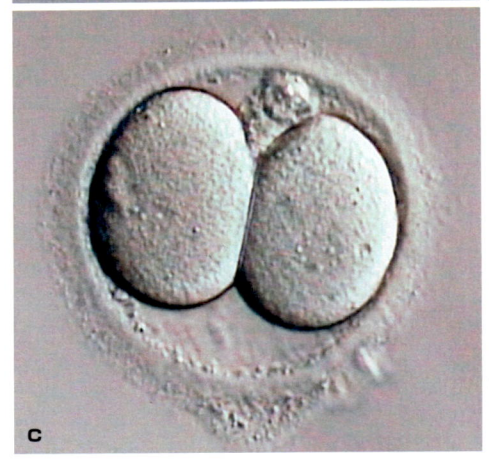

図9 多精子受精卵の第一分割
cIVF周期における媒精27.5時間目の多精子受精卵由来初期胚（a, b）と同時間帯の正常受精卵由来初期胚（c）. 多精子受精卵では1細胞期からいきなり3細胞期へと分割していく（bの右）. aとbの左の胚はまさに第一分割の最中. 正常受精卵では正常に第一分割により2細胞期胚へと発育する（c）. 32歳女性, ART適応；機能性不妊.

表 Day 2における分割速度が多核の発生頻度に及ぼす影響

n. blastomeres (40-42 h after insemination)	n. embryos examined	n. (%) embryos with MNB
2-3	75	19 (25.3%)*
4-8	399	47 (11.8%)*

*values with different superscripts are significantly different ($p < 0.005$).
・grade 3（Veeck分類）以上の胚のみの結果.
・集計期間；2008年1月1日から2008年12月31日までの成績.
（当院にて新鮮卵を用いた治療を行った周期の集計）

また, クオリティの高い受精卵の選抜のためには, 時間軸が非常に重要であることは周知のとおりである. 受精後の細胞分裂（細胞周期）速度はDNAの損傷量と相関しているといわれている. すなわち, DNA損傷量が多く修復に時間を要する胚では細胞分裂速度が遅延し, 損傷の少ない胚では逆に胚の発育が速いといわれている. 実際, 媒精40～42時間の時点で2～3細胞期胚だったヒト初期胚における多核割球保有率は, 同時点において4細胞期以降へ発育している胚と比較して発生頻度が高いことが臨床データからもうかがえる（表）. ただし媒精2日後, 本来4細胞期であるべき時期に6細胞以上に分裂している胚など割球数が多すぎる胚においては, 多精子受精を疑う必要がある. 2個の精子侵入を受けた3倍体の多精子受精卵では多くの場合, 第一分割で3細胞期となり, 第二分割後には6細胞期胚へと発育する（図9）. 多精子受精卵の多くは初期分割期において発育が停止するため, 胚盤胞移植によって除外可能であるが, 分割期移植の場合には注意を要する.

今後の課題

冒頭に述べたように, クオリティの高い受精

卵の作出には，クオリティの高い卵子とクオリティの高い精子の作出と選別，それらの最も適したタイミングでの接合（受精），そして最も適した環境下で受精・初期発育が進行することが必須であるが，これらの多くは配偶子，受精卵（初期胚）を体外で操作する者の技量に委ねられていることはいうまでもない．

畜産分野では，以前より体外受精・体外培養によって作出された受精卵の移植によって出生した産仔において過成長となることが知られているが（large offspring syndrome：LOS），その原因は遺伝子発現の異常によるものであると考えられている．特に体外培養中に培地へ添加される血清の濃度や培養条件，各種成長因子類の培地への添加や胚への物理的刺激などによっても，インプリンティング遺伝子のDNAメチル化状態は影響を受けることが知られている．これらエピジェネティックな異常の有無は，一般的に胚盤胞までの発生能力に影響を及ぼさないといわれており，着床前初期胚に対するさまざまな形態評価法によっても判別は不可能と考えられている．ARTにおけるエピジェネティックな異常の発生頻度がどの程度あるのかなど，今後の調査すべき重要な課題の一つといえる．

将来展望として，少なくとも周産期医療施設とARTクリニック（胚培養室）間において出生児についての必要情報が十分に共有化され，使用した培養液の種類や培養条件などのよりきめ細やかな要因の解析ができるようなシステムづくり，環境づくりが今後のより安全なARTの遂行のために強く望まれる．

卵子・胚の超微細形態
── 電子顕微鏡による研究の進展

間壁さよ子

電子顕微鏡による研究の進展

　近年，生体材料の研究分野では光学顕微鏡，透過電子顕微鏡および走査電子顕微鏡を駆使することで，細胞や組織のさまざまな構造や機能を直接見ることが可能になっている．特に，細胞内小器官の超微細な立体構造を研究するうえでは osumium-dimethyl sulfoxudo-osumium（ODO）maceration注）処理後に，高分解能走査型電子顕微鏡を通して観察する方法が効果的である．

　以前よりヒトの始まりである原始生殖細胞，卵子，胚の構造や機能などの解明が生殖医療の分野でも重要視され，電子顕微鏡による研究の進展が期待されていたものの検体の入手がきわめて困難という状況にあった．その後，体外受精に伴う技術が確立され，急速に臨床応用が進展したことと電子顕微鏡の進歩とが相まって，ヒトの卵子や精子，胚の微細な立体構造と成長に伴うさまざまな変化も明らかになってきた．これらの研究の成果は正常な卵子，精子，受精，胚分割などの過程や不妊原因の基礎的な検討において少なからず貢献している．

ヒト生殖過程の高分解能 走査電子顕微鏡像

　このような電子顕微鏡の進歩と体外受精の進展から得られた成果のなかから，学術的にたいへん貴重と考えられるヒト生殖の過程について，「すべては卵子から」をテーマに，卵子成熟〔未成熟卵子の corona radiata cell からの transzonal processus（TZP）〕，成熟良好卵子，体外受精，体外受精後の着床前初期胚の発生（前核期，2細胞期，3細胞期，4細胞期，8細胞期，桑実期胚，前期および後期の胚盤胞，hatching blastocyst など）のそれぞれの過程を観察できる透過および ODO 処理後の高分解能走査電子顕微鏡像を紹介する．特に3Dヒト胚盤胞像は栄養膜の一部を切開，開窓することで，内細胞塊を立体的に鮮明にとらえた貴重なものといえる．

　なお今回紹介する超微細構造像の多くは人為的に着色されたものである．電子顕微鏡像を異なる組織や細胞，細胞内小器官などに分けて着色することにより，専門家だけでなく，医学生，患者などにとっても，それらの関係構造が直感的に理解しやすくなり，卵子形成，受精および初期胚の発生過程の超微細構造の様相や機能を知る手がかりになる．

　本テクニックは，共同研究者であったローマ大学ヒト解剖学教室主任教授の故 Pietro M.Motta が組織学の講義にあたって医学生の興味をひくために考案したもので，筆者はこれを継承している．構造をわかりやすく示す手段ではあるが，彩色作業には細胞，細胞小器官などの分別が必要で，そのことで観察がより注意

注）Tanaka K, Naguro T. High resolution scanning electron microscopy of cell organelles by new specimen preparation method. Biomed Res. 1981; 2 : 63-70.

　紹介した電子顕微鏡像はすべてインフォームド・コンセントのうえで行った研究により得られたものである．高分解能走査電子顕微鏡像は鳥取大学医学部ヒトゲノム教室名黒知徳准教授との共同研究による．

卵子・胚の超微細形態──電子顕微鏡による研究の進展

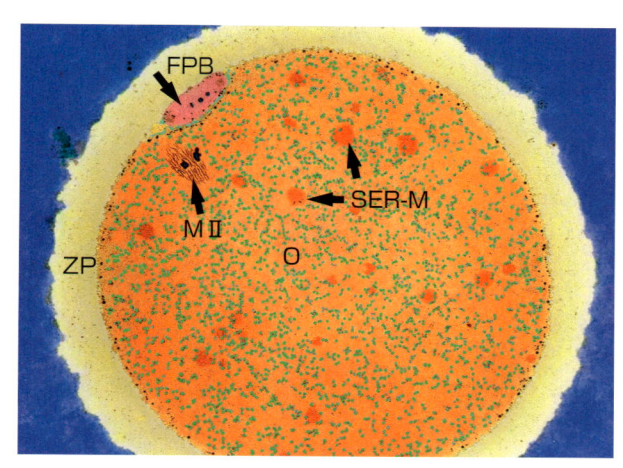

図1　成熟良好卵子（透過電子顕微鏡像）
卵子（O），透明帯（ZP），囲卵腔に第一極体（FPB）が認められ，左上方に分裂装置，その中央に染色体が2列に並び，第二減数分裂中期（MⅡ）にて受精可能な状態で休止している．SER-Mは滑面小胞体とミトコンドリア．

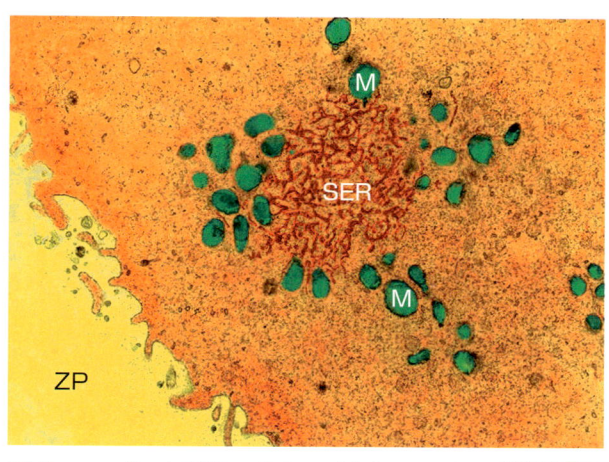

図2　cortical SER-mitchondrial complex（透過電子顕微鏡像）
卵母細胞の成熟とともに表層部付近にみられるようになる．カルシウム貯蔵庫の滑面小胞体（SER）の周囲にミトコンドリア（M）が集合．カルシウムは受精時や卵分割時にカルシウムスパイクを起こすために必要である．

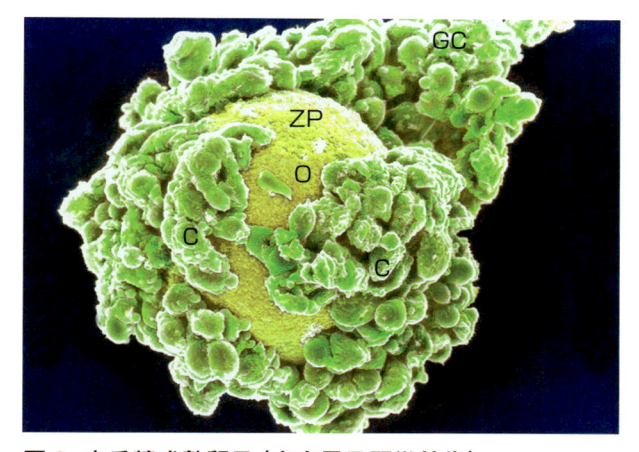

図3　未受精成熟卵子（走査電子顕微鏡像）
卵子（O）は透明帯（ZP）に囲まれ，さらにその周囲は放線冠細胞（C）に覆われて，その外側に顆粒膜細胞（GC）を認める．本図では一部の放線冠細胞は除去されているため透明帯が見える．

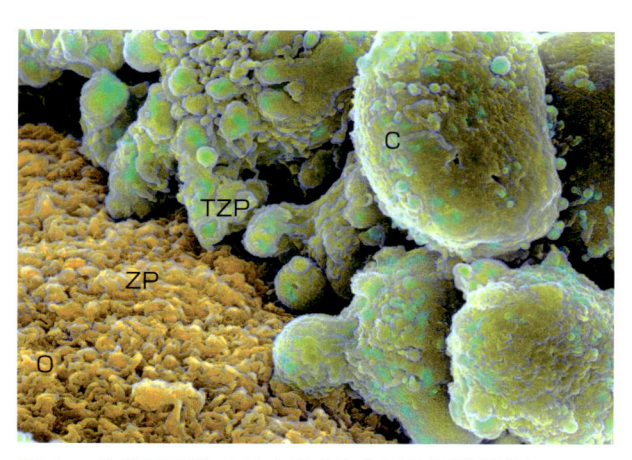

図4　放線冠細胞の拡大像（走査電子顕微鏡像）
卵子（O）は透明帯（ZP）に覆われ，放線冠細胞（C）からのtranszonal processus（TZP）が卵子の細胞質と接合している．卵子の栄養や成熟は放線冠細胞（C）のTZPを通じて調節されている．

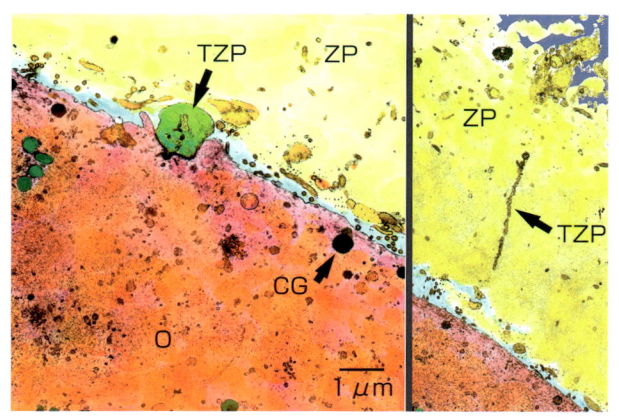

図5　放線冠細胞からのtranszonal processus（TZP）（透過電子顕微鏡像）
左：TZPが卵子にアンカーをおろしている．CGは表層顆粒．
右：透明帯（ZP）の中のTZP．

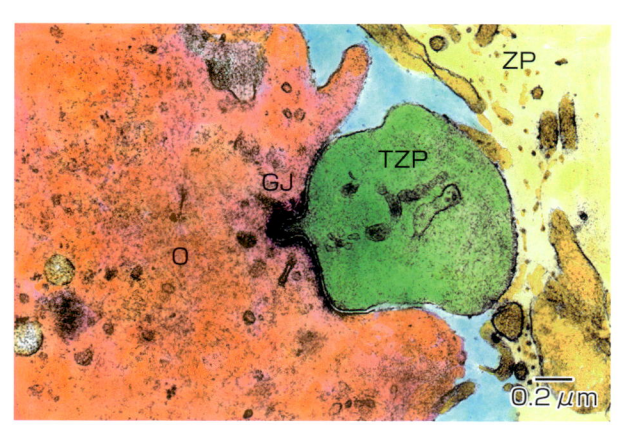

図6　図5の拡大像
放線冠細胞からのTZPのアンカー部分．TZPと卵子細胞質．卵子（O）との相互作用はgap junction（GJ）を介して密接に行われ，分子レベルでの情報伝達がなされている．ZPは透明帯．

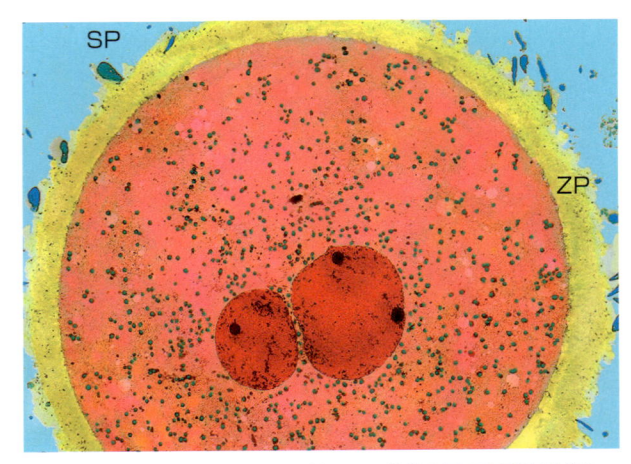

図7 体外受精後のヒト前核期胚（透過電子顕微鏡像）
体外受精後約10時間の前核期胚．透明帯（ZP）には余剰精子（SP）が付着している．中央にみられるのは雌雄の前核．受精後であるため細胞膜直下の cortical granules はもはやみられない．

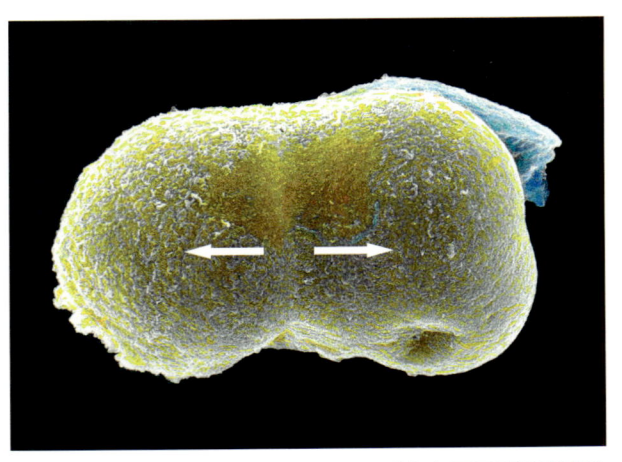

図8 2細胞期へと今まさに分割中（走査電子顕微鏡像）
分割に伴い左右の卵割球表層上にある微絨毛が消失している．通常この直下に分裂装置があるといわれている．透明帯は除去してある．

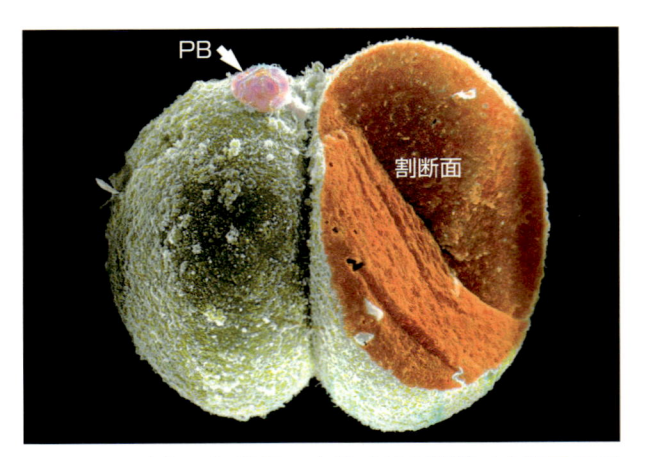

図9 2細胞期の初期胚 右半分は割断像（走査電子顕微鏡像）
右側の割球表面は微絨毛で覆われており，上方にみられる完全な第二極体（PB）は卵割球と長い微絨毛でしっかり連結している．右側は卵割球内を観察するため凍結割断をしている．透明帯は除去してある．

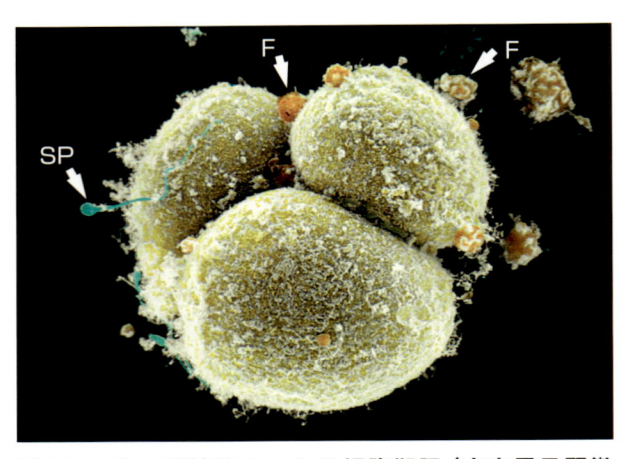

図10 体外受精後のヒト3細胞期胚（走査電子顕微鏡像）
細胞の分割過程において3細胞期，すなわち奇数を示すこともしばしばある．割球の表面は密な微絨毛に覆われている．囲卵腔内に余剰精子（SP），この時期，フラグメント（F）がみられることも多い．透明帯は除去してある．

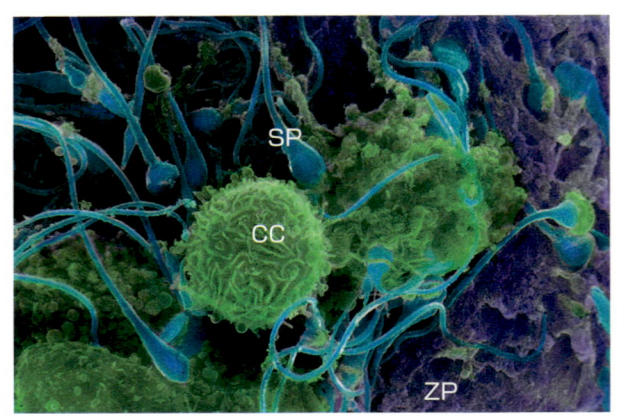

図11 多数の精子が群がっている4細胞期胚（走査電子顕微鏡像）
体外受精48時間後で初期胚はすでに4細胞に分割しているが，透明帯（ZP）に多数の元気な精子（SP）が残存している．放線冠細胞（CC）も付着している．

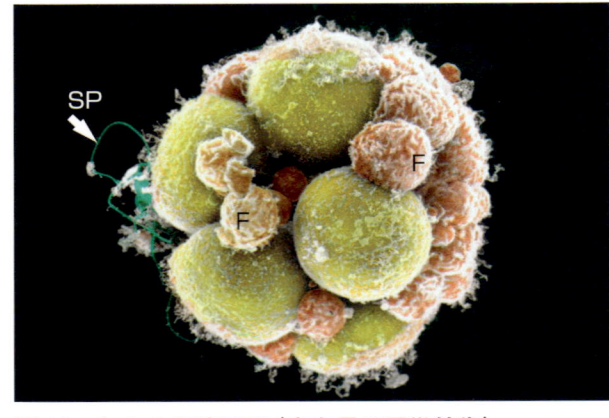

図12 ヒト8細胞期胚（走査電子顕微鏡像）
密な微絨毛に覆われた大きな円い割球と小型で表面が不正なフラグメント（F）が多数みられる．フラグメントの中には極体に関連しているものもある．囲卵腔内に余剰精子（SP）がみられる．透明帯は除去してある．

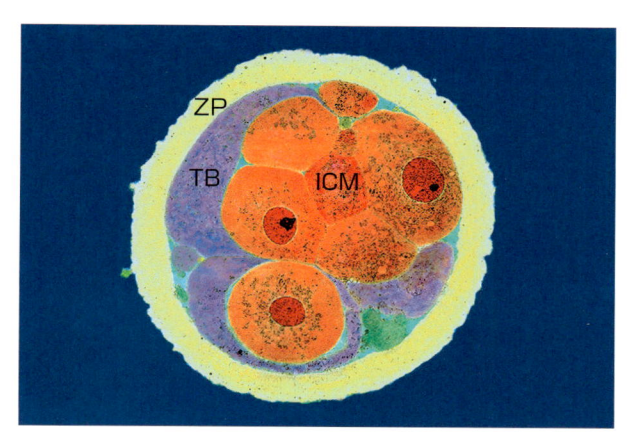

卵子・胚の超微細形態──電子顕微鏡による研究の進展

図13　ヒト後期桑実胚（透過電子顕微鏡像）
　この時期になると割球は内細胞塊（ICM）とその周囲を取り囲むやや細長い扁平な外細胞層（TB）に分化する．割球間は緊密化（compaction）して，より密な細胞間の相互作用が行われている．胚の内腔には液体で満たされた間腔が認められる．ZPは透明帯．

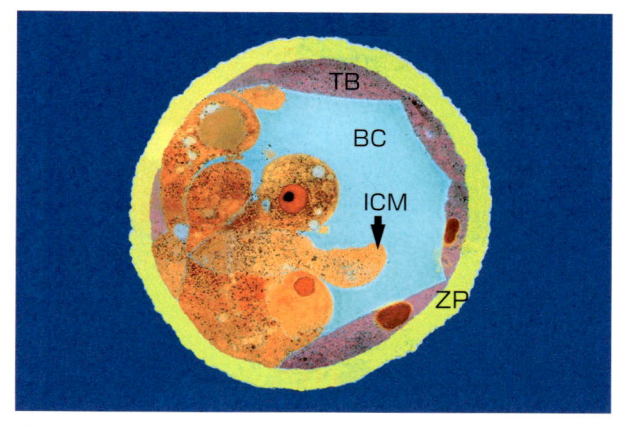

図14　ヒト前期胚盤胞（透過電子顕微鏡像）
　体外受精後4日目ころには液体で満たされた割球間腔は融合し，胞胚腔（BC）となる．内細胞塊（ICM）は胞胚腔に向かって突出する．外細胞層（TB）は栄養膜となり胞胚の壁を形成する．ZPは透明帯．

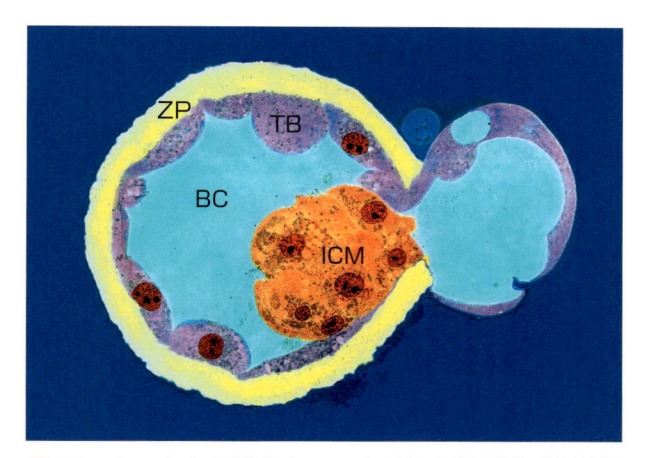

図15　今，まさに孵化しつつあるヒト胚盤胞（透過電子顕微鏡像）
　透明帯（ZP）を破り，着床準備のために孵化しつつある胚盤胞．内細胞塊（ICM）と栄養膜となった外細胞層（TB）がみられる．胚盤胞は着床部位を求めて2日間ほど子宮内腔をさまよう．BCは胞胚腔．

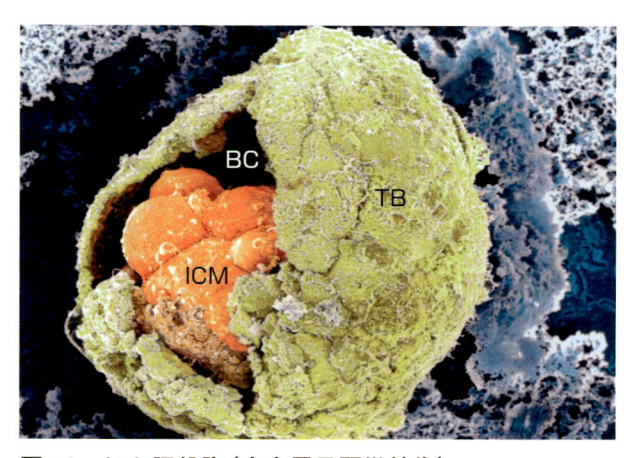

図16　ヒト胚盤胞（走査電子顕微鏡像）
　栄養膜（TB）を一部切除して撮影．緊密に接している内細胞塊（ICM）が立体的に鮮明に見える．これはヒト胚盤胞の3Dの超微細構造をとらえることに成功した世界で初めての写真と考えられる．BCは胞胚腔で，透明帯は除去してある．

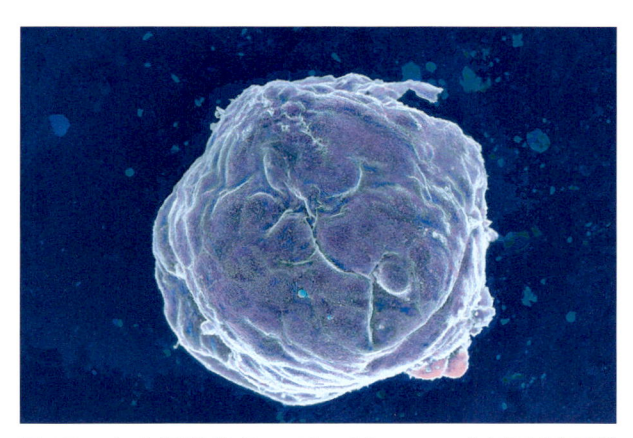

図17　ヒト胚盤胞（hatching blastocyst）（走査電子顕微鏡像）
　外細胞層（栄養膜）は多角形で，細胞表面は中心部には微絨毛が多く辺縁には少ない．右下に大型の2個の細胞が見える．これらは栄養膜細胞が分裂中のものと推定され，その直下に内細胞塊がある．

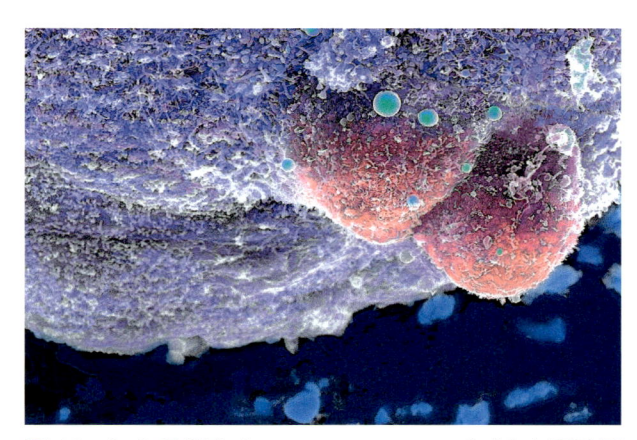

図18　ヒト胚盤胞（hatching blastocyst）（走査電子顕微鏡像）
　図17にみられる大型2細胞の拡大像．栄養膜細胞上から突起する2細胞の周辺は非常に密な微絨毛に覆われている．内細胞塊の直下にあることからimplantation siteとの関連が示唆される．

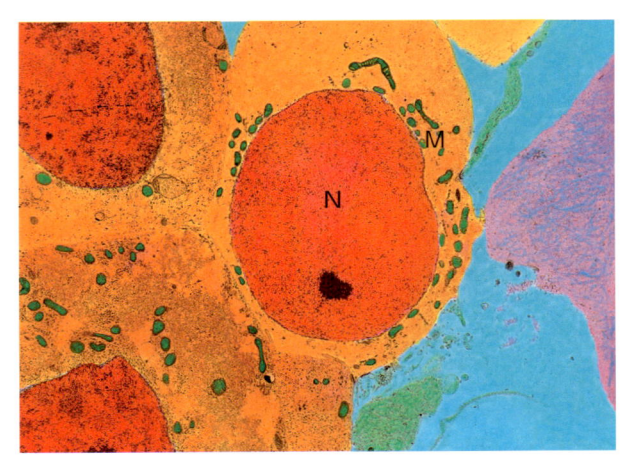

図19 ヒト胚盤胞（hatching blastocyst）（透過電子顕微鏡像）

内細胞塊の胚細胞内のミトコンドリアの形態変化．胚細胞に特徴的な円形のミトコンドリア（M）が大きな核（N）を取り囲んでいるが，この時期には通常の細長い形態のものも出現してきている．

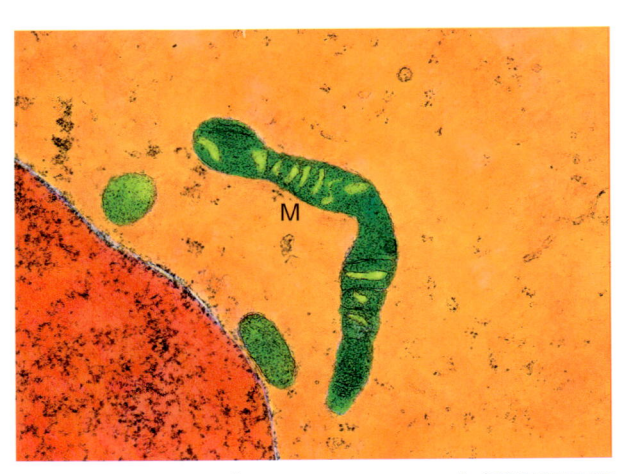

図20 ヒト胚盤胞（hatching blastocyst）（透過電子顕微鏡像）

図19のミトコンドリアの拡大像．細長いミトコンドリア（M）には多数のクリスタがみられる．

深く，認識もより明確になると思われる．彩色後の画像は自然の色ではないが，生命感のある鮮かさを獲得し，美しさをも感じさせるものともなる．ちなみに，彩色は手作業とコンピュータの画像処理による．

受精卵の分化
── compaction の時期と意義

北井啓勝

受精より着床にいたる初期発生過程で，受精卵は桑実胚，胞胚となり，胚構成細胞は栄養芽細胞と内細胞塊に分化する．この細胞分化の機序については，2種の胚を in vitro で凝集形成したキメラの実験により，胚を構成する分割球の内側あるいは外側という位置関係が，分化の方向を決定していくことが確認されている．胚を構成する細胞のうちで，外側の囲卵腔に接する分割球は栄養芽細胞に，内側の分割球に取り囲まれた細胞群は内細胞塊に分化する．この分割球間の分化には，細胞間結合の形成に伴う細胞の極性（polarity）の決定が必要条件であるとされている．

細胞間結合の形成に伴う胚の形態変化は，compaction という現象として光学顕微鏡で観察される．本稿では，この現象の背景にある微細構造，遺伝子の発現，そして代謝の変化を要約して，胚の培養法，正常分化，発育能の判定おけるこの現象の意義を考察する．

compaction とは

マウスでは8細胞期に球状の分割球は相互に接着し，光学顕微鏡の観察では，その境界は不明瞭となる．この減少は compaction とよばれ，ウサギ，ハムスター，サル，ヒトなどの受精卵において確認されている．また，微細構造上では tight junction の形成を伴う．この細胞間結合は，細胞境界を結合させて透過性をなくし，胞胚への分化および胞胚腔形成に関与すると考えられている．さらに，桑実胚期で内側分割球間に gap junction，胞胚期には栄養芽細胞間にデスモゾームが形成される．

ヒト胚の compaction はマウスより少し遅れて，通常，受精後4日目で起こる（**図1**）．ヒトの母性ゲノムから胚性ゲノムの活性化に移行する時期はマウスより1日程度遅れており，この胚性ゲノムが compaction に関与している可能性がある（**表**）．受精直後には胚性ゲノムの活性化は認められず，活性化には一定期間をおく必要性がある理由や，また胚性ゲノムの活性化の誘因については不明である．

ただしマウスの compaction は，E カドヘリン遺伝子を欠損した胚でも形成される．これは，母方由来の mRNA あるいはタンパク質が機能することによるもので，その後の胞胚への発育は起こらない．

compaction の形成機序

細胞間結合の起点となる compaction の時期には，細胞膜の Na 依存性アミノ酸輸送の増加，高分子の細胞表層糖タンパクの増加，細胞表面の奇形腫抗原の増加がみられ，また，胚相互の凝集性は徐々に低下する．細胞間結合の形成直前には，細胞表層物質の架橋が形成される．また compaction の起きる時期に，カルシウムイオンは，胚の分割球の付着，細胞間の糖タンパクの結合，tight junction 形成に関与することが知られている．培養液のカルシウムイオンを低下させると compaction 直後の胚は compaction 前の状態に戻る．しかし，この状態で細胞分裂が進行した胚では低カルシウムにしても compaction 前の状態にはならず，カル

Day 3　　　　　　　　　　　　Day 5

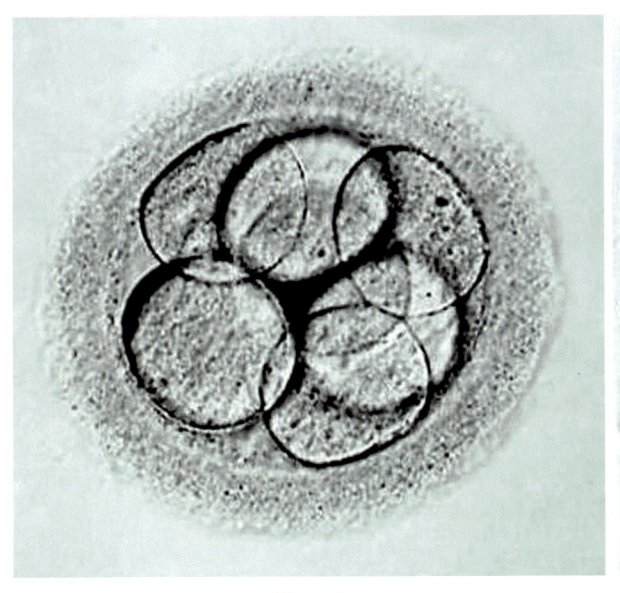

図1　ヒト胚の compaction

表　胚性ゲノムの活性化時期

動物	発生段階
マウス	2細胞期
ハムスター	2細胞期
ウサギ	4細胞期
ブタ	4細胞期
ヒツジ	8〜16細胞期
ウシ	8〜16細胞期
ヒト	4〜8細胞期

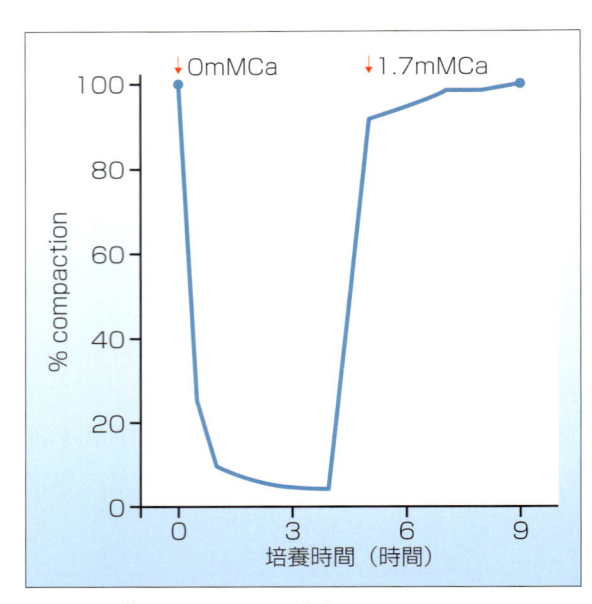

図2　培養液カルシウム濃度と compaction

シウムに依存しない細胞間結合が形成されたと考えられる（図2）.

　この compaction 現象には，細胞接着因子の1つであるEカドヘリンが関与している．Eカドヘリンに対する抗体で桑実胚を処理すると，胚は compaction 前の状態に戻る．Eカドヘリンは，マウスの未受精卵にすでに存在している．しかし，胚での新たな合成は胚性ゲノムの活性化時期である2細胞期に始まる．またEカドヘリンは，compaction 前には分割球表面に広く分布しているが，compaction 後には割球間の接着面に局在するようになり，細胞間の接着をより強固なものにする．

compaction と胚の微細構造

　compaction 前の胚は，微絨毛が表面に均一に分布しており，透明帯を除去すると各分割球

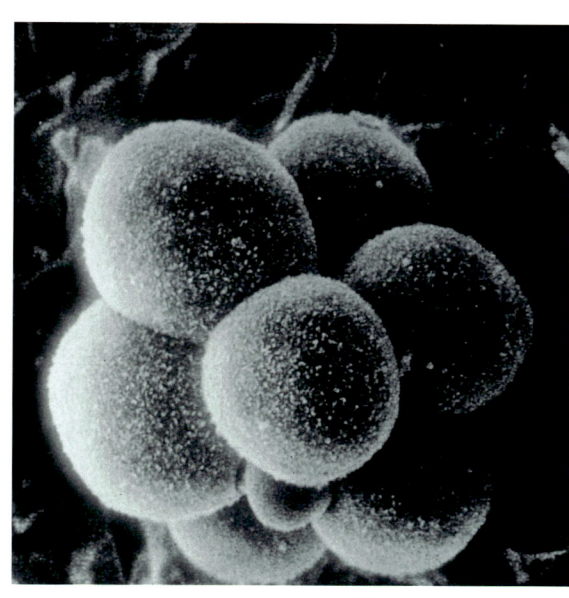

受精卵の分化 —— compaction の時期と意義

compaction 前 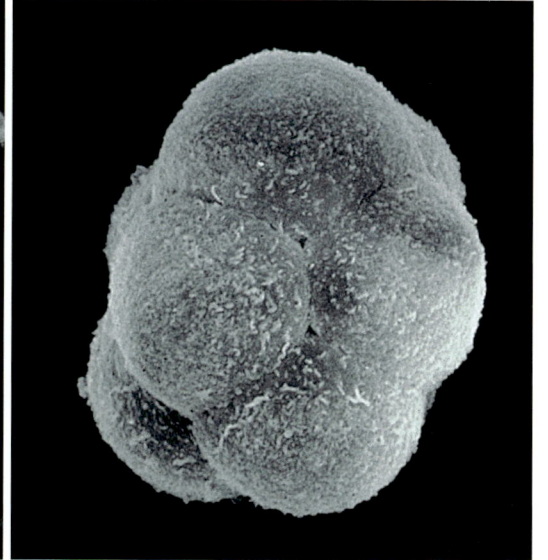　　　　　　　　　　　　　　compaction 後

図3　compaction 時の細胞表面

はひとりでに分離して，その後の胞胚への発育は障害される．内部のミトコンドリアあるいは微小管などの細胞小器官の配置にも偏りはなく，この段階では細胞には極性は認められない（図3）．この状況は，細胞質に植物極と動物極という卵黄成分の不均一な分布がみられるウニあるいはカエルの胚とは対照的であり，これらの種では分割球に含まれる細胞質の成分に基づいて分化が進行する．

compaction 後の胚では，細胞表面の微絨毛が細胞の頂部に密に存在し，細胞が接する部分では疎になる．受精前後の卵子のミトコンドリアは球状であり，クリステとよばれる内部の膜構造は周辺に分布するが，compaction の時期より通常の杆状の形態をとる．また胚はこのころよりグルコースをエネルギーとして使用可能になる．細胞間結合の形成される時期には，細胞の代謝が活発化し，タンパク合成が増加する．

電子顕微鏡でみると，核内では核小体が網目状になり，細胞質では杆状となったミトコンドリアが増えて，また内部のクリステも増加する．細胞間結合の形成とともに，細胞が接する部分では，微小管が細胞表層に膜に平行に配列して，多数のミトコンドリアがみられる（図4）．

compaction と胚の極性

細胞間結合が形成された胚の内部には液体が貯留し，胞胚腔が形成される．胞胚の表層の栄養芽細胞はデスモゾームで結合される．胞胚の外壁をつくる扁平な細胞は栄養芽細胞とよばれ，着床後に胎盤へと分化する．将来，胎児として成長する細胞は，内細胞塊として胞胚の内面の一部に張り付いている．

compaction 前には球状で分割が可能であった胚の各細胞には，細胞間結合の形成とともに細胞膜の機能に方向性が生じ，細胞膜のナトリウムポンプが作動して胞胚腔が形成される．栄養芽細胞あるいは内細胞塊への分化は，細胞が胚の外側に位置するか，あるいは内側に位置するかという条件により誘導され，着床に必要なさまざまな分子が合成されると考えられている．

このようにして生じた胞胚は，胞胚腔の膨張と収縮を繰り返し，子宮内液中の酵素の作用とともに薄くなった透明層より脱出して，子宮内膜に着床する．

| compaction 前胚 | compaction 後胚 |
| compaction 後胚 | compaction 後胚 |

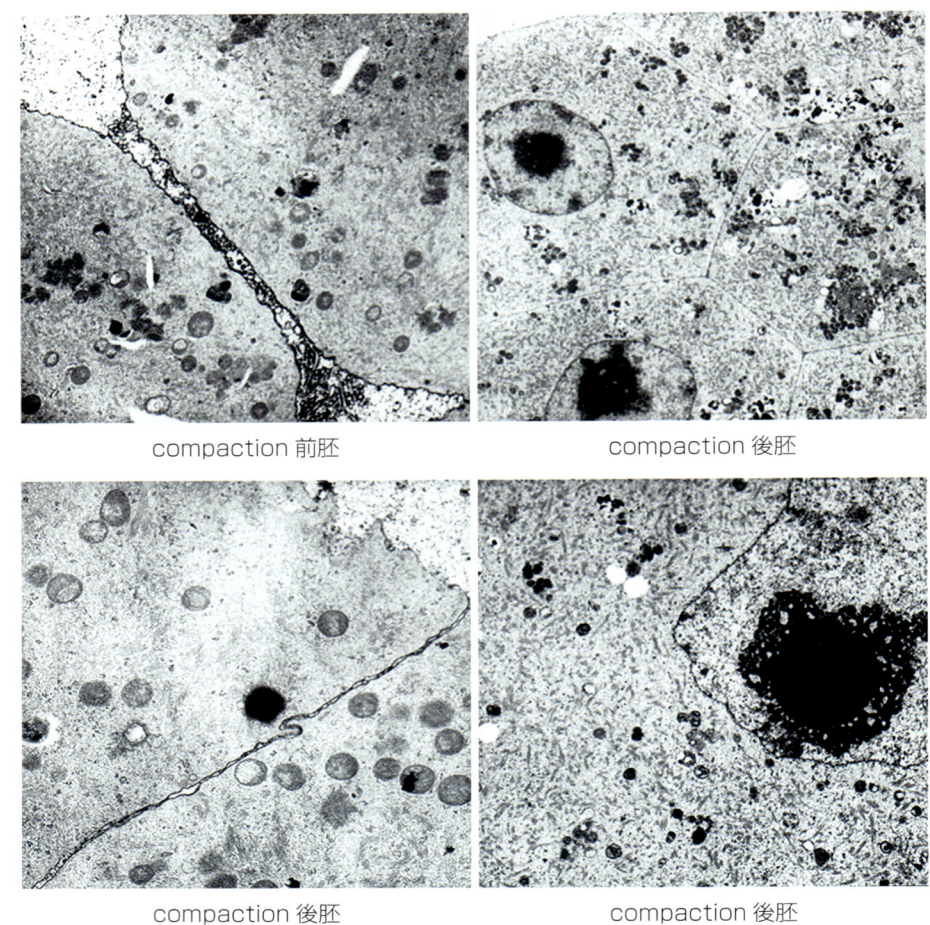

図4　compaction 時の微細構造

compaction と胚の quality

　胚の quality を示す指標として，compaction の状態，胚構成細胞の数，胞胚腔の拡張などの状態を，発育時期と関連させて検討することができる．このような卵の形態は，細胞間結合の形成，そして胚の分化を示すものであり，母性ゲノムとともに，胚性ゲノムの発現，呼吸機能およびタンパク合成の変化を反映しており，その後の発育の可能性を示唆している．

　先天異常，習慣流産，機能性不妊の背景には，多くの胚の発育異常が潜むものと考えられる．発育異常の背景にゲノムの異常が存在しており，最近，精密な DNA アレイ分析手法を用いて培養胚の chromosome instability が癌細胞と同様に多いことが報告されている．しかし，このような異常発育を，胚の初期段階で形態学的に判定することは困難である．細胞間結合の形成により生じる compaction は，その成立機序とともに胚の極性・分化の決定因子としてその後の発育能と密接に関連しており，胚の quality の指標の一つである．

参考文献
1) 山田雅保．初期発生の遺伝子コントロール．朝倉書店．2004.
2) Ducibella T. The preimplantation mammalian embryo: characterization of intercellular junctions and their appearance during development. Dev Biol. 1975; 45: 231-50.
3) Vanneste E. Chromosome instability is common in human cleavage-stage embryos. Nat Med. 2009; 15: 577-83.

受精障害

片寄治男　菅沼亮太　林 章太郎　栁田 薫

　ヒト射出精子の運動能，受精能獲得および先体反応といった受精過程で重要なイベントは，卵細胞質内精子注入法（intracytoplasmic sperm injection：ICSI：顕微授精）をするうえでは必須ではなく，本法により2前核2極体が確認されれば注入された精子は受精能ありと判断され，たとえ円形精子細胞やより未熟な雄性生殖細胞でも，卵活性化の追加刺激が加われば受精能は確認されることは知られている[1,2]．卵側の受精障害因子に関する報告も散見されるが[3-6]，ヒト卵を用いた研究が倫理的に困難であることから，精子側に存在し受精・胚発生に影響を与える因子についての検討が現在まで多くなされている．

　本稿では，受精・胚発生に影響を与える精子核の研究，特にDNA-タンパク複合体の質的異常に着眼した知見について述べる．

精子核形成過程

　精子形成（spermiogenesis）の過程で精子核タンパクは，体細胞型核タンパクヒストンからアルギニン，システインを多く含む塩基性タンパクプロタミンへと置換されていく．プロタミンの存在により，精子核DNAは線状配列およびトロイド形成し密に凝集され，遺伝情報保存に有利な形態を獲得する（図1）．精巣から遊離された精巣内精子は精巣上体へ転送され，この間にプロタミン分子内システインチオール基（-SH）同士が，おもにリン脂質ヒドロペルオキシドグルタチオンペルオキシダーゼ（phospho-lipid-hydroperoxide glutathione peroxidase：PHGPx）などグルタチオンペルオキシダーゼの酸化作用によりジスルフィド結合（S-S結合）を形成する．霊長類を除く哺乳動物射出精子あるいは精巣上体尾部精子の核成熟性は均一かつ高度に安定しているが，ヒト射出精子核のそれは不均一であるのが特徴である（heterogeneity）[7]．

　ヒトでは，DNA核タンパク複合体全体に占めるプロタミン（P）分子総量の割合が他の哺乳類と比較して少なく，P1だけの種（ウシ，ラットなど）と異なり，システイン残基のないP2も含有する．総じてヒト射出精子核タンパクは85％がプロタミンであり，残り15％はヒストンを含む未熟なタンパクで構成されている[8]．ヒト精子の核タンパクに占めるヒストンの割合は不妊患者で有意に高いことも知られている[8]．

精子核クロマチン検査法

1. 精子核タンパク構造解析

　精子核タンパクの解析には，構成されるタンパクの組成とプロタミン内のS-S結合数を指標とする検査法が多い．toluidine blue, Giemsa染色，aniline blue, Feulgen染色，mono-bromobimaineなど用いた解析が紹介されている．タンパク組成解析にはSDS-PAGEが用いられることがあるが，ヒトでは得られるタンパク量がきわめて少なく，臨床スクリーニング検査としては煩雑である[9]．

　核酸蛍光色素アクリジンオレンジ（AO）を用いた精子核クロマチン解析は，落射型蛍光顕微鏡で判定するAO testとフローサイトメトリー

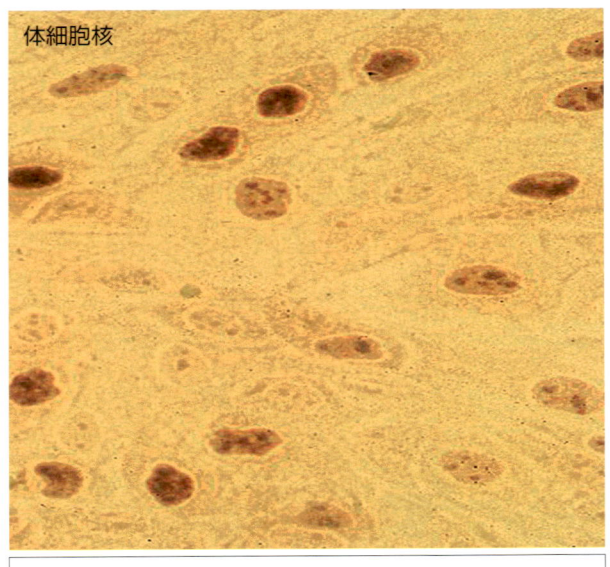

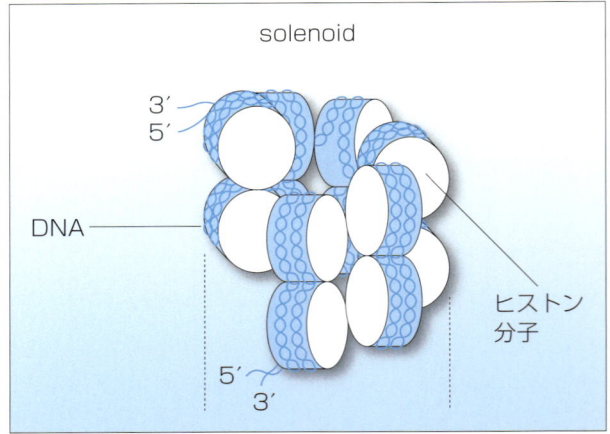

図1a　BrdU染色されたウシ卵管上皮細胞と体細胞クロマチン構造
ヌクレオソーム単位のクロマチンが凝集し，DNA合成能を有する．

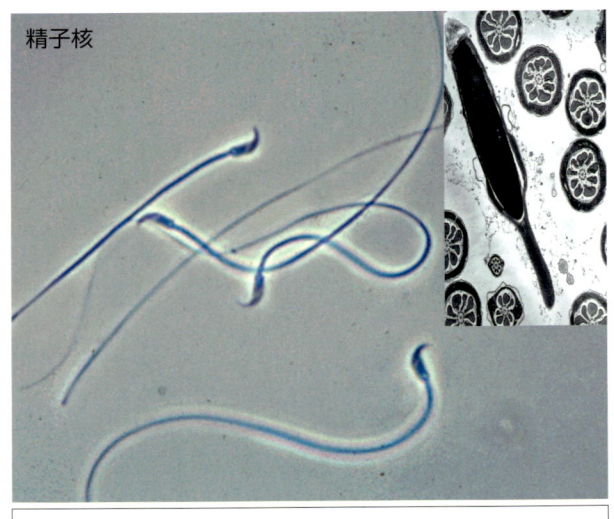

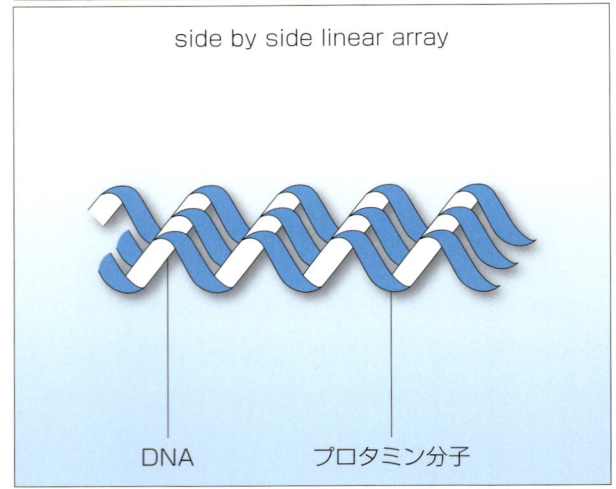

図1b　ゴールデンハムスター精子（光顕および電顕像）と精子核クロマチン構造
DNAが線状配列し密な構造を獲得，DNA合成能はない．

により判定するsperm chromatin structure assay（SCSA®）が紹介されている[10, 11]．染色の原理は酸処理による精子核DNAの変性（denaturation）の程度を波長450～490 nmのblue lightで励起することにより，S-S結合の少ないクロマチンではred型（>630 nm, denatured），S-S結合の多いクロマチンではgreen型（530±30 nm, ds-DNA）の蛍光を呈することにある（**図2, 3**）[7]．妊孕性の確認された男性の射出精子はgreen型が50％以上を占めるが，受精障害男性の精子にはred型精子が有意に多く観察される（AO test）[12]．

2．DNA断片化検出法

精子核のDNA断片化検出法には種々の手法が報告されている（DNA breakage detection-fluorescent in situ hybridization assay, in situ nick translation assay, comet assay, TUNEL assay, sperm chromatin dispersion〈SCD〉test など）．SCD testは比較的簡易で多くの検体の判定に適している．Halo sperm®として市販もされている[13]．

本法は蛍光顕微鏡にて1検体につき200精子核以上を観察し，判定は精子核周囲に拡散したDNA fiberが形成するhaloの状態により，large, medium, small, no haloと分類し，no and small halo sperm headの割合（％）をDNA断片化の指標にする（**図4**）．

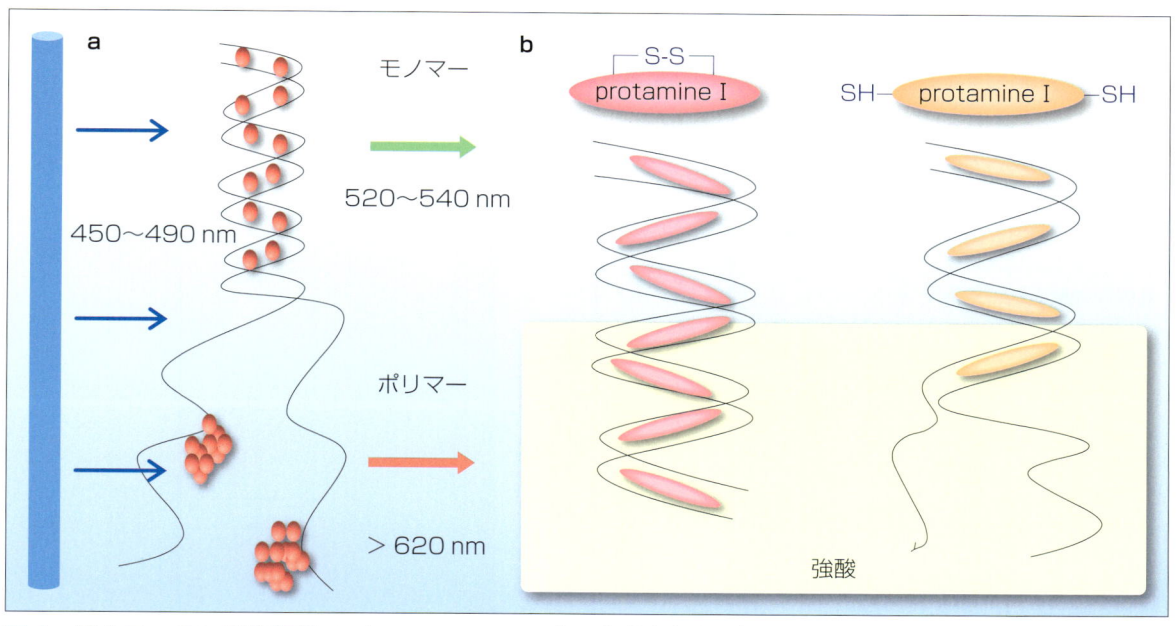

図2　核クロマチン構造解析-I（acridine orange〈AO〉蛍光色素法）
　a：核酸鎖の状態によりAO分子の結合様式が異なり，励起光の波長が変化する．
　b：核酸-核タンパク複合体（クロマチン）では，核タンパク内S-S結合の多寡により酸処理後の核酸鎖の状態が異なり，AO分子の結合様式を検出することにより間接的に核タンパクの状態を把握できる．

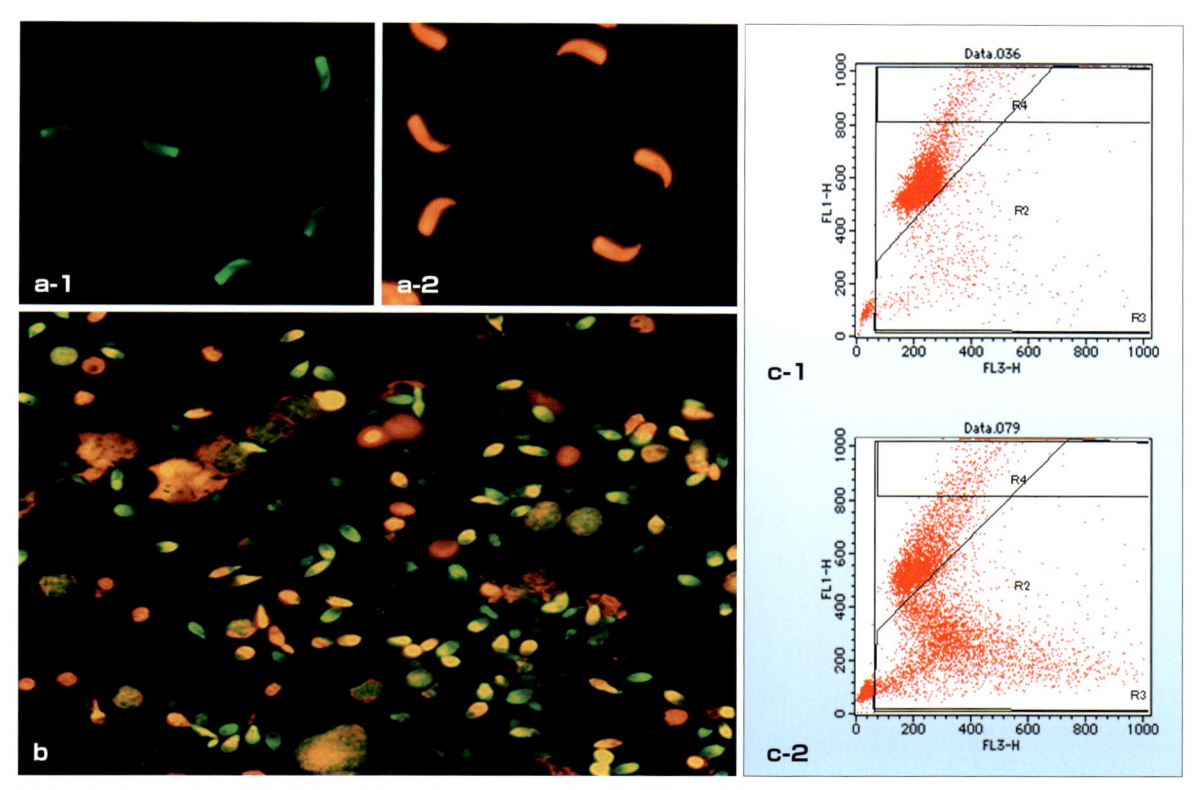

図3　核クロマチン構造解析-II（acridine orange〈AO〉蛍光色素法）
　a-1：ゴールデンハムスター精巣上体尾部精子核のAO test像．100％ green（成熟）型．
　a-2：ゴールデンハムスター精巣内精子核のAO test像．100％ red（未熟）型．
　b：ヒト射出精子核のAO test像．精子核成熟性に関しては不均一．
　c-1：妊孕性のあるヒト射出精子核のフローサイトメトリー像．main populationより右側（＞630 nm 励起光）のdot*が15％以下（成熟型）．
　c-2：不妊ヒト射出精子核のフローサイトメトリー像．main populationより右側のdotが30％異常（未熟型）．
＊cell out side the main population（COMP）：SCSA®ではDFI（DNA Fragmentation Index）と定義されているが，クロマチン内S-S結合の多寡によりその割合が変化するので，正確にDFIを表す指標としては議論の余地がある．しかし，COMP＞30％の症例ではAIHを含み，自然妊娠成立の可能性は有意に低い．

```
Sample making
Glass slide covered with 0.65% standard agarose
  (80℃)
Sperm suspension diluted with same dose of 1.4%
  low melting agarose
50μL of resultant suspension → covered by cover glass
Cooling under 4℃
Removal of cover glass
   ↓
Acid denaturation
0.08N HCl for 7 min. under Room T.
   ↓
Nucleoprotein removal
0.4M Tris, 0.8M DTT, 1% SDS, 50mM EDTA (pH 7.5)
  10 min. Room T.
0.4M Tris, 2M NaCl, 1% SDS (pH 7.5)
  5 min. Room T.
0.4M Tris, 2mM EDTA (pH 7.5)
  Wash
   ↓
Dehydration
70% → 90% → 100% ethanol
Air dry
   ↓
DNA Staining
```

ethidine bromide

DAPI

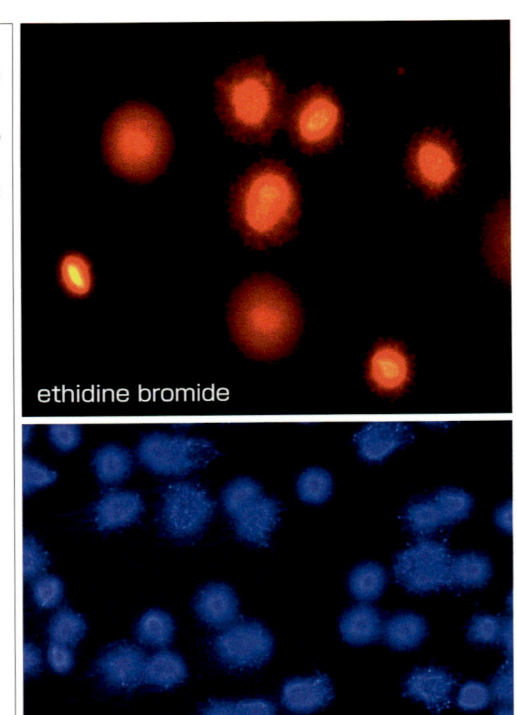

図4 sperm chromatin dispersion (SCD) テストの手順と染色像

精子核の質的異常と受精障害

1. 核クロマチン異常

　transitional protein (Tnp) は精巣内で体細胞型ヒストンがプロタミンに置換される時期に生合成される移行タンパクであり，おもにtype 1，2の2型が存在する．双方の生合成がノックアウトされたTnp mutantマウス (TP1/TP2 double knockout mouse) は，奇形精子が増加すること，運動性が減弱することにより完全な不妊となる (図5)．しかも，精巣上体を通過した精子の受精はICSIを施しても阻害されている (人為的卵活性化の効果なし)．しかし，精巣内精子には野生型と同様の受精・胚発生能がICSIにより確認されている．これは，脆弱な精子核タンパク構造がDNA損傷に関連することを示唆する．このmutantは異常精子核タンパクと受精障害の関連性を示唆する貴重なモデルと考えられる一方で，異常な精子核タンパクを有する射出精子のICSIへの使用は不適であり，精巣内精子回収が治療に有用であることをも示唆する (図6)[14]．

　ヒト射出精子DNA断片化は，精巣内での精子核タンパク置換異常，アポトーシスあるいは酸化的ストレスによって惹起される．DNA断片化率の高い症例では精子運動率が低下し妊孕性に当然影響するが，ICSIを適用した場合，受精障害および胚発生異常にも関連する[15]．したがって，過去のICSI臨床成績とDNA断片化検出により予後が不良と判断された患者には，十分なインフォームドコンセントを得たうえで，精巣内精子回収 (TESE) によるICSIを勧める価値はある．精巣内精子のDNA断片化率はきわめて低く (平均4.8%)，ICSIへの利用価値は高い[16]．DNA断片化に代表される射出精子障害は主に酸化的ストレスが原因であるため，抗酸化剤のカクテル療法 (ビタミンC，E，βカロチン，亜鉛，セレン，リコピン) の有効性も指摘されており，今後さらなる検討が期待されている[17]．

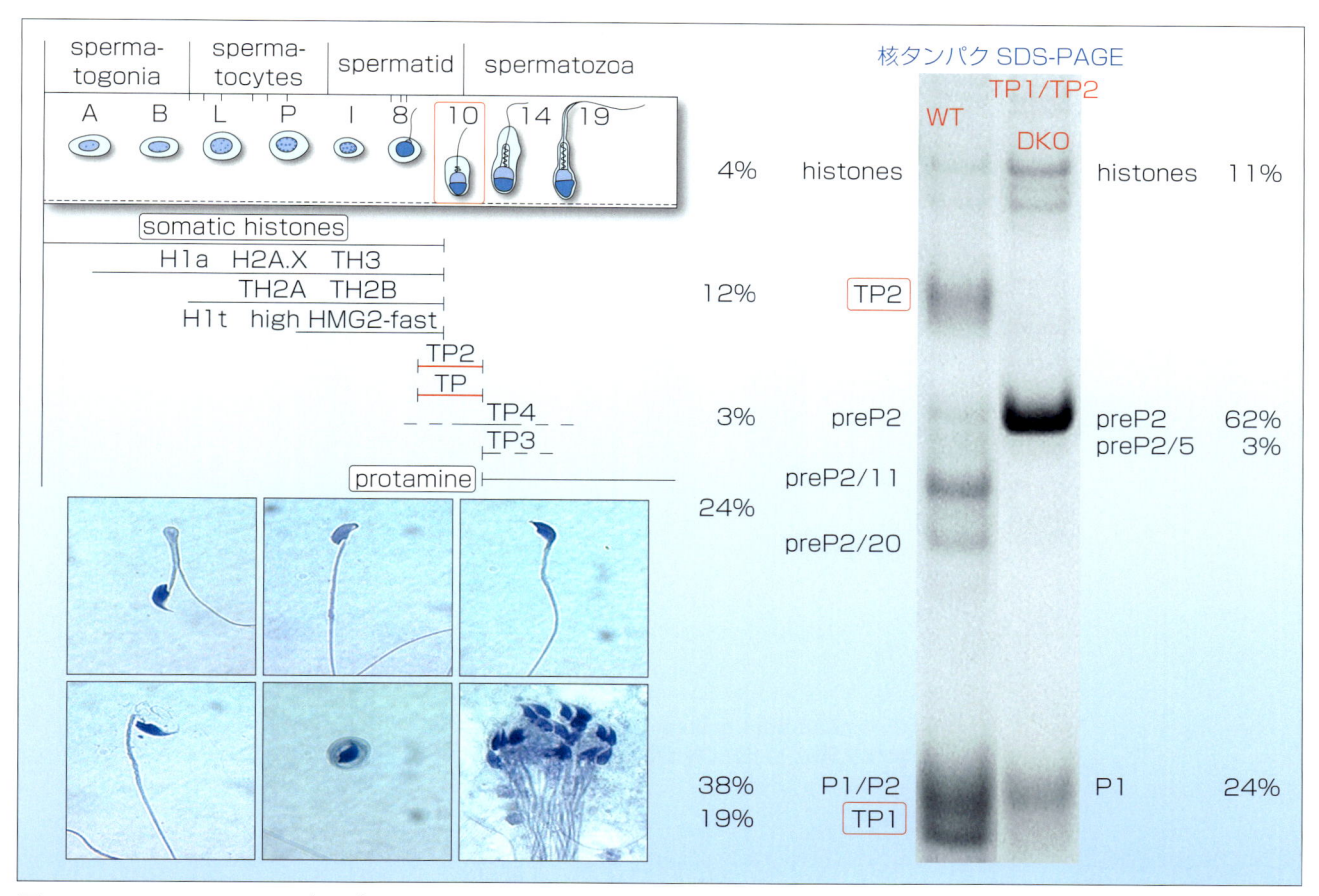

図5　transitional protein（Tnp）ノックアウトマウス
左上：Tnp は精子核タンパクがヒストンからプロタミンへ置換される過程に出現し，重要な役割を演じている．
左下：Tnp ノックアウトマウス精子のほとんどに形態異常が認められる．
右上：SDS-PAGE による野生型（WT）精子核とのタンパク組成の比較．Tnp ノックアウトマウス精子核にはヒストンやプロタミンの前駆体など未熟な核タンパクを多く含む．

(Zhao M, et al. Genesis. 2004; 38: 200-13[14])

2．卵活性化障害

alkylated imino sugar に属する N-butyldeoxynojirimycin（NB-DNJ）はセラミド特異的グルコシルトランスフェラーゼ阻害剤であり，これを摂取した雄マウスは不妊になるが，投与を中止すると妊孕性が回復する．投与中の精巣内精子核は構造異常が高度でかつ先体を欠失し，精巣上体精子では運動性も高度に障害されている．しかもこの精子を ICSI した場合，卵活性化が惹起されずに受精障害となる．しかし，ICSI 直後に人為的卵活性化を施せば正常な受精・胚発生が進行し産仔が得られることから，遺伝的なダメージはない．核クロマチン構造異常のメカニズムは不明だが，異常核クロマチンと卵活性化能の関連性がこのモデルにより示される（図7）[18]．また，卵活性化障害が原因で生じた受精障害は精子核の premature chromatin condensation（PCC）を惹起し，胚の染色体異常を誘発することになる．したがって，可及的すみやかな人為的卵活性化処理が治療の key となる．

卵活性化因子（精子型 phospholipase C-ζ：PLCζ）に障害を有する症例はまれであるが，その精子核の形態は高度に障害されている（図8）[19]．また，精子核形態異常として知られている round-headed sperm も卵活性化障害が認められ，これらの症例では ICSI 後の PCC 予防のため，すみやかに人為的卵活性化を施すことが治療に有用であることも指摘されている[19,20]．

いわゆる受精障害の原因は多岐にわたるが，

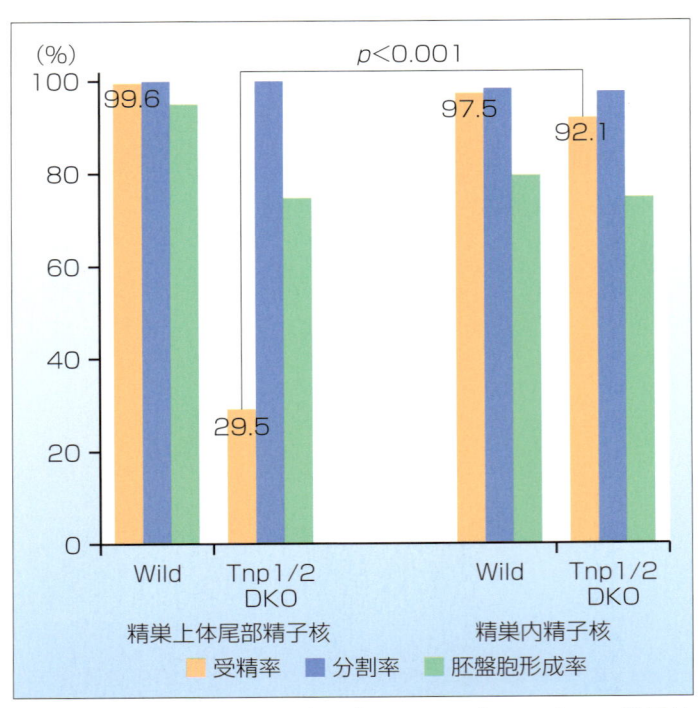

図6 transitional protein（Tnp）ノックアウトマウスの精子核タンパク異常と ICSI 後受精障害

(Zhao M, et al. Genesis. 2004; 38: 200-13[14])

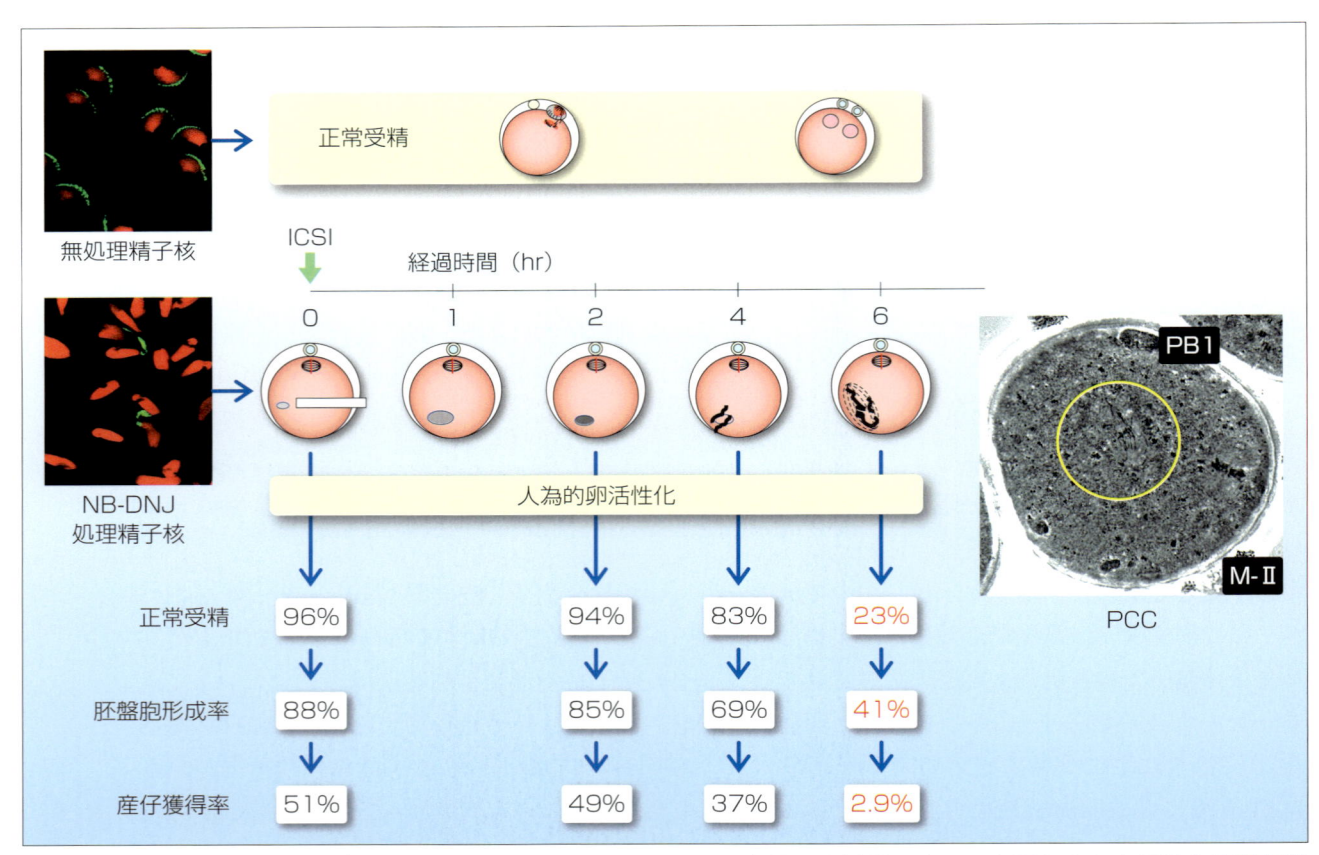

図7 alkylated imino sugar（*N*-butyldeoxynojirimycin：NB-DNJ）摂取不妊雄マウスから回収された精巣上体尾部精子核の形態と受精，発生能
　精子核の形態異常は高度であり，ICSI 後は卵活性化が阻害され精子核は PCC を呈する．早期の人為的卵活性化処理（ストロンチウム処理）により正常受精，胚発生が望める．

(Suganuma R, et al. Biol Reprod. 2005; 72: 805-13[18])

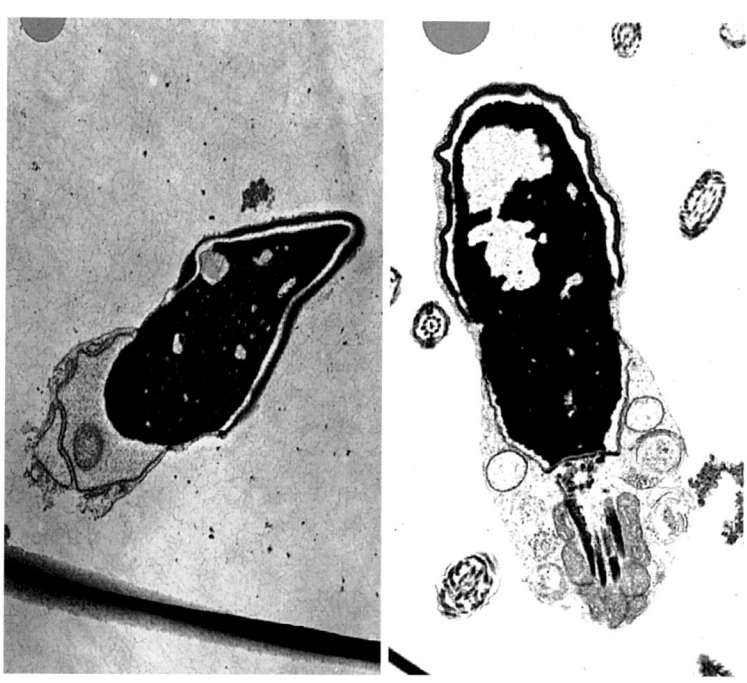

図8 卵活性化能が障害されたヒト射出精子の電顕像

クロマチン凝集の異常や核内空胞形成など多彩な形態異常を有する．DNA断片化による遺伝的異常がなければ，ICSI後の人為的卵活性化（電気刺激やストロンチウム処理）により正常受精，胚発生が期待できる．

(Yanagida K, et al. Hum Reprod. 1999; 14: 1307-11[19])

ICSIにより凌駕できる．しかし，ICSI後の受精障害は選択される精子の質的異常が影響すると考えられ，特に精子DNA断片化は後の胚発生異常にも関連することも指摘されている．ICSIでは正常な核クロマチンを有しかつDNA損傷のない精子を選択注入すべきであり，今後，精子核の質に着目した精子機能検査法および良好精子核選別法の開発がさらに必要になる．

文献

1) Kimura Y, Yanagimachi R. Intracytoplasmic sperm injection in the mouse. Biol Reprod. 1995; 52: 709-20.
2) Sasagawa I, Kuretake S, Eppig JJ, et al. Mouse primary spermatocytes can complete two meiotic divisions within the oocyte cytoplasm. Biol Reprod. 1998; 58: 248-54.
3) Lopes S, Jurisicova A, Casper RF. Gamate-specific DNA fragmentation in unfertilized human oocytes after intracytoplasmic sperm injection. Hum Reprod. 1998; 13: 703-8.
4) Mendoza C, Cremades N, Ruiz-Requena E, et al. Relationship between fertilization results after intracytoplasmic sperm injection, and intra-follicular steroid, pituitary hormone and cytokine concentrations. Hum Reprod. 1999; 14: 628-35.
5) Heindryckx B, Van Der Elst J, De Sutter P, et al. Treatment option for sperm- or oocyte-related fertilization failure: assisted oocyte activation following diagnostic heterologous ICSI. Hum Reprod. 2005; 20: 2237-41.
6) Dumesic DA, Abbott DH. Implication of polycystic ovary syndrome on oocyte development. Semin Reprod Med. 2008; 26: 53-61.
7) Kosower NS, Katayose H, Yanagimachi R. Thiol-disulfide status and acridine orange fluorescence of mammalian sperm nuclei. J Androl. 1992; 13: 342-8.
8) Zini A, Gabriel MS, Zhang X. The histone to protamine ratio in human spermatozoa: comparative study of whole and processed semen. Fertil Steril. 2007; 87: 217-9.
9) Katayose H, Yanagida K, Hashimoto S, et al. Use of diamide-acridine orange fluorescence staining to detect aberrant protamination of human-ejaculated sperm nuclei. Fertil Steril. 2003; 79 (Suppl 1): 670-6.
10) Tejada R, Mitchell JC, Norman A, et al. A test for the practical evaluation of male fertility by acridine orange (AO) fluorescence. Fertil. Steril. 1984; 42: 87-91.
11) Evenson DP, Jost LK, Baer RK, et al. Individuality of DNA denaturation patterns in human sperm as measured by the sperm chromatin structure assay. Reprod Toxicol. 1991; 5: 115-25.
12) Hoshi K, Katayose H, Yanagida K, et al. The relationship between acridine orange fluorescence of sperm nuclei and the fertilizing ability of human sperm. Fertil Steril. 1996; 66: 634-9.
13) Fernandez J, Muriel L, Rivero M, et al. The sperm chromatin dispersion test: a simple method for the determination of sperm DNA fragmentation. J

Androl. 2003; 24: 59-66.
14) Zhao M, Shirley CR, Hayashi S, et al. Transition nuclear proteins are required for normal chromatin condensation and functional sperm development. Genesis. 2004; 38: 200-13.
15) Tesarik J, Greco E, Mendoza C. Late, but not early, paternal effect on human embryo development is related to sperm DNA fragmentation. Hum Reprod. 2004; 19: 611-5.
16) Greco E, Scarselli F, Iacobelli M, et al. Efficient treatment of infertility due to sperm DNA damage by ICSI with testicular spermatozoa. Hum Reprod. 2005; 20: 226-30.
17) Menezo YJ, Hazout A, Panteix G, et al. Antioxidants to reduce sperm DNA fragmentation: an unexpected adverse effect. Reprod Biomed Online. 2007; 14: 418-21.
18) Suganuma R, Walden CM, Butters TD, et al. Alkylated imino sugars, reversible male infertility-inducing agents, do not affect the genetic integrity of male mouse germ cells during short-term treatment despite induction of sperm deformities. Biol Reprod. 2005; 72: 805-13.
19) Yanagida K, Katayose H, Yazawa H, et al. Successful fertilization and pregnancy following ICSI and electrical oocyte activation. Hum Reprod. 1999; 14: 1307-11.
20) Schmiady H, Schulze W, Scheiber I, et al. High rate of premature chromosome condensation in human oocytes following microinjection with round-headed sperm: case report. Hum Reprod. 2005; 20: 1319-23.

着床のメカニズム

河野康志　楢原久司

子宮内膜と着床

子宮内膜細胞はエストロゲン，プロゲステロンなどの卵巣性ステロイドホルモンにより直接的に調節を受けるが，子宮内膜が胚を受け入れるメカニズムの詳細については不明な点が多い．胚盤胞は，正常月経周期では20～24日目（day LH+7～day LH+11）に着床し，子宮内膜が胚を受け入れられる期間は限られている[1]．この期間を implantation window といい，初期胚が胚盤胞へと分化するのに同調するように，排卵後から分泌期にかけて子宮内膜の分化も起こる（図1）[2]．

卵巣性ステロイドホルモンに反応した子宮の感受性は，prereceive, receive, nonreceive の3つの phase に分けられ，子宮内膜の各 phase にはさまざまな因子が発現すると考えられており（図2）[3]，胚盤胞は receive phase にのみ着床する．また，この時期には上皮における細胞同士の結合が弱くなり，pinopodes とよばれる突出物がみられる（次項「厚さからみた子宮内膜のクオリティ」の図4参照）[4]．

pinopodes については最初にマウスで報告されており[5]，その後ヒトにおいても報告された[6-8]．pinopodes の発現は，月経周期のなかでも implantation window に相当する約2日間とされ[9-11]，プロゲステロン依存性であり，黄体期中後期のプロゲステロン濃度と pinopodes の月経周期を通じて最初の出現と関連があると報告されている[10,12]．この pinopodes は子宮内膜の受容能の指標となり，implantation window と相関する．

加えて，子宮内膜の受容能と胚盤胞の着床に必要とされている homeobox gene である HOXA-10 は pinopodes の発達に重要である．実際に，HOXA-10 の発現を阻害すると pinopodes の数が減少するといわれている．HOXA-10 は子宮内膜において子宮内膜間質細胞の増殖と上皮細胞の形態的変化を引き起こす役割がある[13]．

着床の細胞生物学

着床の過程には，胚の接合（apposition），胚の接着（adhesion），trophoblast の侵入（invasion）の3つの過程がある（図3）．胚盤胞の接合では trophoblast が子宮内膜上皮細胞に粘着する．胚盤胞は endometrial basal luminar と stromal extracellular matrix の支えとなる．この時点で，胚—子宮内膜はもはや乱されることなく結合する．

着床は胚と内膜の間で巧妙に調節されており，この関係は胚と子宮内膜の成熟，さらには胚の接着，内膜への侵入を引き起こす．cytotrophoblast は着床成立後より脱落膜に侵入し，絨毛構造を構築しながらすみやかな機能的・形態的分化を遂げ，やがては胎盤を形成する．さらに，一部の cytotrophoblast は絨毛構造をもたずに絨毛膜を形成する．いずれの部位においても，cytotrophoblast は母体由来の脱落膜との接点として，妊娠の維持に重要な役割を果たす．胚—子宮内膜間の物質の相互作用において免疫学的物質の関与が知られている（図4）[4]．

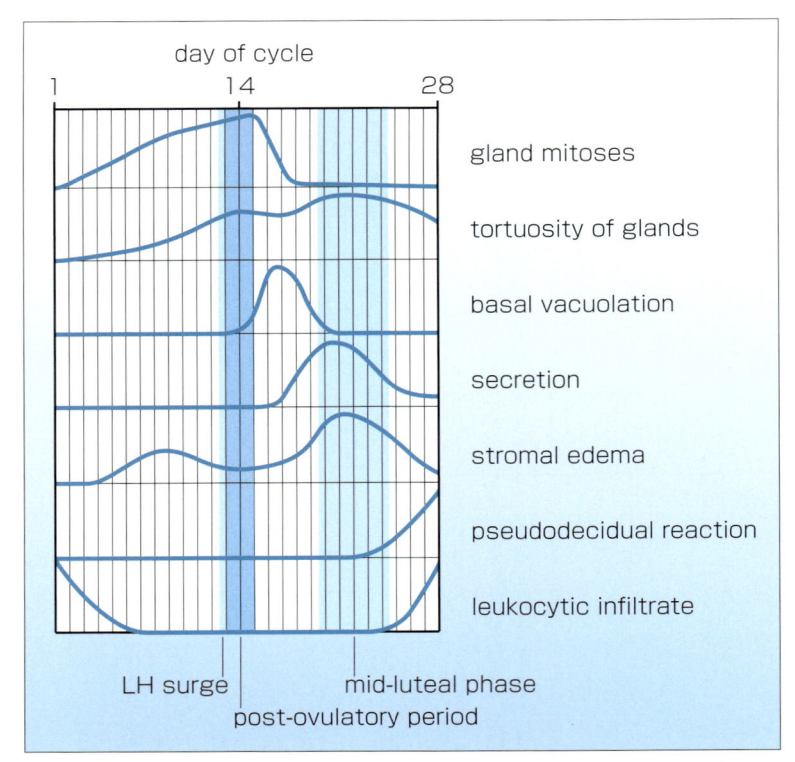

図1 月経周期での子宮内膜日付診における各パラメーターの変化
(Diedrich K, et al. Hum Reprod Update. 2007; 13: 365-77[2])

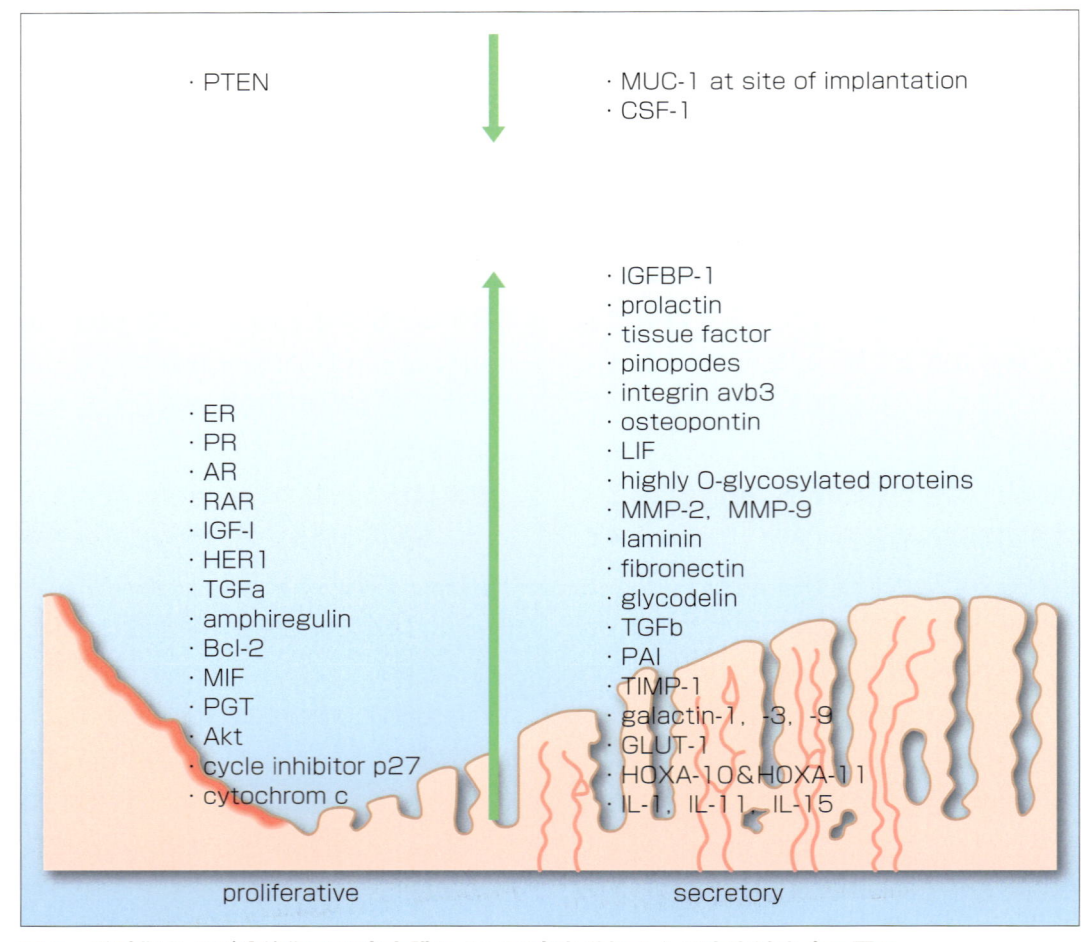

図2 増殖期および分泌期の子宮内膜において産生増加または産生減少する因子
(Strowitzki T, et al. Hum Reprod Update. 2006; 12: 617-30[3])

着床のメカニズム

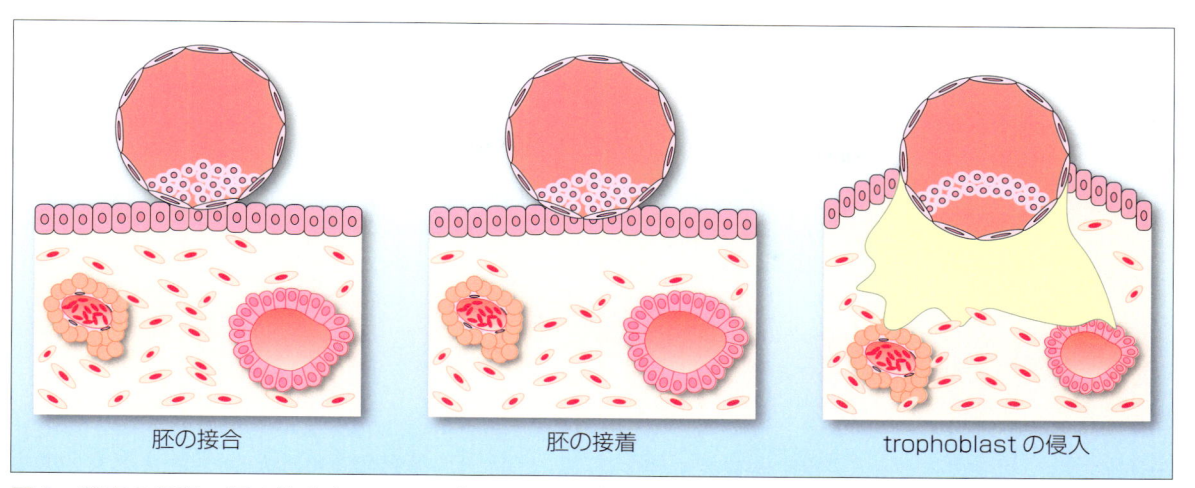

図3 着床の過程：胚の接合（apposition），胚の接着（adhesion），trophoblastの侵入（invasion）

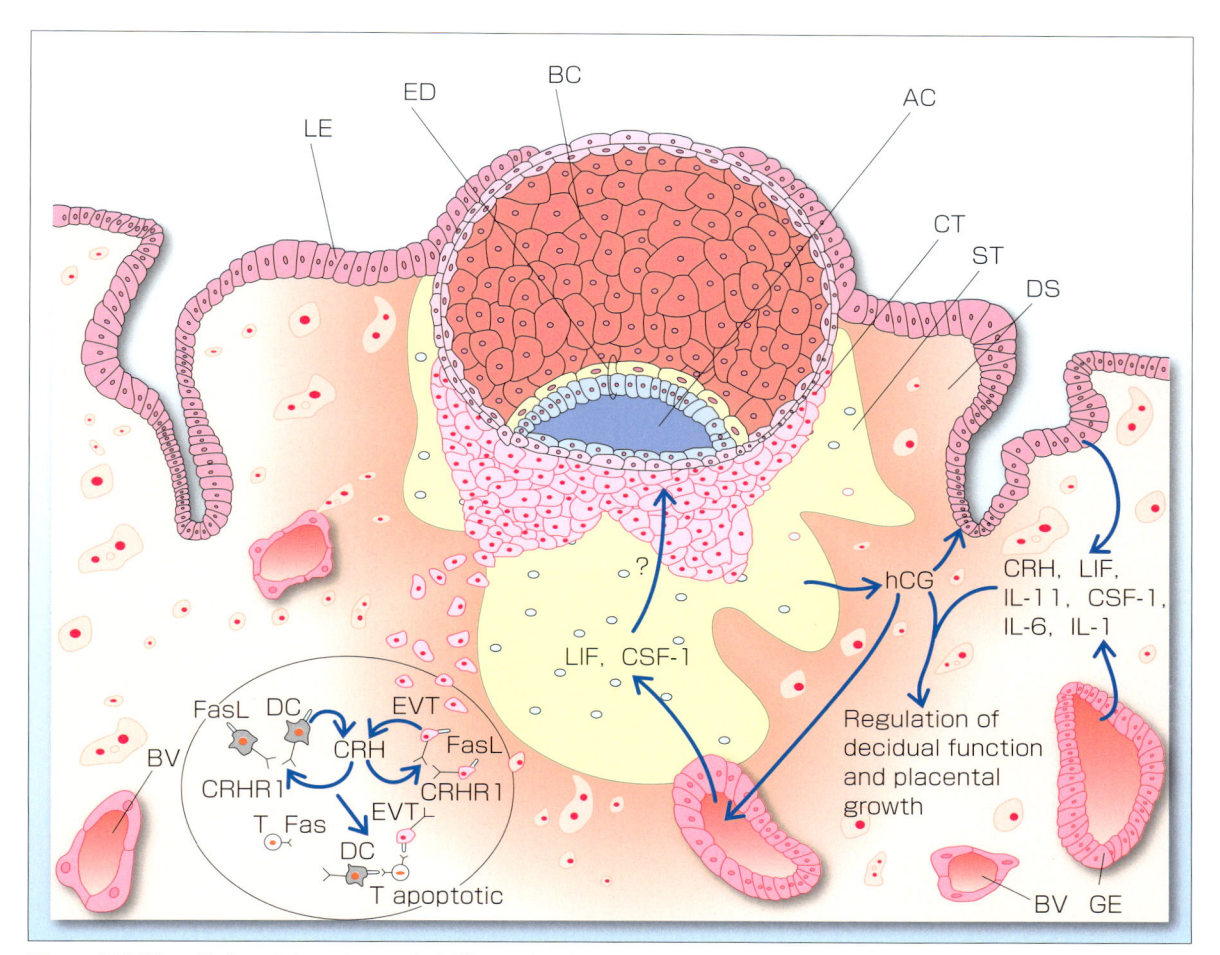

図4 胚盤胞の着床における胚—子宮内膜間の物質の相互作用
　EVTよりCRHが産生され，脱落膜細胞はCRHR1を介してFasLを合成し，母体T細胞（Fas receptor陽性細胞）のアポトーシスを促進する．子宮内膜から産生されるCRH，LIF，IL-6，IL-1，IL-11とCSF-1は脱落膜細胞を調節し，胎盤の発育に作用する．STから分泌されるhCGは上皮細胞に対して働く以外に，性ステロイドホルモンとともに間質細胞から脱落膜細胞への変化を促進する．
　AC：amniotic cavity, BC：blastocyst cavity, BV：blood vessel, CRH：corticotropin-releasing hormone, CRHR1：CRH receptor type 1, CSF-1: colony-stimulating factor 1, CT：cytotrophoblast, DC：decidual cell, DS：decidualized stroma, ED：embryonic disk, EVT：extravillous trophoblast, Fas：Fas receptor, FasL：Fas ligand, GE：glandular epithelium, hCG：human chorionic gonadotropin, IL：interleukin, LE：luminal epithelium, LIF：leukemia inhibitory factor, ST：syncytiotrophoblast, T：T lymphocyte.

（Makrigiannakis A, et al. Trends Endocrinol Metab. 2006; 17: 178-85[4]）

文献

1) Psychoyos A. Hormonal control of ovoimplantation. Vitam Horm. 1973; 31:201-56.
2) Diedrich K, Fauser BC, Devroey P, et al. The role of the endometrium and embryo in human implantation. Hum Reprod Update. 2007; 13: 365-77.
3) Strowitzki T, Germeyer A, Popovici R, et al. The human endometrium as a fertility-determining factor. Hum Reprod Update. 2006; 12: 617-30.
4) Makrigiannakis A, Minas V, Kalantaridou SN, et al. Hormonal and cytokine regulation of early implantation. Trends Endocrinol Metab. 2006; 17: 178-85.
5) Nilsson O. Ultrastructure of mouse uterine surface epithelium under different estrogenic influences. 3. Late effect of estrogen administered to spayed animals. J Ultrastruct Res. 1958; 2: 185-99.
6) Johannisson E, Nilsson L. Scanning electron microscopic study of the human endometrium. Fertil Steril. 1972; 23: 613-25.
7) Martel D, Frydman R, Glissant M, et al. Scanning electron microscopy of postovulatory human endometrium in spontaneous cycles and cycles stimulated by hormone treatment. J Endocrinol. 1987; 114: 319-24.
8) Murphy CR, Rogers PA, Leeton J, et al. Surface ultrastructure of uterine epithelial cells in women with premature ovarian failure following steroid hormone replacement. Acta Anat (Basel). 1987; 130: 348-50.
9) Nikas G. Pinopodes as markers of endometrial receptivity in clinical practice. Hum Reprod. 1999; 14(Suppl 2): 99-106.
10) Stavreus-Evers A, Nikas G, Sahlin L, et al. Formation of pinopodes in human endometrium is associated with the concentrations of progesterone and progesterone receptors. Fertil Steril. 2001; 76: 782-91.
11) Aghajanova L, Stavreus-Evers A, Nikas Y, et al. Coexpression of pinopodes and leukemia inhibitory factor, as well as its receptor, in human endometrium. Fertil Steril. 2003; 79(Suppl 1): 808-14.
12) Usadi RS, Murray MJ, Bagnell RC, et al. Temporal and morphologic characteristics of pinopod expression across the secretory phase of the endometrial cycle in normally cycling women with proven fertility. Fertil Steril. 2003; 79: 970-4.
13) Bagot CN, Kliman HJ, Taylor HS. Maternal Hoxa10 is required for pinopod formation in the development of mouse uterine receptivity to embryo implantation. Dev Dyn. 2001; 222: 538-44.

厚さからみた子宮内膜のクオリティ

東口篤司

内膜厚の正常値

内膜は増殖期には1日0.5mmのスピードで増殖し，分泌期には1日0.1mmで厚くなるといわれ，着床期に最も厚くなる．内膜厚の正常値は報告者によって幅があり，排卵期〜着床期で7〜9mmとする報告が多い．一方，着床には最低何mmの内膜厚が必要かという見方もあり，5〜8mmが報告されている．

筆者が自然周期224例1,124周期の妊娠率を検討したところでは着床期に7mmから急峻に増加し，7mm以上で53.3％が妊娠していたのに対して6mm以下の妊娠率は8.3％であった．したがって，妊娠率からみた着床期内膜の正常値は7mm以上，6mm以下が異常と考えられた．7mm以上の症例は平均11.4mm，6mm以下の症例は平均4.9mmだった（図1）．

内膜が薄くなる原因

1．年齢

文献上，加齢とともに内膜は薄くなるという報告と変わらないという報告がある．筆者の自然周期224例1,124周期の経験では，加齢に伴う内膜厚の変化は認められなかった．加齢によって内膜が希薄化するとしても，妊娠率が有意に下がるほどの希薄化ではないと思われる．

2．dilatation and curettage（D & C）

薄い内膜にみられる萎縮上皮などの形態的異常はフォーカルに出現し，ある部分は正常だがある部分は異常という形をとる．このフォーカルな異常の発現は内膜掻爬による機械的な内膜への損傷を予想させる（図2）．

3．血流の低下

多くの場合，血流の低下は内膜掻爬の結果と考えられるが，筋腫核出や子宮動脈塞栓術の術後に内膜の希薄化がみられることがあり，血流の低下が希薄化の原因になることもありうる．

薄い内膜（着床期）の特徴（表）

1．血中ステロイドホルモン

血中エストラジオール，プロゲステロンは，内膜厚が正常でも薄くても差は認められなかった．

2．光顕所見

正常内膜では，被覆上皮，腺細胞は十分の高さがあり，内膜全体に占める腺の面積も十分で，腺の形態・分布は規則的であった．しかし薄い内膜では被覆上皮，腺細胞の高さが低くなり，腺の面積が低下し，腺の形態・分布は不規則になる傾向を示した（図3）．血管量も薄い内膜では減少していた．間質の浮腫は内膜厚が正常でも薄くても差は認められなかった．

3．電顕所見

子宮内膜被覆上皮を，正常上皮，萎縮上皮，シリア，ピノポードに分けてそれぞれの面積を

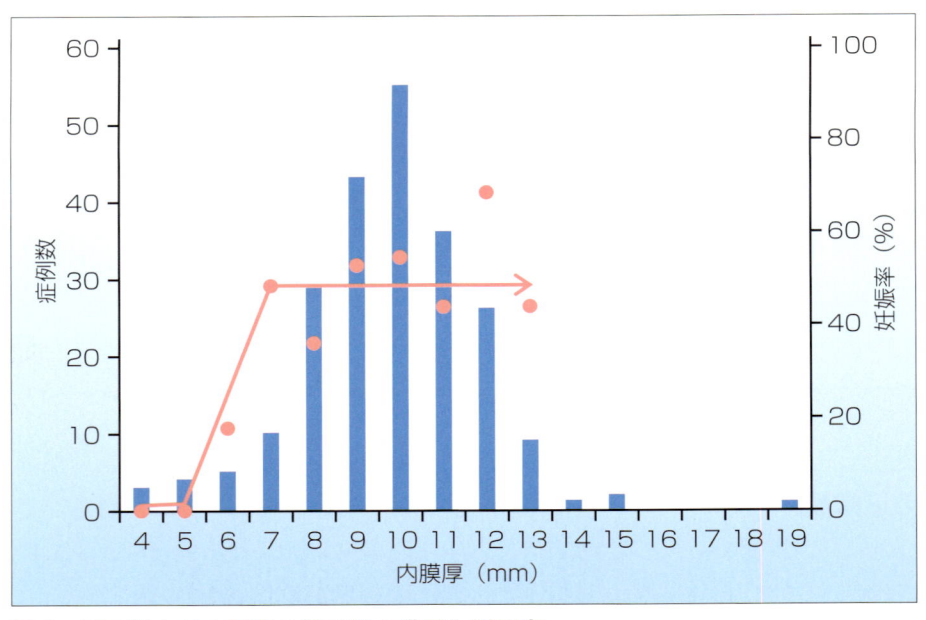

図1　224例1,124周期の着床期内膜厚と妊娠率
●はARTおよび一般不妊治療後の症例あたりの妊娠率を示す．7 mm以上なら約50%の妊娠率．

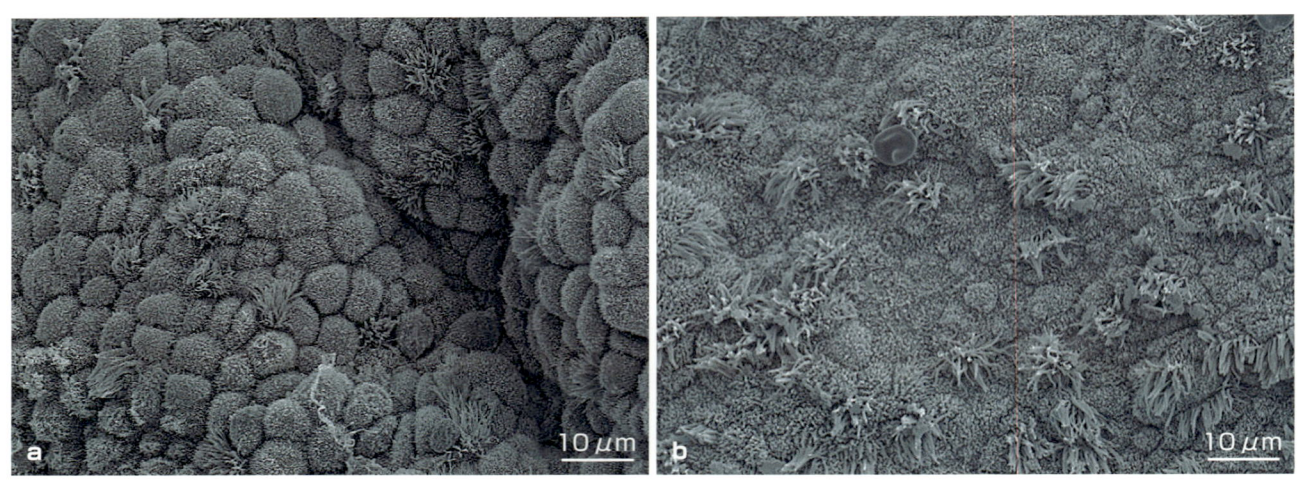

図2　正常子宮内膜と薄い子宮内膜（1）
a：正常子宮内膜．細胞の盛り上がりは著明で，細胞間の谷は深い．シリアは適量である．
b：薄い子宮内膜．細胞の盛り上がりが不十分で，細胞間の谷はほとんどない．シリアが多い．
a, bは同じ薄い内膜からの検体であり，薄い内膜ではこのように正常上皮と萎縮上皮が混在する．

みると，薄い子宮内膜では正常上皮が減少し，萎縮上皮が増加し，シリアが増加していた．ピノポードの面積には差がないが，薄い内膜ではピノポードの異常な分布を示すことがあった（図4）．

4．酸化ストレス

核酸，脂肪酸が酸化ストレスに侵されたときに発生する8-OH deoxyguanosine, 4-OH-2 nonenalを免疫染色で検討すると被覆上皮，腺では内膜厚が正常でも薄くても，すべての細胞が常に陽性に染色されるが，間質においては染色性が異なり，8-OH deoxyguanosine, 4-OH-2 nonenalとも染色性は薄い内膜で有意に高かった．

表　薄い内膜の特徴（着床期）

方法	対象	正常群	薄い群	p value
超音波	子宮内膜厚（mm）	11.4 ± 1.7（n = 212）	4.9 ± 0.6（n = 12）	p < 0.01
血液検査	エストラジオール（pg/mL）	89.2 ± 62.2（n = 36）	92.8 ± 70.2（n = 12）	ns
	プロゲステロン（ng/mL）	14.6 ± 5.4（n = 36）	13.8 ± 4.9（n = 12）	ns
光顕	腺の面積（%）	18.7 ± 6.7（n = 12）	12.5 ± 2.8（n = 7）	p < 0.05
	腺細胞の高さ（μm）	25.3 ± 4.3（n = 12）	21.2 ± 2.7（n = 7）	ns（p = 0.08）
	被覆上皮細胞の高さ（μm）	26.5 ± 6.4（n = 12）	18.8 ± 2.8（n = 7）	p < 0.01
	間質細胞の密度（mm^{-2}）	263 ± 239（n = 12）	282 ± 150（n = 7）	ns
走査型電顕	ピノポードの面積（%）	2.5 ± 0.9（n = 10）	1.9 ± 0.8（n = 7）	ns
	シリアの面積（%）	6.1 ± 1.8（n = 10）	25.1 ± 11.4（n = 7）	p < 0.01
	萎縮上皮の面積（%）	1.1 ± 0.5（n = 10）	30.9 ± 21.1（n = 7）	p < 0.01
	正常上皮の面積（%）	89.9 ± 2.9（n = 10）	42.1 ± 21.4（n = 7）	p < 0.01
免疫染色	血管の面積（%）	2.7 ± 2.0（n = 10）	0.9 ± 0.7（n = 7）	p < 0.01
	8-OH deoxyguanosine	score 2.4（n = 10）	score 3.4（n = 7）	p < 0.01
	4-OH-2 nonenal	score 2.1（n = 10）	score 3.1（n = 7）	p < 0.01
RT-PCR	エストロゲンレセプター1（F）	0.4 ± 0.8（n = 13）	0.59 ± 0.9（n = 7）	ns
	エストロゲンレセプター2（F）	1.12 ± 1.4（n = 13）	6.54 ± 8.3（n = 7）	ns
	プロゲステロンレセプター（F）	0（n = 11）	0.54 ± 0.7（n = 7）	ns（p = 0.07）
	transforming growth factor-α（F）	14.1 ± 6.9（n = 11）	4.8 ± 7.9（n = 7）	p < 0.01
3-D PDA&VOCAL	vascularity index	1.2 ± 1.3（n = 14）	0.4 ± 0.7（n = 13）	p < 0.05
	flow index	23.1 ± 7.3（n = 14）	19.9 ± 9.9（n = 14）	ns
	vascularity flow index	0.31 ± 0.36（n = 14）	0.12 ± 0.20（n = 14）	p < 0.05
	内膜の体積（cm^3）	4.0 ± 2.6（n = 14）	1.2 ± 0.7（n = 13）	p < 0.01

5. ステロイドレセプター

エストロゲンレセプター，プロゲステロンレセプターは着床期には血中プロゲステロン上昇によりダウンレギュレーションを受け，PCR値は低下するのが正常である．しかし薄い内膜では比較的高い傾向が認められた．

6. transforming growth factor-α（TGF-α）

子宮内膜には他の組織と同様に幹細胞が存在すると予想されている．子宮内膜の幹細胞の増殖にはいろいろな成長因子が関与していると考えられるが，TGF-αも幹細胞の増殖を支持するといわれる．薄い内膜では正常内膜に比較してTGF-αのPCR値が有意に減少していた．

7. 血流量

3-dimentional power Doppler angiography（3-D PDA）で立体的に取り出した子宮内膜についてvirtual organ computer aided analysis（VOCAL）を用いて次の4つのindexを解析した．

① vascularity index（血管の量）
② flow index（血流の速さ）
③ vascularity flow index（血流量）
④ endometrial volume（内膜の容積）

薄い内膜では正常内膜に比較して①～④のすべてのindexが低値で，①，②，④で有意差を認めた．

着床期の子宮内膜は7mm以上なければいけない．6mm以下では形態的，機能的，血流動態的に劣化しており，これらの劣化が低着床率の原因と考えられる．薄くなってしまった内膜に対しては，

① ペントキシフィリン，シルデナフィル，L-アルギニンなどの薬物で内膜を厚くする努力をする．
② ビタミンE，ビタミンCで活性酸素を抑

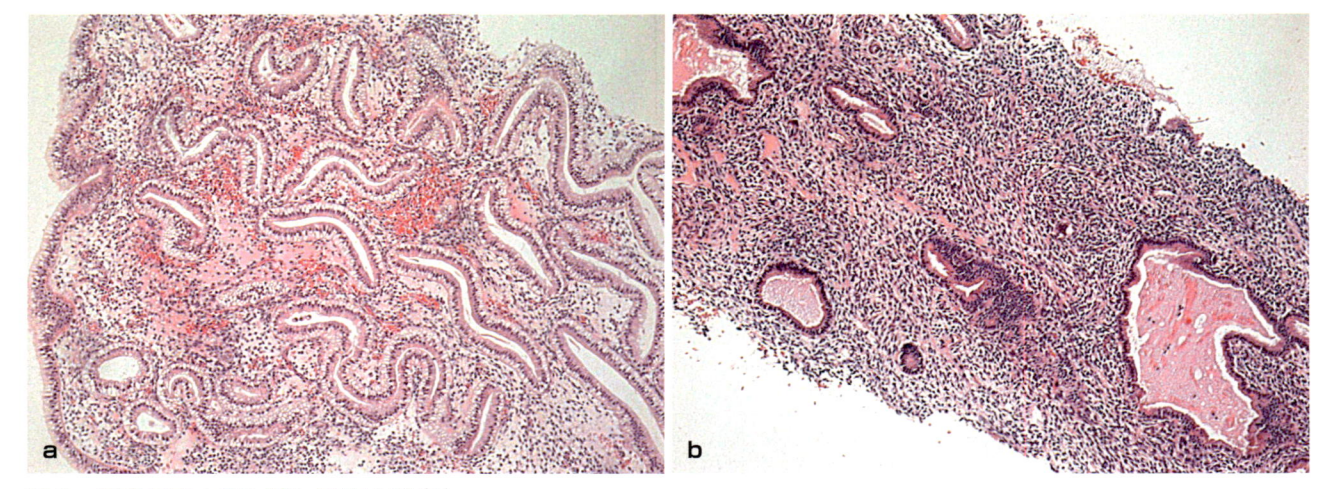

図3 正常子宮内膜と薄い子宮内膜（2）
 a：正常子宮内膜．腺は形状，分布とも規則的である．
 b：薄い子宮内膜．腺は形状，分布とも不規則である傾向が認められる

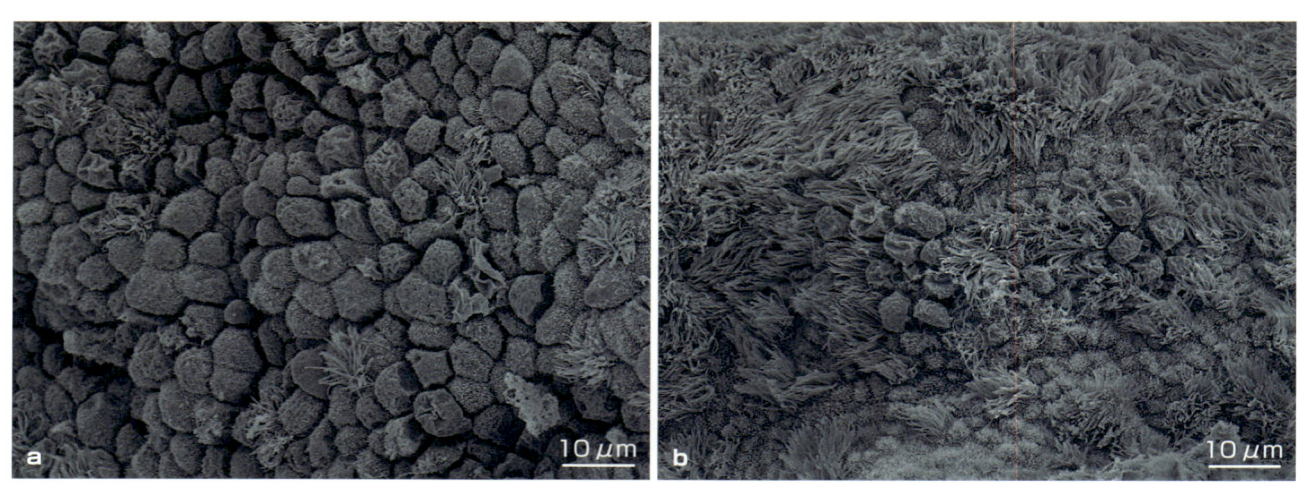

図4 正常子宮内膜と薄い子宮内膜（3）
 a：正常子宮内膜．ピノポードは規則的に配列している．
 b：薄い子宮内膜．ピノポードは密集したシリアと萎縮上皮の中に孤立している．

　　　制する．
　③ARTでは条件の悪い子宮内環境に胚が長時間いることを避けるために胚盤胞移植を行う．
などの選択肢がある．しかし一度薄くなってしまった内膜はなかなか厚くならない．内膜のクオリティを保つためには，子宮内容除去を吸引で行うなど内膜を薄くさせない工夫が必要である．

Technique

1 卵子の初期胚発生と time-lapse cinematography による観察

2 成熟卵子の定量的形態解析法
——卵子の大きさ，透明帯の厚さ

3 胚の assisted hatching 法

4 卵子の細胞遺伝学的解析

5 ヒト卵細胞質の形態学的クオリティ評価

6 卵子の凍結保存法

7 卵子の活性化法

8 胚の機能検定法

9 hCG 拡散率による卵巣血流動態と卵子

10 *in vitro* maturation（IVM）法

卵子の初期胚発生と time-lapse cinematography による観察

岩田京子　見尾保幸

生殖補助技術（assisted reproductive technology：ART）において，配偶子および初期胚の体外培養は必須であり，その過程におけるヒトの初期胚発生過程の形態学的観察は，初期胚発生の神秘を解明する多大な一助となったのみならず，臨床現場における種々の体外培養環境の改善を通した治療成績向上にも大きく寄与してきた[1-3]．しかし，ヒト初期胚の頻回の検鏡による観察は，胚へのダメージを助長する可能性から回避する必要があり，結果として断片的な静止画像からの情報では自ずと限界がある．そこで，Payneらは，配偶子および初期胚発生のより詳細な検討のために，倒立顕微鏡ステージ上で卵子を培養し，その状況を連続撮影し記録するシステムを立ち上げ，卵細胞質内精子注入法（ICSI：顕微授精）施行後の卵子を連続観察（17〜20時間）し，詳細な検討を行った[4]．しかし，その報告では観察期間が短く，前核形成までの期間に限られていた．その後，筆者らは，Payneらの検討を踏まえ新たな試みとして，倒立顕微鏡ステージ上に，培養環境がきわめて安定しヒト配偶子および初期胚を連続的かつ非侵襲的に長期間観察撮影できる体外培養装置（time-lapse cinematography：TLC）を独自に構築し，ヒト初期胚発生過程の動的解析を行ってきた[5,6]．

本稿では，筆者らがこれまでに得たTLC解析結果のうち，ヒト受精，胚発生に関して，貴重な映像や新たに確認できた興味ある現象について述べる．

time-lapse cinematography (TLC)

ヒト配偶子および初期胚を連続的かつ非侵襲的に長期間連続観察撮影するために，筆者らが構築した体外培養撮影装置を図1に示す．

純アクリル製専用大型チャンバーで覆った倒立顕微鏡（IX-71, Olympus）ステージ上に初期胚培養のため独自に開発した専用小型チャンバーを装着した．シリコンコーティングした専用ガラスディッシュ（30 mmφ）に初期胚を培養するマイクロドロップメディウム（3 μL, Sydney IVF Fertilization Medium, COOK, Australia）を作製し，ミネラルオイル（2 mL, SAGE, USA）で被覆した．そのガラスディッシュを小型チャンバー内の倒立顕微鏡ステージ上に静置した．ディッシュを静置する小型チャンバー内の空間周辺を水槽で囲い超純水で充填した．条件設定用のマイクロドロップメディウム内温度は，専用大型チャンバー内に設置した加温機と倒立顕微鏡ステージ上のヒートプレートの設定温度の微調整により至適温度（37.0℃）となるよう調節した．一方，CO_2ガスおよびairは滅菌フィルター（0.24 μm, Millipore Co, Japan）を介して小型チャンバーの水槽内に注入し，加温加湿後小型チャンバー内部のガラスディッシュを静置した空間に流入させ，条件設定用のメディウム内が至適pH濃度（7.45 ± 0.02）に維持できるように，CO_2ガス流量をレギュレータ（流量調節器）で微調整した．

以上の条件設定により，初期胚培養用マイク

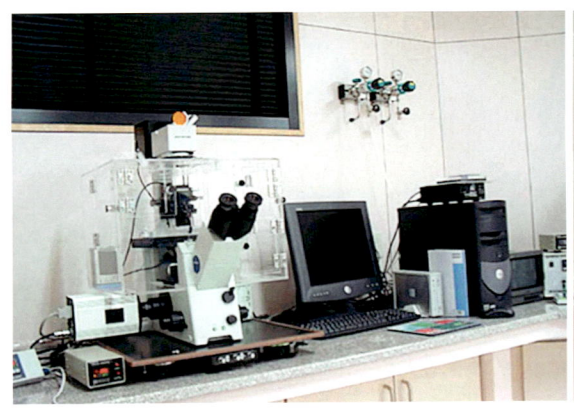

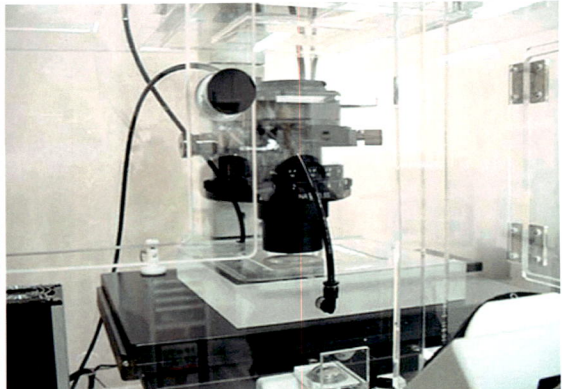

図1　time-lapse cinematography

ロドロップメディウム内が常に至適培養環境（温度：37 ± 0.05℃，pH：7.45 ± 0.02）となることを確認した．また，初期胚観察中は室内の照明を最小限にし，倒立顕微鏡全体を遮蔽した．

前述の至適培養条件下に顕微鏡ステージ上で初期胚の培養を継続し，顕微鏡に接続したCCDカメラにより定間隔で反復撮影（露光時間：1/20秒，撮影間隔：2～10分，撮影枚数：2,000～6,000）し，専用ソフト（MetaMorph；Universal Imaging Co, USA）を用いて再生解析した．

conventional IVF（cIVF）の受精過程

初期胚発生過程の連続観察

採卵後の卵子は，卵子1個あたり5万個の運動精子を媒精した後，約1時間で緩やかに卵丘細胞を機械的に除去し，マイクロドロップメディウム内に移した．卵子透明帯をマイクロマニュピレータで回転させながら注意深く観察し，透明帯に最も深く進入した精子に焦点を当て，観察を開始した．

図2に，TLCにより得られたcIVFでの初期胚発生過程の連続画像を示す．

初期胚発生の時間経過

cIVFにおける媒精から初期胚発生までの時間経過を図3に示す．

媒精から平均1.5時間で精子は透明帯を貫通し，2.5時間で第二極体が放出され，6.6時間でmPN，やや遅れて6.8時間でfPNがそれぞれ形成された．24.8時間で両前核は消失し，27.3時間で第一卵割，37.2時間で第二卵割が起こった[6]．また，いくつかの卵子では精子の透明帯貫通の様子が観察でき，受精現象の時間経過を確認することができた．精子の透明帯貫通の様子が観察できた卵子では，そのほとんどの精子は透明帯貫通後ただちに卵細胞表面に接着したが，ある精子は，透明帯貫通後囲卵腔内を約3分間移動した後，卵細胞表面に接着していた．いずれにおいても，精子が卵細胞表面に接着してから精子頭部が消失するまでに約40分間を要した．

細胞内小器官の動態

1．一過性卵細胞質隆起

筆者らのこれまでのTLC解析から，ヒト卵子において精子進入部位（SEP）に一過性卵細胞質隆起（fertilization cone：FC）が出現することを初めて確認し，その動態をとらえた（図2e）．

従来，ウニやヒトデなどの棘皮動物においては，SEPにFCが出現することは知られており，多精子受精の防御に関与すると報告されている[7-9]．さらに，マウスやラットなどのげっ

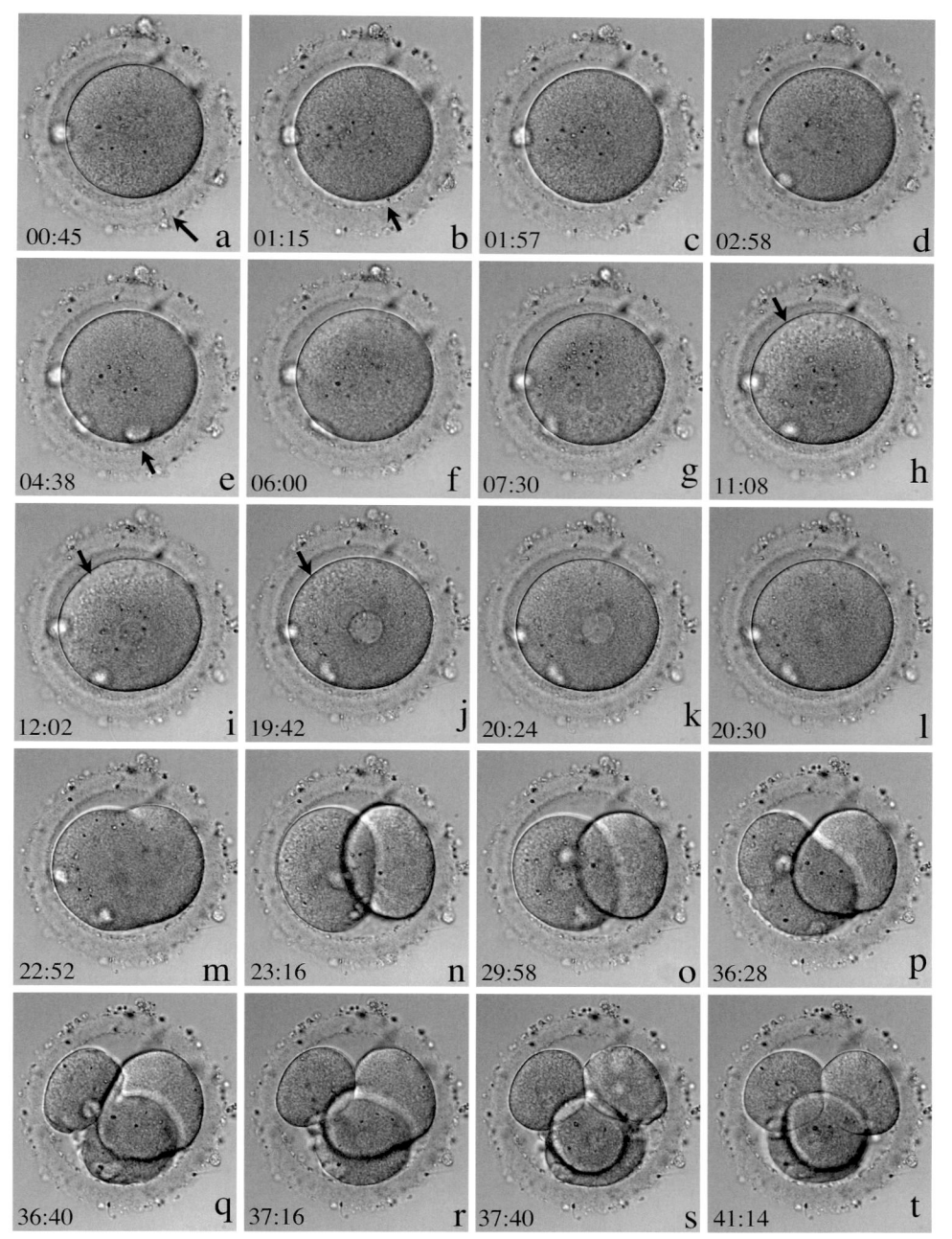

図2 time-lapse cinematography による連続画像

卵子下方にみられる精子が透明帯を貫通し、ただちに卵細胞表面に接着した（a, b；矢印）。やがて、精子頭部は消失し（c）、第一極体付近に第二極体の放出がみられた（d）。その直後、この卵子においては精子進入部位（sperm entry point：SEP）に一過性卵細胞質隆起（fertilization cone：FC）現象が確認された（e；矢印）。その後、FC消失後SEPより細胞内顆粒状物質の拡散（cytoplasmic flare；flare）が放射状に現れ（f）、雄性前核（male pronucleus：mPN）および雌性前核（female pronuclues：fPN）が相前後して形成され、やがて接合した（g）。両前核が拡大明瞭化しながら卵細胞中央へ移動するとともに、卵細胞辺縁部より細胞内小器官が前核周辺へと移動を開始し、卵細胞辺縁透明領域（cytoplasmic halo; halo）が出現した（h〜j；矢印）。この間、両前核内には核小体前駆体（nucleolar precursor body：NPB）が認められ、活発に前核内を動き回る様子が観察された。haloは前核とほぼ同時に消失し（k, l）、間もなく第一卵割が開始した（m, n）。第一卵割後、細胞質内には核が形成され（o）、割球は小刻みなruffling現象を呈しながら、核消失直後に第二卵割が開始した（p）。この際、割球の分割は同期性をもたず、両割球は時間差をもって分割した（q〜s）。卵割後、それぞれの割球内に再び核が形成された（t）。

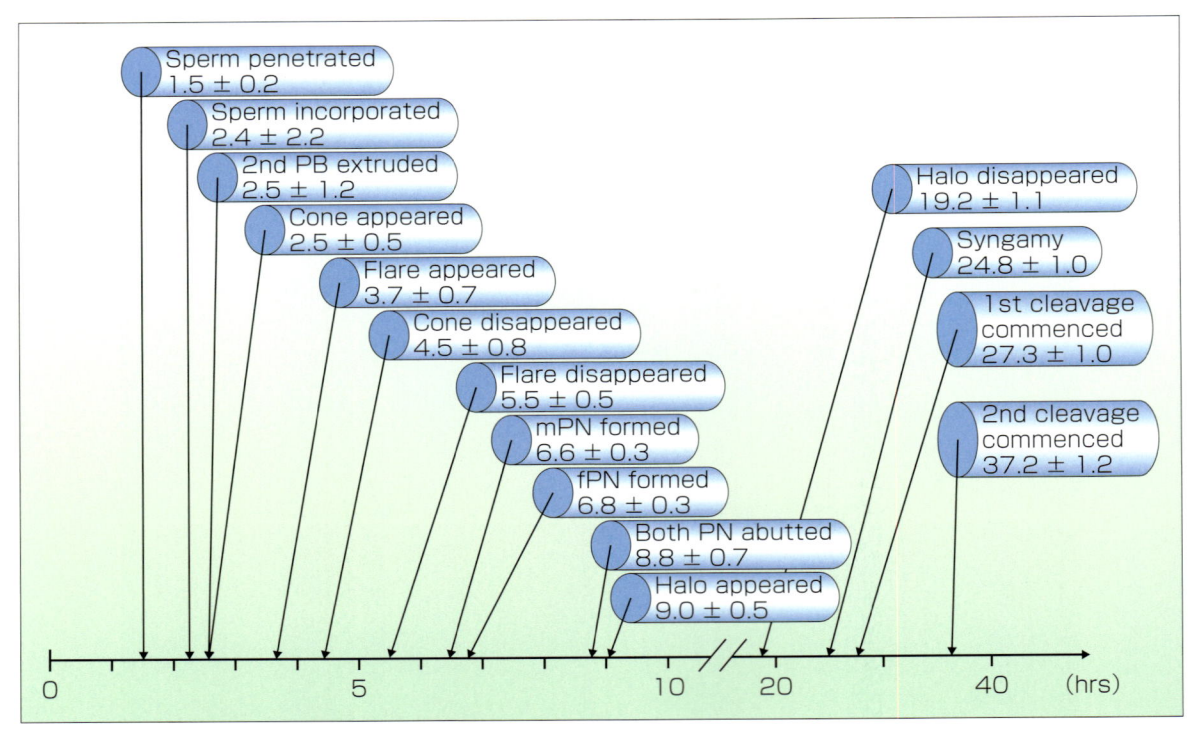

図3 cIVFでの初期胚発生過程の時間経過

イベント	時間 (hrs)
Sperm penetrated	1.5 ± 0.2
Sperm incorporated	2.4 ± 2.2
2nd PB extruded	2.5 ± 1.2
Cone appeared	2.5 ± 0.5
Flare appeared	3.7 ± 0.7
Cone disappeared	4.5 ± 0.8
Flare disappeared	5.5 ± 0.5
mPN formed	6.6 ± 0.3
fPN formed	6.8 ± 0.3
Both PN abutted	8.8 ± 0.7
Halo appeared	9.0 ± 0.5
Halo disappeared	19.2 ± 1.1
Syngamy	24.8 ± 1.0
1st cleavage commenced	27.3 ± 1.0
2nd cleavage commenced	37.2 ± 1.2

歯類においても，SEPにFCが出現することが確認され[10,11]，FCは精子クロマチンの脱凝縮開始前から出現し，脱凝縮後には消失すると報告されている[12-14]．しかし，ヒトにおいては今回初めて確認された現象であり，その生理学的意義は不明で，今後さらにTLCによる解析でその意義を明らかにしていきたい．

2. cytoplasmic flare（flare）

Payneらは，ヒト初期胚発生過程の連続観察により，ICSI後，卵細胞中央から放射状に広がるガラス様の細胞質の動きをflareと形容した[4]．この現象は，IVF卵子におけるTLC観察でも明瞭に確認でき，FC消失直後にSEPより放射状に細胞内顆粒状物質が拡散する様子として認められた（図4b）．

筆者らは，このflareは精子中心体からの微小管の伸長に付随した細胞小器官の移動ではないかと推察した．精子侵入後に精子核の脱凝縮が開始すると，精子中心体からの微小管重合によってsperm asterが形成され，前核が移動し接合すると報告されているが[15-18]，flare動態はsperm asterのそれとよく一致した（図4）．すなわち，これまでの筆者らの解析から，flare出現とともに相前後して雌雄前核が形成され，雌性前核が雄性前核方向へすみやかに移動した．flare現象の認められた卵子では，媒精方法の違いによらず，そのすべてで前核の移動が確認できた．逆に，flare現象の認められなかったICSI卵子では前核形成は認められなかった．したがって，flare現象はsperm aster動態を視覚的に現していると考えられる．

3. 核小体前駆体（図5）

近年，前核期における核小体前駆体（nucleolar precursor body：NPB）の出現様式とその後の胚のクオリティとの関連性についての報告が散見され[2,3]，臨床の場においてもその評価法がしばしば用いられている．

NPBの生物学的意義についてはいまだ不明な点が多いが，真核生物において，核小体は細胞周期を調整するタンパクが存在するとの報告がある．その前駆体であるNPBも核や細胞質分裂に関与していると考えられ，胚のクオリ

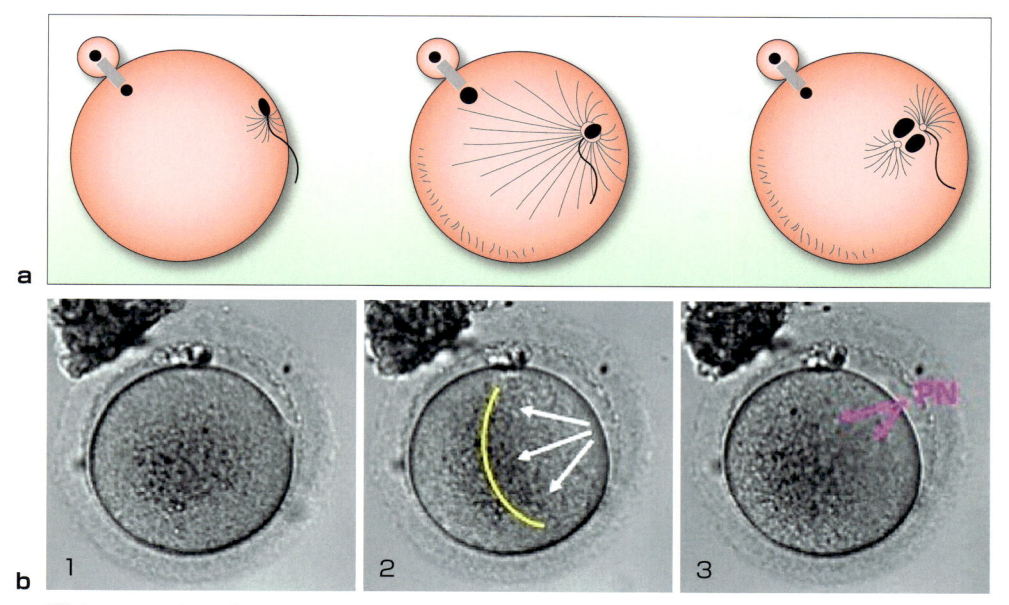

図4 cytoplasmic flare
精子侵入後，精子核の脱凝縮が開始すると，精子中心体からの微小管重合により sperm aster が形成され，前核が移動し接合するとの報告がある (a). FC 消失直後，SEP より放射状に細胞内顆粒状物質が拡散し，前核が移動し接合する様子が観察された (b1〜3).

(a: Simerly C, et al. Nat Med. 1995; 1: 47-52)

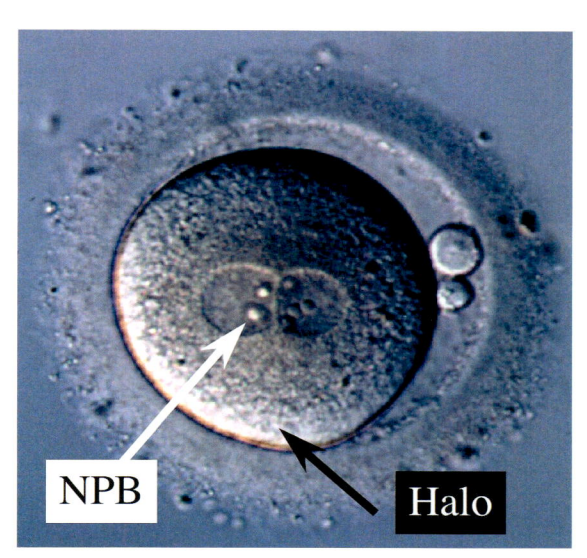

図5 前核内核小体前駆体 (NPB) と卵細胞質辺縁透明領域 (halo)

ティ評価の指標とする論拠とされてきた．従来の報告では，雌雄前核における NPB 数や極性の一致はその後の良好な胚発生と関連があり，NPB の不均衡は核や細胞質分裂の異常に関係するとされてきた[3, 19].

しかし，筆者らの NPB 動態解析結果からは，NPB は出現期間を通して前核内を激しく移動し，出没を繰り返しており，二次元画像での正確な評価は困難を極めた．また，NPB 動態が明瞭に観察可能であった胚に限定した解析における，NPB の出現様式と胚のクオリティの間に一定の傾向はみられなかったことから[4-6]，非連続的静止画像における NPB 出現様式を指標にした胚の質的評価はきわめて困難であると言わざるをえない．

4. 卵細胞質辺縁透明領域
（cytoplasmic halo; halo）（図5）

　TLC解析から，雌雄前核接合に伴って，卵細胞質内の顆粒状物質がすみやかに前核周囲に移動し，卵細胞質辺縁は小顆粒状物質の著明に減少した透明感あふれる細胞質（halo）に変化した．その後，雌雄前核が増大し，卵細胞質中央へ移動するに伴いhaloも増大した．haloは前核期を通して出現し（図2h～j），雌雄両前核の消失（symgamy）に伴って消失した（図2l）．その後，第一卵割が開始し，割球内の核出現とともに細胞質辺縁に再び透明領域が形成された（図2o）．

　haloは微小管に沿ってミトコンドリアやその他の細胞小器官の前核周囲への移動を示す形態学的変化と考えられてきた[20]．ヒト初期胚におけるミトコンドリアは，雌雄前核接合から前核融合にかけて前核周囲に集合し，融合後は細胞質全体へ散在する．そして，第一卵割の間，ミトコンドリアは娘細胞の先端に多く存在し，細胞骨格が完成すると，すべての割球で核周囲にミトコンドリアが集合すると報告されている[21]．このことは，TLCでとらえたhalo動態と一致し，halo動態はミトコンドリア動態を反映していると考えられる．ミトコンドリアはATP産生の場として重要であるが，それと同時に胚発生においても重要な役割を果たしているとされ，ヒト胚におけるミトコンドリアの再分配の生理学的役割は明らかではないが，核周囲へのミトコンドリアの集合はCaイオンの動員やATP遊離による[21-23]細胞周期調節のためと考えられている[24-26]．

　現段階では，TLCに供した胚のうち，haloの認められない胚が少数であるため，haloの有無と胚のクオリティとの明らかな関連はいまだ不明であるが，haloが出現しない卵子では，ミトコンドリア分布が不均一となり，ATPが欠乏することにより胚のfragmentationを引き起こすことが報告されており[3]，haloの出現は，その後の胚発生になんらかの影響を与えるのではないかと考えられる．

卵割様式とfragment発生

1．卵割様式

　ARTにおいて，胚のクオリティ評価法としては形態学的指標が最も広く用いられており，初期胚ではVeeck分類が広く用いられている．

　従来の評価では，均等な割球の大きさを有し，fragmentが少ない胚（Grade 1, 2）は形態良好で，発生能力が高いと考えられてきた[27, 28]．したがって，第二卵割以降では，それぞれの割球が不均等であれば形態不良（Grade 3）と評価される．しかし，TLC解析から，第二卵割以降は卵割に必ずしも同期性はなく，2細胞期胚は3細胞期を経て4細胞期胚に発育することが明らかとなった（図2o～t）．加えて，3細胞期から4細胞期までに要する時間は最大約2時間であり，割球が不均等な3細胞期胚が必ずしも胚のクオリティ低下と評価できないことが明らかとなった．しかし，実際には，第一卵割で一気に3個の割球へと分割する異常卵割の胚や，第二卵割途中で発育停止する胚も存在するため，偶数性をもたない胚の評価には十分な注意が必要であると考えられる．

2．fragment発生機序

　ヒト胚の形態評価のうえで最も重要視される所見は，fragmentの有無である．胚のfragmentは細胞のapoptosisとの関連があり，fragment割合の高い胚の妊娠率，着床率が明らかに低下すると報告されている[28]．筆者らのTLC解析により，fragmentは卵割時に卵割溝より生じていることが初めて明らかとなったが，それと同時に，fragmentは胚発生過程において量的変化を呈することも初めて示された（図6）．第二卵割時に激しいfragmentationが認められた胚も，時間の経過とともに徐々にfragmentは細胞内に吸収され，卵割完了までに明らかに胚の形態が改善されていく様子が確認された．

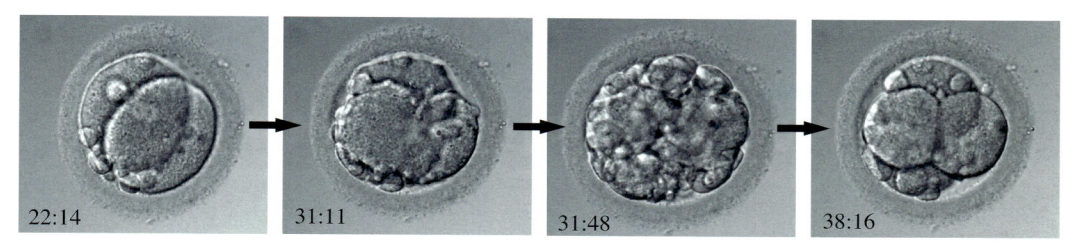

時間はICSIからの経過時間

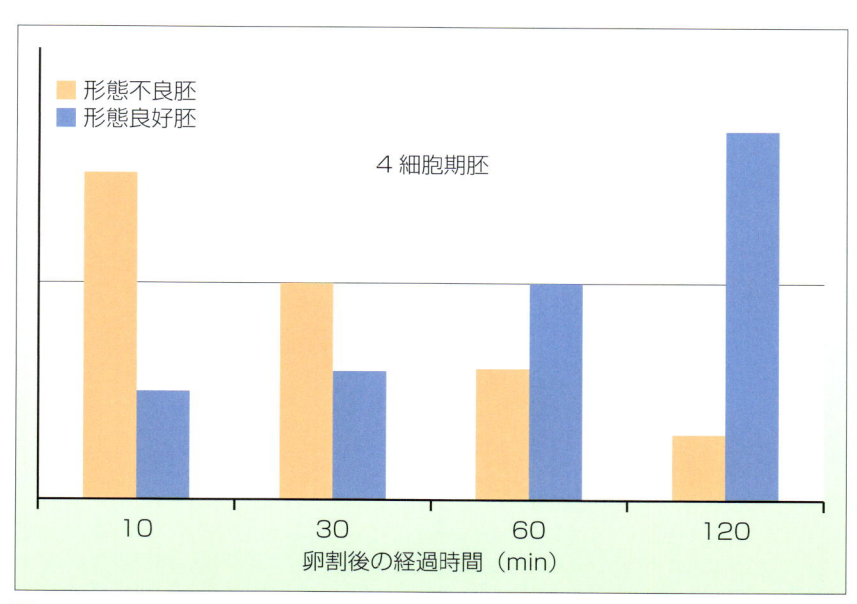

図6　fragment発生過程と卵割後の胚のクオリティの経時的変化

そこで，筆者らは，卵割後の胚のクオリティの経時的変化を解析した．卵割時に形態不良と判断した胚を30分ごとに2時間観察すると，時間の経過とともにfragmentが減少し，形態良好胚へと移行するものが多くみられた．通常，胚の観察を行ううえでは，胚のクオリティを損なわないようにするため観察時間や回数を制限している場合が多いが，前述のように，fragmentは再吸収される可能性があることに留意し，必要があれば追加観察を行うことは重要であろう．

胚盤胞への発生過程

1. hatching過程

筆者らは，4細胞期以降の分割期胚から胚盤胞までのTLC観察を行った（図7）．

2. strand現象

胞胚腔形成過程において，胚を構成する細胞と対側の細胞が糸を引く現象が初めて確認され，"strand現象"と命名した（図8a）．

これまで，一卵性双胎（MZT）は，hatching過程において，透明帯により内細胞塊の分離が生じるため発生すると報告されてきた[29]．しかし，筆者らのTLC観察により，内細胞塊と対側の細胞間にstrand現象が生じ，内細胞塊が分離されることにより，2個の内細胞塊を有する胚盤胞の形成が初めて確認された（図8b）．したがって，胚盤胞期においてstrand現象が生じることで，内細胞塊が2個に分離し，MZT発生の起因となりうる可能性が初めて確認され，ヒト受精卵の長期間体外培養の負の影響を無視できない可能性が示唆された[30]．

筆者らは，ヒト胚における初期胚からハッチ

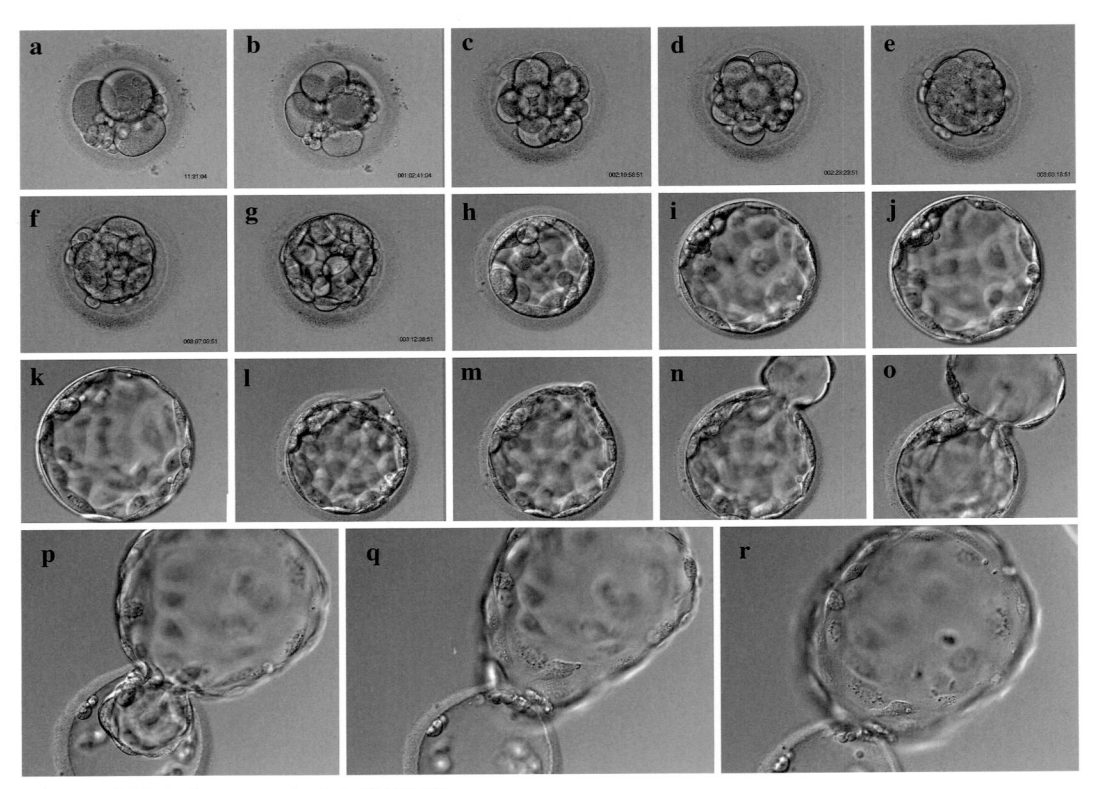

図7 4細胞から hatch までの連続画像
4細胞期から8細胞期，そして16細胞期へと分割していく過程（a〜d）で，割球間の接着が強まり，コンパクション（compaction）現象が観察され，桑実胚となった（e）．その後，胞胚腔が形成され（f〜g），胚盤胞期へと発生した（h）．そして，胞胚腔の拡張と虚脱（collapse）を反復し，拡張期胚盤胞にいたった（i〜k）．最終的に，胞胚腔の大きな虚脱とともに透明帯が破裂し（l, m），破裂孔より孵化（hatch）した（n〜r）．

ングまでの発生過程に関し，これまで知りえなかったさまざまな現象をTLC解析により明らかにしてきた．今後，TLC解析により生命誕生の神秘を明らかにしていくとともに，生殖医療における安全かつ有効な体外培養のあり方について検討を重ねていきたい．

文献

1) Nagy ZP, Liu J, Joris H, et al. Time-course of oocyte activation, pronucleus formation and cleavage in human oocytes fertilized by intracytoplasmic sperm injection. Hum Reprod. 1994; 9: 1743-8.
2) Tesarik J, Greco E. The probability of abnormal preimplantation development can be predicted by a single static observation on pronuclear stage morphology. Hum Reprod. 1999; 14: 1318-23.
3) Scott L. Pronuclear scoring as a predictor of embryo development. Reprod Biomed Online. 2003; 6: 201-14.
4) Payne D, Flaherty SP, Barry MF, et al. Preliminary observations on polar body extrusio and pronuclear formation in human oocytes using time-lapse video cinematography. Hum Reprod. 1997; 12: 532-41.
5) Adachi Y, Takeshita C, Wakatsuki Y, et al. Analysis of physiological process in early stage of human embryos after ICSI using time-lapse cinematography. J Mamm Ova Res. 2005; 22: 64-70.
6) Mio Y. Morphological analysis of human embryonic development using time-lapse cinematography. J Mamm Ova Res. 2006; 23: 27-35.
7) Kyozuka K, Osanai K. Fertilization cone formation in starfish oocytes: the role of the egg cortex actin microfilaments in sperm incorporation. Gamete Res. 1988; 20: 275-85.
8) Tilney LG, Jaffe LA. Actin, microvili, and the fertilization cone of sea urchin eggs. J Cell Biol. 1980; 87: 771-82.
9) Sun QY, Schatten H. Regulation of dynamic events by microfilaments during oocyte maturation and fertilization. Reproduction. 2006; 131: 193-205.
10) Yamasaki H, Hirao Y. Appearance of the incorporation cone and extrusion of the second polar body in hamster. J Mamm Ova Res. 1999; 16: 43-9.
11) Shalgi R, Philips DM, Kraicer PF. Observation on the incorporation cone in the rat. Gamete Res.

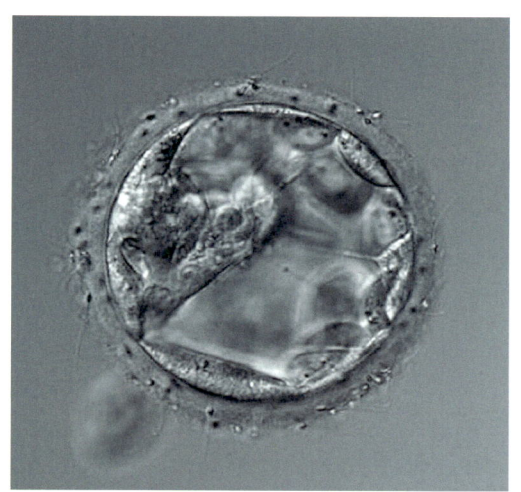

図8 MZT発生に関する新たな機序
胞胚腔を形成する過程において，胚を構成する細胞と対側の細胞が糸を引く現象，"strand現象"が初めて確認された(a)．内細胞塊(inner cell mass：ICM)と対側の細胞間にstrand現象が観察され，ICMが分離した(b1〜5)．その後，大きな虚脱とともに透明帯が破裂し(b6)，2個のICMを有する胚盤胞が透明帯の破裂孔からhatchした(b7，8)．

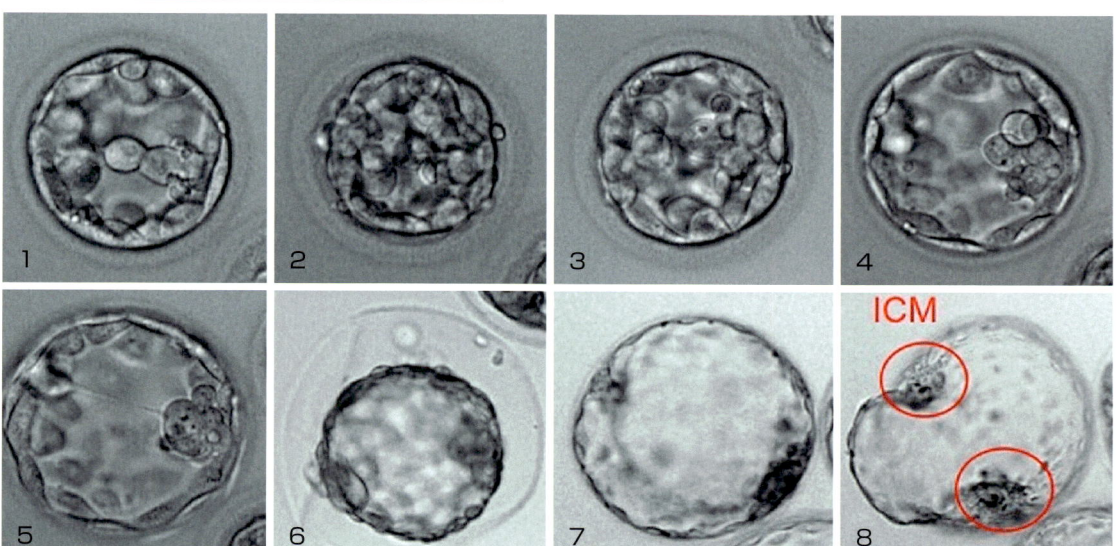

1978; 1: 27-37.

12) Davies TJ, Gardner RL. The plane of first cleavage is not related to the distribution of sperm components in the mouse. Hum Reprod. 2002; 17: 2368-79.

13) Maro B, Johnson MH, Pickering SJ, et al. Changes in actin distribution fertilization of the mouse egg. J Embryol Exp Morphol. 1984; 81: 211-37.

14) Piotrowska K, Zernicka-Goetz M. Role for sperm in spatial patterning of the early mouse embryo. Nature. 2001; 409: 517-21.

15) Schatten G. The centrosome and its mode of inheritance: the reduction of the centrosome during gametogenesis and its restoration during fertilization. Dev Biol. 1994; 165: 299-335.

16) Simerly C, Wu GJ, Zoran S, et al. The paternal inheritance of centrosome, the cell's microtubule organizing center, in humans, and the implications for infertility. Nat Med. 1995; 1: 47-52.

17) Terada Y, Simerly CR, Hewitson L, et al. Sperm aster formation and pronuclear decondensation during rabbit fertilization and development of a functional assay for human sperm. Biol Reprod. 2000; 62: 557-63.

18) Van Blerkom J, Davis P, Merriam J, et al. Nuclear and cytoplasmic dynamics of sperm penetration, pronuclear formation and microtubule organization during fertilization and early preimplantation development in the human. Hum Reprod. 1995; 1: 429-61.

19) Scott L, Finn A, O'Leary T, et al. Morphologic parameters of early cleavage-stage embryos that correlate with fetal development and delivery: prospective and applied data for increased pregnancy rates. Hum Reprod. 2007; 22: 230-40.

20) Bartmann AK, Romao GS, Ramos ES, et al. Why do oldrer women have poor implantation rates? A possible role of the mitochondria. J Assist Reprod Genet. 2004; 21: 79-83.

21) Van Blerkom J, Davis P, Alexander S. Differential mitochondrial distribution in human pronuclear embryos leads to disproportionate inheritance

between blastmeres: relationship to microtublar organization, ATP content and competence. Hum Reprod. 2000; 15: 2621-33.
22) Sousa M, Barros A, Silva J, et al. Developmental changes in calcium content of ultrastructually distinct subcellular compartments of preimplantation human embryos. Mol Hum Reprod. 1997; 3: 83-90.
23) Diaz G, Setzu MD, Zucca A, et al. Subcellular heterogeneity of mitochondrial membrane potential: relationship with organelle distribution and intercellular contacts in normal, hypoxic and apoptotic cells. J Cell Sci. 1999; 112: 1077-84.
24) Edner T, Moser M, Sommergruber M, et al. Presence, but not type or degree of extension, of a cytoplasmic halo has a significant influence on preimplantation development and implantation behaviour. Hum Reprod. 2003; 18: 2406-12.
25) Van Blerkom J, Davis P, Mathwig V, et al. Domains of high-polarized and low-polarized mitochondria may occur in mouse and human oocytes and early embryos. Hum Reprod. 2002; 17: 393-406.
26) Bavister BD, Squirrell JM. Mitochondrial distribution and function in oocytes and early embryos. Hum Reprod. 2000; 15 (Suppl 2): 189-98.
27) Veeck L. Atlas of Human Gametes and Conceptuses. Parthenon Publishing Group. 1999.
28) Alikani M, Cohen J, Tomkin G, et al. Human embryo fragmentation in vitro and its implications for pregnancy and implantation. Fertil Steril. 1999; 71: 836-42.
29) da Costa AL, Abdelmassih S, de Oliveira FG, et al. Monozygotic twins and transfer at the blastocyst stage after ICSI. Hum Reprod. 2001; 16: 333-6.
30) Mio Y, Maeda K. Time-lapse cinematography of dynamic changes occurring during in vitro development of human embryos. Am J Obstet Gynecol. 2008; 199: 660e1-5.

成熟卵子の定量的形態解析法
――卵子の大きさ，透明帯の厚さ

矢野浩史　久保敏子

成熟卵子の形態と大きさおよび透明帯の厚さ

自然周期において，卵子は第二減数分裂中期（metaphase II stage：MII期）に排卵されているが，体外受精（IVF）など生殖補助技術（ART）において採取されている卵子は必ずしも同じ成熟段階ではない．MII期卵子のほかに，卵核胞期（germinal vesicle stage：GV期），第一減数分裂中期（metaphase I stage：MI期）などの異なった成熟段階の卵子が得られる．ARTを成功させるためには，MII期の成熟した良好卵子を選別して受精卵を得ることが重要である．

本稿では，成熟卵子の大きさと透明帯の厚さを顕微授精（卵細胞質内精子注入法：ICSI）の際に行ったヒアルロニダーゼ処理による卵丘細胞除去卵子について検討した（図1，表）．

polarization microscopy（polscope）による成熟卵子の観察

最近，成熟良好卵子を選別するためにpolarization microscopyが用いられている．紡錘体，卵細胞質表面および透明帯が，birefringence（複屈折）現象により鮮やかなピンク色に描出されて，可視することができる（図2）．紡錘体はGV期やMI期の卵子では出現しないため，紡

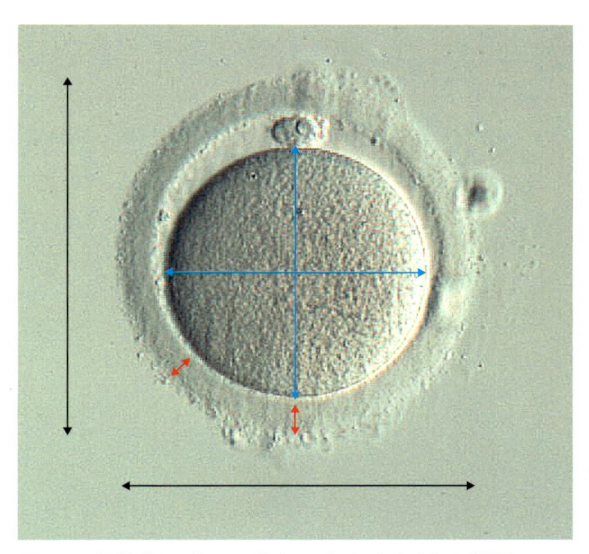

図1　成熟卵子（M II期）の大きさと透明帯厚
　⟵⟶：卵子径（2方向の平均）
　⟵⟶：卵細胞質径（2方向の平均）
　⟵⟶：透明帯厚（最厚部と最薄部の平均）
計測はOCTAX EyeWare™を使用した．

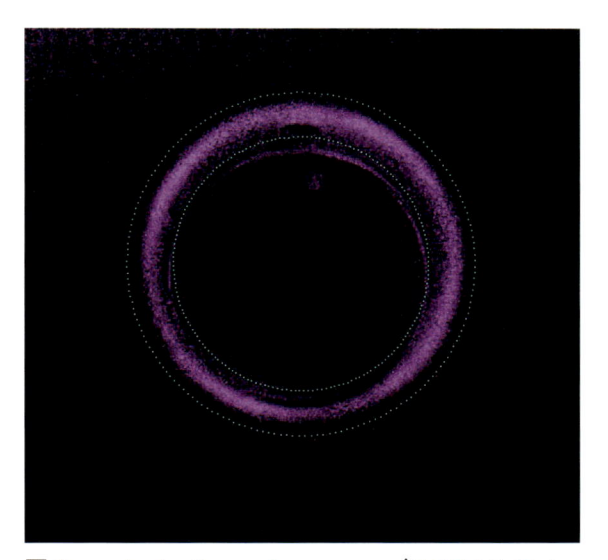

図2　polarization microscopy（OCTAX Polar AIDE™）による成熟卵子（MII期）の観察
　紡錘体，卵細胞質表面および透明帯がbirefringence（複屈折）現象により，鮮やかなピンク色に描出されている．Score：－4.4（－）

表 成熟卵子（MⅡ期）における卵子径，卵細胞質径，透明帯厚の年齢別検討（矢野産婦人科IVFセンター，2009年1〜5月）

年齢（歳）	症例数	卵子数	卵子径（μm）	卵細胞質径（μm）	透明帯厚（μm）
25〜29	5	11	152.3 ± 4.3	111.0 ± 1.5	12.0 ± 2.4
30〜34	5	7	160.3 ± 10.7	112.7 ± 1.5	14.6 ± 1.5
35〜39	14	29	162.6 ± 5.8	113.2 ± 2.4	15.3 ± 2.4
40〜43	8	18	166.2 ± 6.6	115.7 ± 1.8	16.1 ± 3.3
total	32	65	162.3 ± 7.3	113.7 ± 3.0	15.1 ± 2.9

錘体を認めることによりMⅡ期の成熟卵子と判定できる．なお，MⅡ期であっても紡錘体を可視できない卵子に対するICSIの受精率は不良である．

胚の assisted hatching 法

佐藤節子

概要

 体外受精などの高度生殖補助医療で，着床率を上げるためにさまざまな工夫がなされている．その一つに，胚の孵化を補助する技術（assisted hatching：AH）がある．胚の孵化は，胚発育や分化，および着床の過程においてきわめて重要である．しかし，それをコントロールしている機序に関してはあまりよく知られていない．

 AHは，着床率を向上させるとして1990年にCohenら[1]によって発表され，これまでに，透明帯に機械的に裂孔をつくって胚の脱出を促したり，透明帯を化学的に菲薄化したり，レーザーを用いて透明帯を薄くしたり，穴をあける方法など，施設によってさまざまな方法で実施されている．

 今回，フェザー社のBio-Cut BLADE®（1987年に松本ら[2]が開発したステンレス製の眼科用のメスを改良したもの）を用いた機械的切開法により，培養4日目のコンパクションから胚盤胞期胚のAHを紹介する．

手技

 培養4日目のコンパクションから胚盤胞期胚は囲卵腔が狭く，細胞を傷つける懸念がある．そのため，1999年に天野ら[3]によって検討されたスクロース添加培養液に浸漬することで，細胞を収縮させ囲卵腔を拡張してからBio-Cut BLADE®で透明帯を切開する．

1. 準備

 ミネラルオイルを張って操作するときは37℃で実施する．オイルを張らずに操作するときは，室温で1～2分以内で実施する．

①器具：フェザー社のBio-Cut BLADE®ホルダーとBLADE®替刃（図1），Falcon1007のデッシュとパスツール（図2），顕微授精システム（倒立顕微鏡，マイクロマニピュレーター）

②試薬：スクロース，hepes培養液（アルブミンなど血清添加していないもの），ミネラルオイル（操作に時間を要すならドロップをオイルで覆い37℃の加温ステージ上で実施，オイルなしの場合は室温で実施）

2. 方法

①0.2Mスクロース添加hepes培養液（血清なし）を用意する．

②マイクロマニュピレーターにBio-Cut BLADE®ホルダーとBLADE®を装着する（図3）．装着して横から覗き，刃がステージと垂直になるよう回してセットする．

③デッシュのフタ（高さがあるとホルダーの操作が難しいためフタを利用）を顕微鏡ステージにのせ，BLADE®を垂直に下ろしキズをつけてみる（図5a, b）．キズのつく位置や範囲を確認して微調整する．

④0.2Mスクロース添加hepes培養液（血清なし）のドロップ20～30μLを3～4個作製し，胚を順次浸漬する．浸漬を繰り返すことで胚の囲卵腔が拡張し，デッシュ

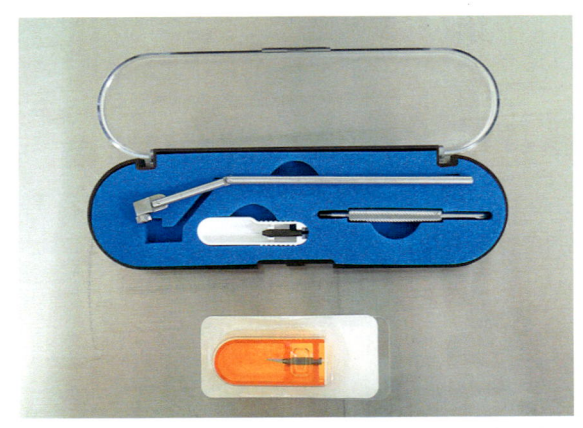

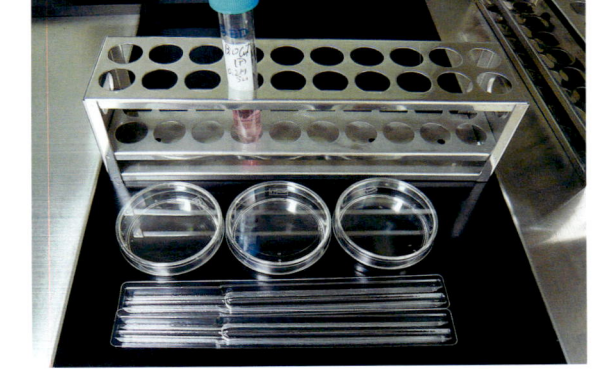

図1　Bio-Cut BLADE®ホルダーとBLADE®の替刃

図2　デッシュとパスツール

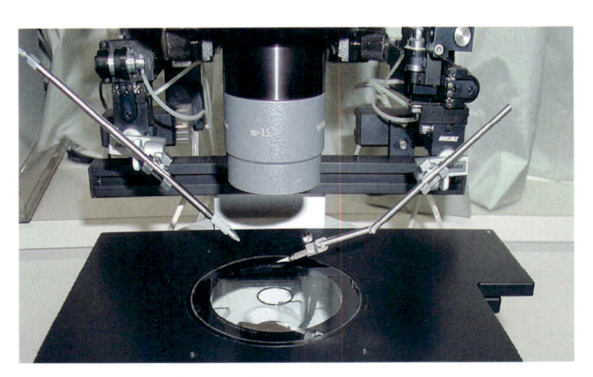

図3　BLADE®の装着

①AH前の胚（コンパクション期胚から胚盤胞期胚）

②スクロース添加hepes培養液のドロップに数回浸漬

③倒立顕微鏡ステージ

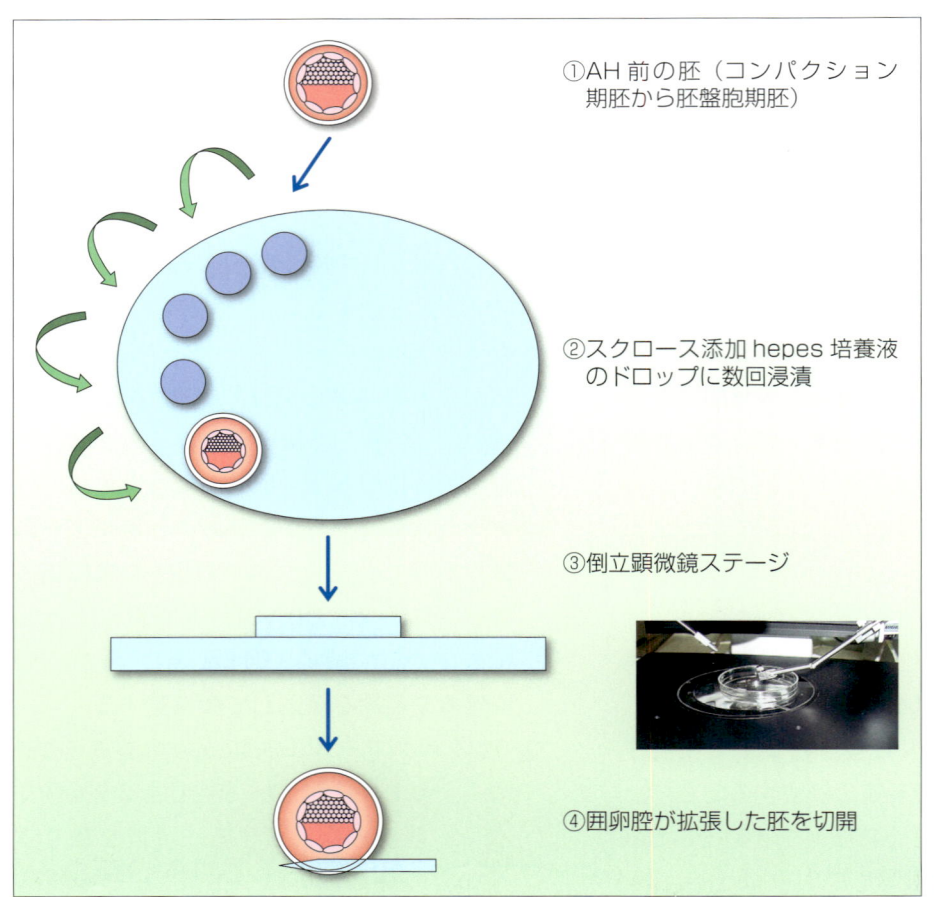

④囲卵腔が拡張した胚を切開

図4　AHの手順

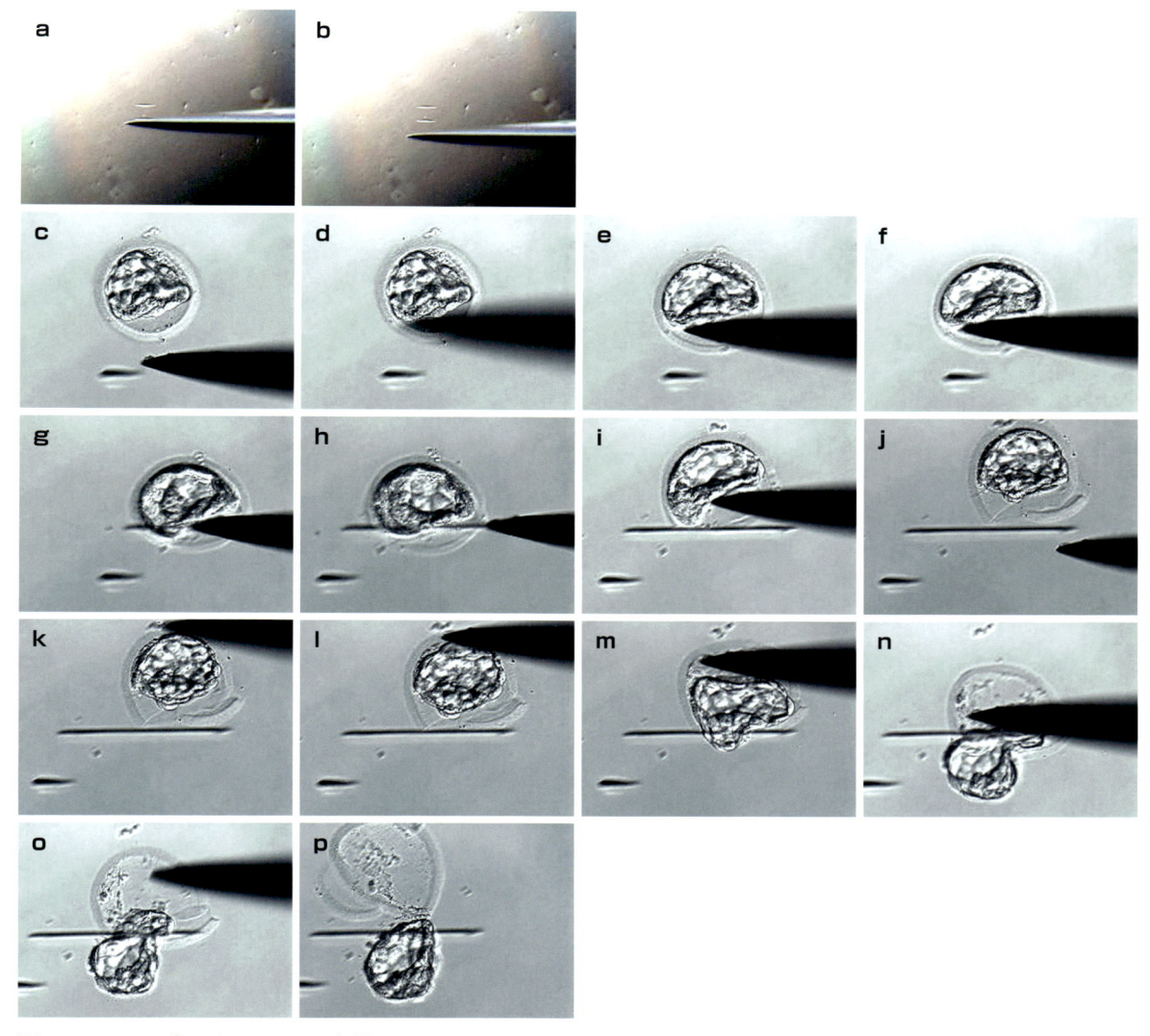

図5 BLADE®によるAHの実際
a, b：デッシュの底にBLADE®を垂直に下ろしてキズをつけ，刃先の確認を行う．
c〜f：囲卵腔の広い部分に，内部細胞塊を押し上げるようして刃先を下ろす．
g, h：刃先がデッシュの底面に当たったところで刃を横に引いて透明帯に切開を加える．
i, j：胚をデッシュの底から剥離する（刃先で胚を押し上げるようして）．
k〜p：zona free（胚を切り口方向に押し出し，透明帯から完全脱出）にする．

の底に接着してくる（図4）．

⑤デッシュの底に接着した胚を顕微鏡下で観察し，囲卵腔が広く空いている部分に切開を入れる．透明帯の約1/4強を切開する（図5c〜j）．

⑥完全（zona free；透明帯から胚を完全脱出）にする際は，BLADE®を胚の上部に軽く押し当て，切り口に向かってしごくようにする（図5k〜p）．

⑦切開後，実体顕微鏡下でただちにBlast Mediumで洗浄してから継続培養する（胚がデッシュの底に張り付いた場合は，ピペットで培養液を胚に吹きかける．それでも剥がれない場合は，慎重にピペットで胚を突いて剥がすようにする）．

文献

1) Cohen J, Elsner C, Kort H, et al. Impairment of the hatching process following IVF in the human and improvement of implantation by assisted hatching using micromanipulation. Hum Reprod. 1990; 5: 7-13.
2) 松本和也，三宅正史，内海恭三，ほか．金属刃を使ったラット，ヤギ及びウシ胚盤胞期胚の切断2分離．Jpn J Anim Reprod. 1987; 33: 1-5.
3) 天野朋子，山中昌哉，板垣佳明，ほか．ウシ体外作出胚のアシステッドハッチング．Anim Sci J. 1999; 70: 3370-6.

卵子の細胞遺伝学的解析

中岡義晴

　ヒト卵子染色体に関する研究は体外受精が実施されることに伴い報告されるようになったが，リンパ球などの多くの細胞を対象とする染色体分析法と比べて，1つの細胞を対象とするため確実で正確な染色体分析法が必要となる．

　今回，卵子および胚の染色体に関して，卵子染色体分析には古典的な染色体分析法によるものを，胚の分析にはFISH法によるものを示して解説する．

卵子の減数分裂

　卵子の減数分裂は胎児期からすでに開始し，第一減数分裂前期の網糸期で停止して出生となる．その後，思春期になり月経の開始に伴い，排卵となる卵子は減数分裂を再開する．黄体化ホルモン（LH）サージ（あるいはヒト絨毛性性腺刺激ホルモン：hCG）の影響下で第二減数分裂中期にまで達し，受精により第二減数分裂が終了し前核を形成する．つまり卵子の減数分裂の期間は，排卵時の女性年齢に相当するといえる．一方，精子の減数分裂は思春期になって初めて開始し，精子形成までの期間は約74日と短く，卵子とは大きく異なる（図1）．その形成過程の違いが，減数分裂における染色体不分離などの異常率の差となっていると考えられる．

卵子の染色体分析法

　卵子染色体分析は卵子1つ1つの染色体を分析するため，確実で正確な標本作製法が必要となる．以前より，Tarkowskiの染色体標本作製法[1]を基にした各種の方法が用いられていたが，固定が急であるために細胞膜が破裂し染色体が飛散する傾向にあった．そのために，染色体数が少ない低異数性異常の割合が高異数性異常と比べて圧倒的に多くなっている．

　それを改善する方法としてKamiguchiら[2]は，3段階の固定液を使用することにより徐々に固定を行い，卵細胞膜の破裂を防止し，染色体の飛散をなくす漸進固定空気乾燥法（図2）を紹介している．図3に卵子染色体を示す．

卵子の染色体異常（図4）

　分析対象となっている卵子は，体外受精により未受精であった卵子が多い．卵子染色体異常は表[3,4]に示すように，漸進固定空気乾燥法による分析では約23％としている．その異常の内訳は，異数性異常が約50％，構造異常が約20％，二倍体が約30％であり，異数性異常の割合が多い．

　また，Pellestorら[5]は，卵子染色体異常率

表　卵子の染色体異常率

分析数	702	
染色体異常	160	22.8%
異数性異常	77	11.0%
高異数性	33	4.7%
低異数性	42	6.0%
複合	2	0.3%
構造異常	33	4.7%
二倍体	50	7.1%

（Kamiguchi Y, et al. Cong Anom. 1994; 34: 1-12[3]）

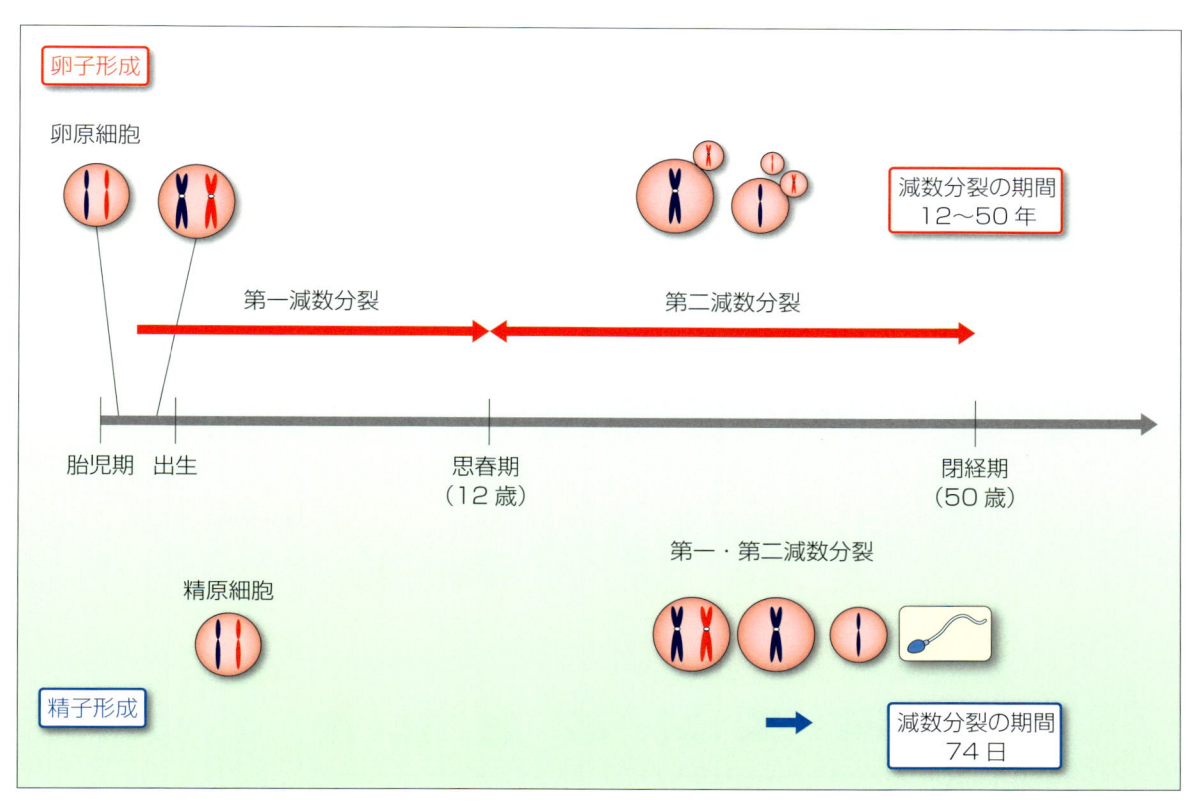

図1 卵子・精子の減数分裂の特徴

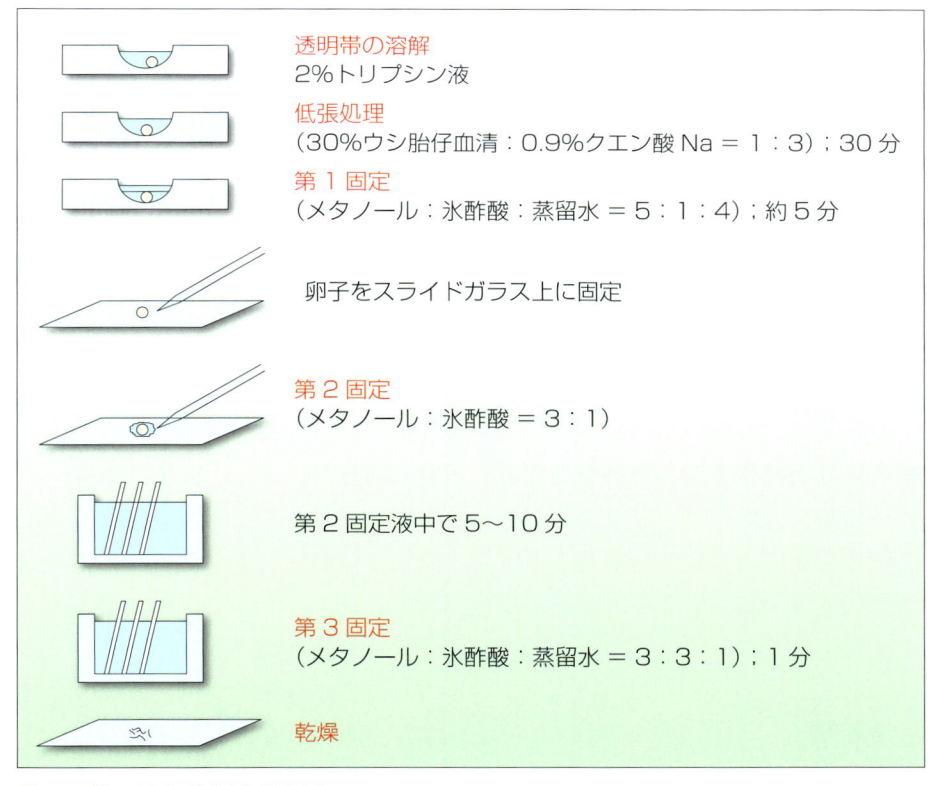

図2 卵子染色体標本作製法

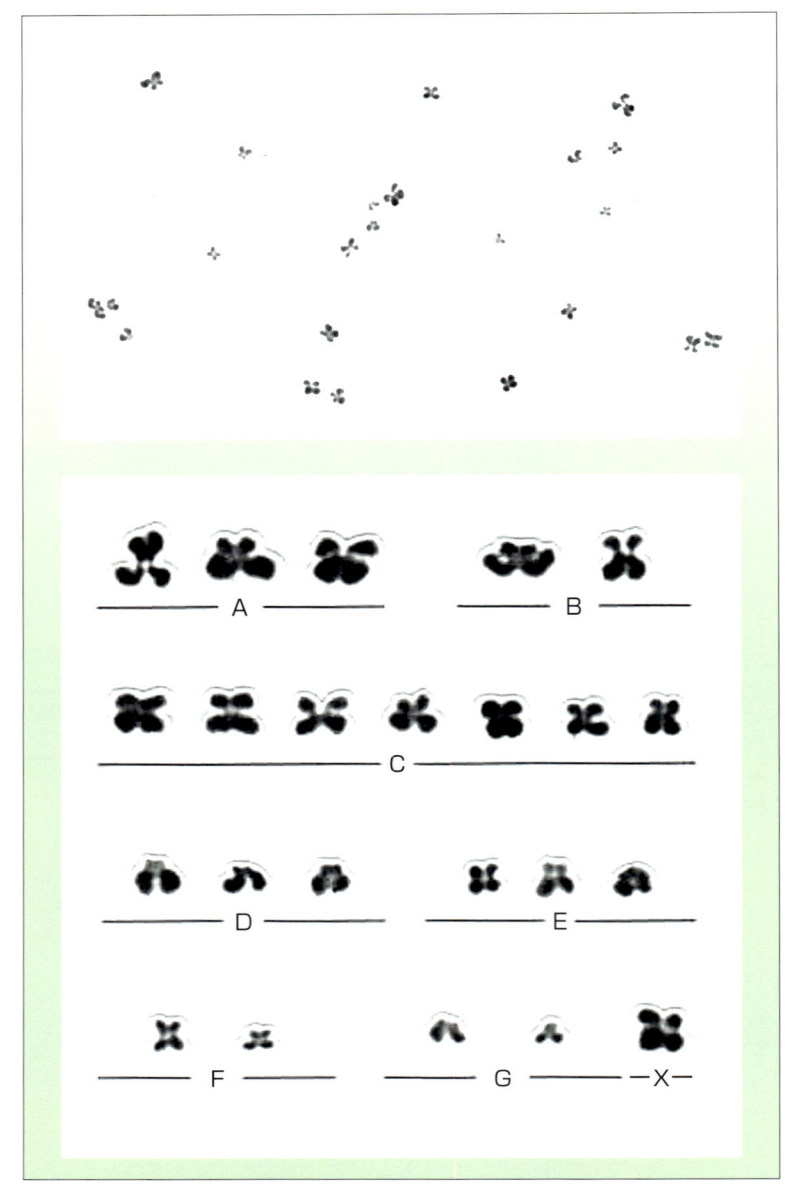

図3 卵子染色体（正常：23, X）

が女性の加齢により上昇することを報告している（図5）．卵子は第二減数分裂中期の状態であるため，第二減数分裂により生じる異常を考慮すると，異数性異常率は約1.5倍高いと考えられる．

胚の染色体異常

胚の染色体の特徴は，胚の各割球の染色体が異なっているモザイクが多く認められることである．古典的な染色体分析は細胞分裂が生じているセルのみでしか実施できない．そのため，細胞分裂が止まっている細胞に対しては，特定の染色体部位を蛍光色素により染色するFISH（fluorescence in situ hybridization）法でしか分析することができない．そのFISH法はすべての染色体の診断や構造異常の診断ができないなどの問題点もある．

図6にMunneら[6]による年齢別の染色体異常率の結果を示すが，そのなかでMunneらは，正常形態胚の約50％にモザイクを含む染色体異常が存在し，女性年齢の上昇に伴い異数性異

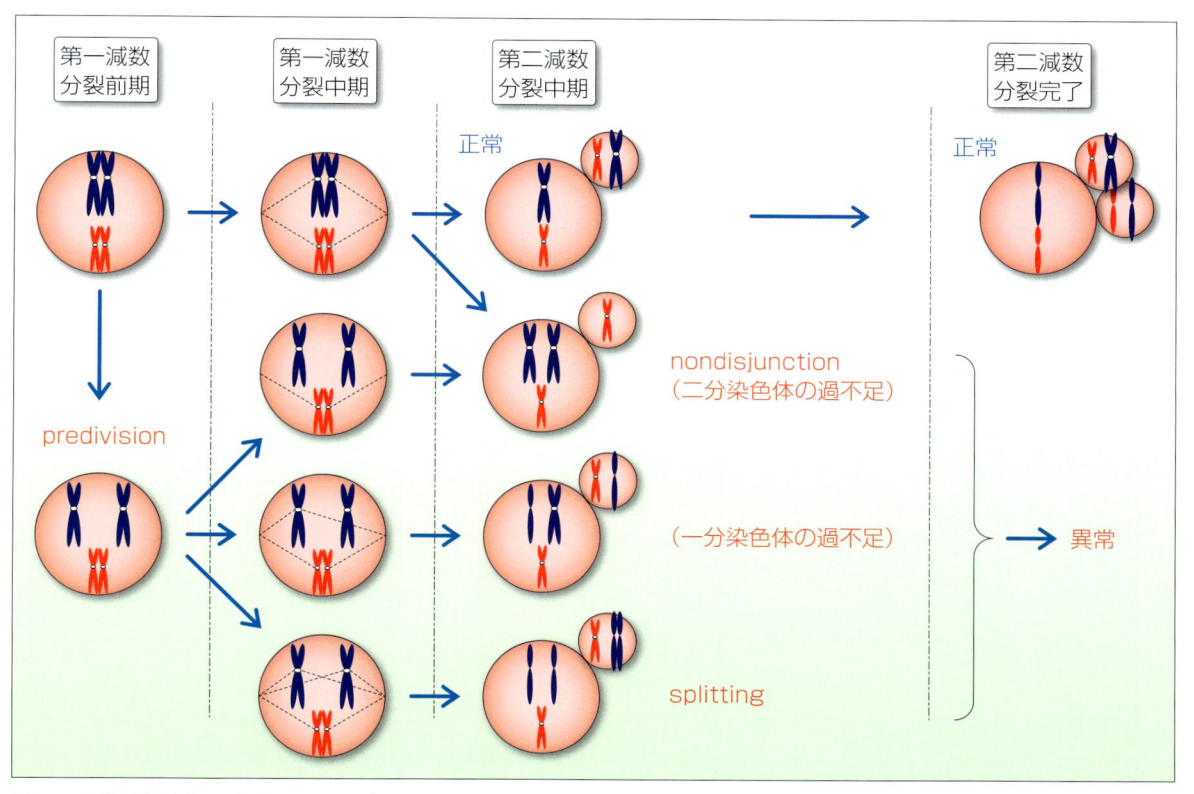

図4　異数性異常の発生メカニズム

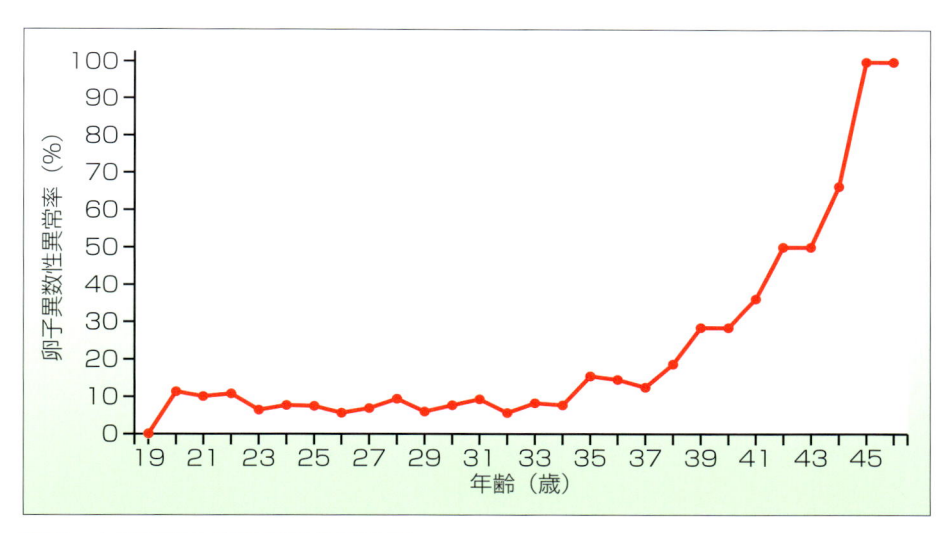

図5　女性年齢と卵子異数性異常率

（Pellestor F, et al. Hum Genet. 2003[5])）

常が上昇すると報告している．

妊娠率の向上と流産率の減少に向けて

卵子では約30％に染色体異常が認められている．その内容も異数性異常が半分に認めら れ，約15％に認められる精子染色体異常の90％が構造異常であるのと比べて大きく異なっている[3]．受精後の胚は少なくとも50％に染色体異常が存在することから，形態良好胚を移植した場合の着床率が20％に満たない要因の一つとなっている．

妊娠率の向上と流産率の減少には，胚の染色

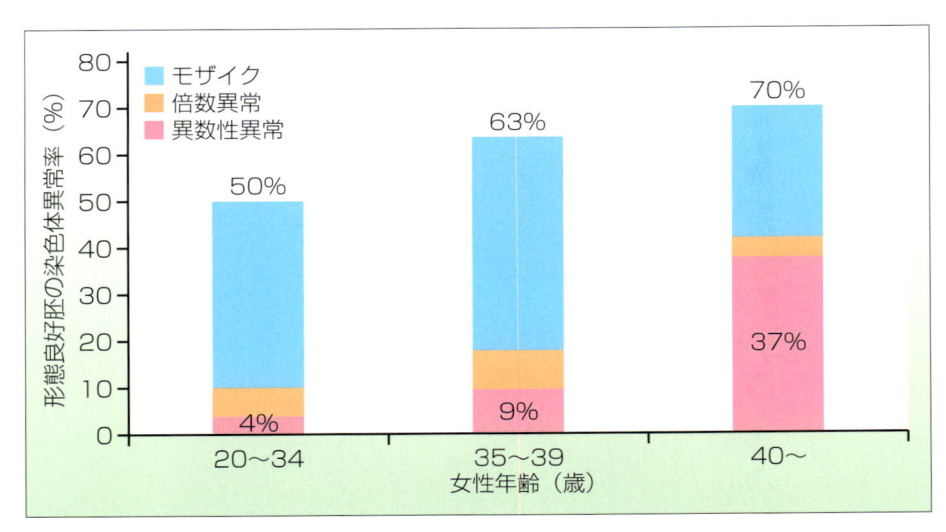

図6 女性年齢と形態良好胚の染色体異常

(Munne S, et al. Fertil Steril. 1995; 64: 382-91[6])

体異常をいかに減らすかが重要となるが，現在のところ，女性の年齢と卵子染色体異常率の関連性が高いことから，若い年齢での妊娠が最も有効な方法となり，そのための啓蒙が重要であると考えられる．また，胚の染色体数的異常を診断する着床前異数性スクリーニングはわが国では行われていないが，有効性に議論の余地はあるものの流産率を低下させる1つの方法として期待される．

文献

1) Tarkowski A. An air-drying method for chromosome preparation from mouse egg. Cytogenetics. 1966; 5: 394-400.
2) Kamiguchi Y, Rosenbusch B, Stertik K, et al. Chromosomal analysis of unfertilized human oocytes prepared by a gradual fixation-air drying method. Hum Genet. 1993; 90: 533-41.
3) Kamiguchi Y, Tateno H, Mikamo K. Chromosomally abnormal gametes as a cause of developmental and congenital anomalies in human. Cong Anom. 1994; 34: 1-12.
4) Nakaoka Y, Okamoto E, Miharu N, et al. Chromosome analysis in human oocytes remaining unfertilized after in-vitro insemination: effect of maternal age and fertilization rate. Hum Reprod. 1998; 13: 419-24.
5) Pellestor F, Andréo B, Arnal F, et al. Maternal aging and chromosomal abnormalities: new data drawn from in vitro unfertilized human oocytes. Hum Genet. 2003; 112: 195-203.
6) Munne S, Alikani M, Tomkin G, et al. Embryo morphology, developmental rates, and maternal age are correlated with chromosome abnormalities. Fertil Steril. 1995; 64: 382-91.

ヒト卵細胞質の形態学的クオリティ評価

大月純子

ヒト卵細胞質には，他の動物種と異なり，大小さまざまな空胞（fluid-filled vacuole），滑面小胞体凝集塊（smooth endoplasmic reticulum cluster：sERC），屈折体（refractile body/lipofuscin body），centrally located cytoplasmic granularity（CLCG）などのさまざまな異常形態が存在する．また，これらの異常形態は患者特異的に繰り返し出現する傾向があることから，卵巣機能または卵巣周囲の血流や卵巣内環境などが反映している可能性がある．

しかし，これらの出現原因およびメカニズムはいまだかつて解明されておらず，現時点のいかなる培養技術を用いても，異常胚を正常胚へと導くことは至難の業である．よって，異常形態卵がみられた場合は，embryologist から gynecologist へ問題を提起し，患者の卵巣機能や卵巣過排卵刺激方法および卵巣刺激中のホルモンの動態などを探る必要がある．また，それぞれの卵子形態異常は異なった経路やメカニズムによって起こると考え，各形態異常をそれぞれ独立させて原因を追わねばならない．

本稿では，ヒト卵細胞質内外の主な形態異常の原因を探り，臨床データとの関連性について述べる．

ヒト卵細胞質内の主な異常形態

1. 空胞

空胞は，胚発生過程のみならず受精前の卵子にもしばしばみられる．大きさはさまざま（数μm～数十μm）であり，複数の空胞（図1c）がみられることもある．MⅡ期卵子に出現する空胞は，生理的なものと見なされ，これまではさほど重要視されてこなかったが，直径 14μm を超える大きな空胞（図1a 右）または複数個の空胞（図1c）が卵細胞質内に存在する場合は，受精率，胚発生率が低下することが Ebner らにより報告された[1]．このことは，過大な空胞形成が染色体分離や細胞分裂の障害となりうることからも納得できる．

また，細胞質内の空胞形成は細胞質変性[2]または卵胞閉鎖[3]に関連しているとも考えられており，生理的な空胞形成はネクローシスやアポトーシスと区別する必要がある．一方，卵細胞質内精子注入法（ICSI：顕微授精）の際，精子とともにポリビニルピロリドン（PVP）や培養液が多量に注入された場合にも空胞形成が起こる[4]．

2. 滑面小胞体凝集塊（sERC）

滑面小胞体凝集塊（smooth endoplasmic reticulum cluster：sERC）は前述の空胞と異なり，辺縁が不明瞭かつ半透明であり，通常は前核大のものが多い．電子顕微鏡観察にて，この空胞様形成は滑面小胞体の凝集塊であることが確認されている[5]．大きなものは卵核胞（GV）大を超えるもの（図1a）から，倒立顕微鏡では観察困難な小さい凝集塊（図1b）も存在するが，sERC は通常 MⅡ期に現れ，受精後の雌雄前核が出現する際には消失する．

筆者らが行った検討では，sERC が1個以上の卵子に存在した周期の胚移植は，sERC が存在しなかった卵由来の胚が移植できたとしても

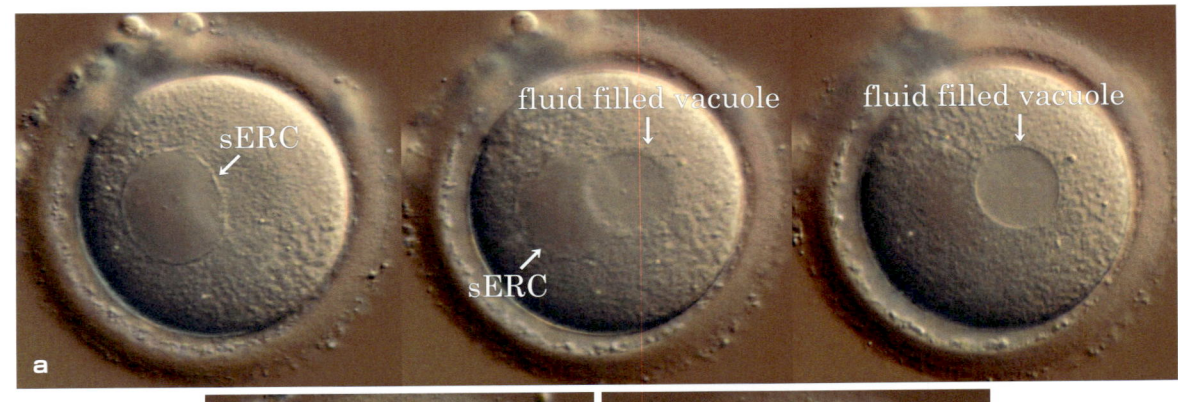

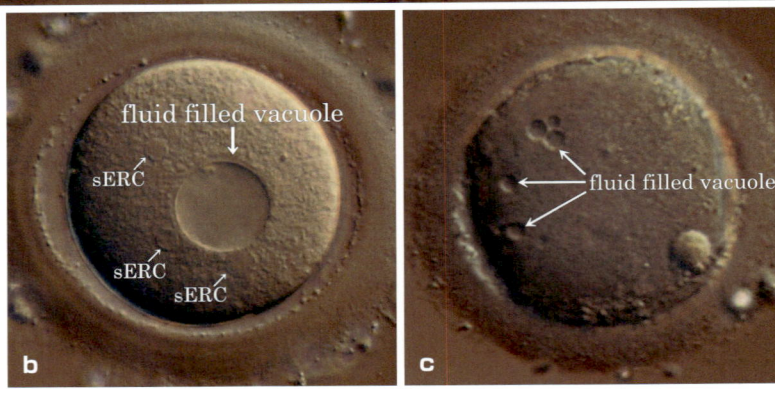

図1 空胞
a：同一卵に大きな sERC と大きな空胞（fluid-filled vacuole）の両方を有した卵子．
b：大きな空胞（fluid-filled vacuole）と小さな sERC 数個を有した卵子．
c：小さな空胞（fluid-filled vacuole）を多数を有した卵子．

妊娠率が低い[5]．また，ヒト絨毛性性腺刺激ホルモン（hCG）投与日のエストラジオール（E_2）が高値（卵胞1個当たりの E_2 が高値）の場合および最大卵胞径が21 mm 以上の場合に，sERC 出現率が有意に高かったことから[5,6]，細胞質過熟と sERC 出現の関連性を追究する必要があると思われる．近年では，培養液や胚移植方法などの進歩により，sERC が存在した周期においても妊娠できる症例が増えてきたが，依然として流産率が高いことに加え，出産時の問題や新生児死亡率が高いことが Ebner らにより最近報告されている[7]．さらに，sERC が1個以上の卵に存在した周期の胚移植にて妊娠した場合，生まれた児の体重が有意に低いという[7]．また，sERC が存在した卵子に ICSI を行い受精させ移植した場合の妊娠出産例はいまだ報告されていない．

ER（滑面小胞体）は Ca^{2+} の貯蔵庫であり，受精によって卵が活性化される際に異常な Ca^{2+} シグナルが起こることも十分考えられる．また，sERC 発生のメカニズム，sERC が存在した卵由来の胚を移植した場合に正常児が生まれるか否かは不明であり，今後，さらなる探索が望まれる．

3. 屈折体（refractile body/lipofuscin body）

refractile body（図2）は屈折性を有することから呼称され，約20年前の報告では，これが存在する卵は ICSI では受精するが，体外受精（IVF）での受精率はわずか2％であるとされていた[7]．

近年，refractile body に自家蛍光があることが判明し[8]（図2），電顕によってこの body は，脂質および顆粒状かつ電子密度の高い物質を含み，直径5μm 以上の大きな body はところどころが膜で囲まれていることがわかっている[9]．また，ヒト卵 refractile body の自家蛍光のス

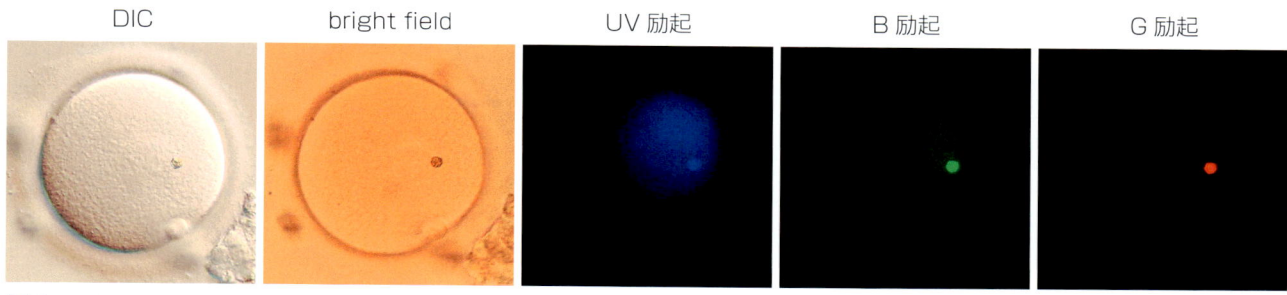

| DIC | bright field | UV励起 | B励起 | G励起 |

図2　refractile/lipofuscin bodies

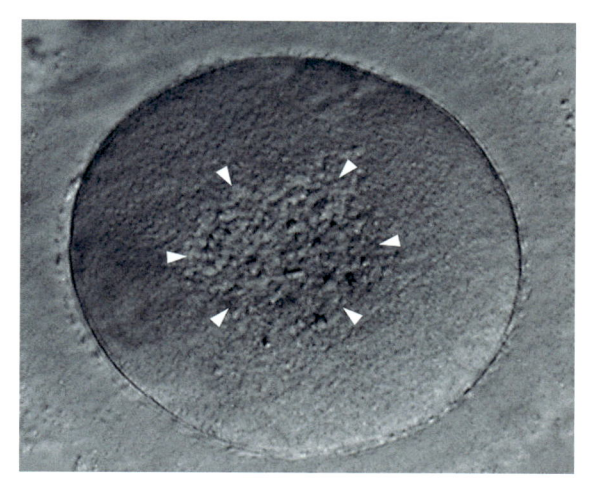

図3　CLCG
中央の矢尻で囲った部分．

ペクトル波長は，他の臓器にてみられるlipofuscinとほぼ同様の波長（最大波長570〜610nm；B励起）を示していること，直径5μm以上の大きなbodyがlipofuscin染色〔シュモール（Schmorl）反応〕にて陽性であったことから，refractile bodyはlipofuscinを含む可能性が示唆された[9]．

人体においては，網膜上皮，神経，脳，肝，副腎などに老化とともに蓄積するlipofuscinが報告されているが，ヒト卵に出現するrefractile/lipofuscin bodyと患者年齢および卵のagingとの関連性は認められておらず，肝臓，脳，網膜などに加齢により蓄積するlipofuscinとは別の原因もしくはagingとの共通因子（フリーラジカルなど）を探る必要がある．筆者らが5年前に行った検討においても，直径5μm以上の大きなrefractile body/lipofuscin bodyが卵細胞質内にある卵の場合，IVFにおける受精率が低いのに対し，ICSIでは低下しなかった[9]．しかし，このような大きなrefractile bodyが存在する卵が受精した場合の胚盤胞率は有意に低い[9]ことから，day 2, day 3にて分割期胚を移植する場合の選別の際には考慮すべき点であると思われる．

4. centrally located cytoplasmic granularity（CLCG）

CLCG（図3）は，卵細胞質の中央部に出現する細胞質が粗く顆粒状であり，同一患者において繰り返し出現する傾向にある．sERCと相反し，CLCGは卵細胞質の未熟性によると考えられており，着床率と継続妊娠率がともに低いことが報告されている[10]．また，CLCG由来の胚には高率（52.2%）に染色体異数性がみられること，CLCGが繰り返し出現する患者の妊娠率が低いことが報告されている[11]．

興味深いことに，CLCGには大小さまざまなrefractile/lipofusin bodiesが凝集している[4]ことから，refractile/lipofuscin bodyとCLCGの出現原因に共通点（卵巣周囲血流や卵胞液組成など）がある可能性があり，今後さらに追究していく必要がある．

以上のように，各異常形態を別々に考察した場合，本稿にて示した異常形態はいずれも胚発生に影響を与える可能性があると考えてよいのではないだろうか．さらなる培養技術の進歩などにより，異常発生を避けることができる可能性が期待される一方，出産率への影響や生まれてくる児の健康を考慮し，慎重に移植胚を選別する必要がある．

つい最近まで，数個の胚移植が一般的に行わ

れていたため，異常形態卵子由来胚の発生能を知ることは不可能であったが，単一胚移植へと移行している昨今のデータから，それぞれの異常形態が妊娠率，出産率および児の健康にどう影響を及ぼすかが，今後明らかになっていくであろう．しかし現時点では，異常形態由来の胚は，他に移植する胚がない場合を除き，移植を避けることが賢明である．

文献

1) Ebner T, Moser M, Sommergruber M, et al. Occurrence and developmental consequences of vacuoles throughout preimplantation development. Fertil Steril. 2005; 83: 1635-40.
2) Zamboni L, Thompson RS, Smith DM. Fine morphology of human oocyte maturation in vitro. Biol Reprod. 1972; 7: 425-57.
3) Nayudu PL, Lopata A, Jones GM, et al. An analysis of human oocytes and follicles from stimulated cycles: oocyte morphology and associated follicular fluid characteristics. Hum Reprod. 1989; 4: 558-67.
4) Otsuki J. Intracytoplasmic morphological abnormalities in human oocytes. J Mammal Ova Res. 2009; 26: 26-31.
5) Otsuki J, Okada A, Morimoto K, et al. The relationship between pregnancy outcome and smooth endoplasmic reticulum clusters in MII human oocytes. Hum Reprod. 2004; 19: 1591-7.
6) Otsuki J, Okada A, Momma Y, et al. The smooth endoplasmic reticulum clusters in oocytes associated with higher estradiol and progesterone and larger follicles. Abstract Book for the 19th ESHRE Annual Meeting. 2004. p147.
7) Ebner T, Moser M, Shebl O, et al. Prognosis of oocytes showing aggregation of smooth endoplasmic reticulum. Reprod Biomed Online. 2008; 16: 113-8.
8) Veeck LL. Atlas of the human oocyte and early conceptus. Williams & Wilkins. 1991. p121-66.
9) Otsuki J, Nagai Y, Chiba K. Lipofuscin bodies in human oocytes as an indicator of oocyte quality. J Assist Reprod Genet. 2007; 24: 263-70.
10) Kahraman S, Yakin K, Donmez E, et al. Relationship between granular cytoplasm of oocytes and pregnancy outcome following intracytoplasmic sperm injection. Hum Reprod. 2000; 15: 2390-3.
11) Meriano JS, Alexis J, Visram-Zaver S, et al. Tracking of oocyte dysmorphisms for ICSI patients may prove relevant to the outcome in subsequent patient cycles. Hum Reprod. 2001; 16: 2118-23.

卵子の凍結保存法

桑山正成

　ヒト卵子の凍結保存については，1986年にChen[1]が，胚と同様の緩慢凍結法による成功例を報告したが，その後11年間，本人を含め同手法での追試例が得られず，この報告の真偽は疑問視されている．1997年Porcuら[2]は，諸条件を改善した緩慢凍結法により，凍結保存卵子由来の挙児を得ることに成功し，以後，イタリアを中心にいくつもの施設で同様の成功例が報告されている．しかしながら，卵子は耐凍性がきわめて低いため，実際問題として緩慢凍結保存後の生存率は低く，臨床的応用は困難であった．緩慢凍結後の移植，出産成績を報告したこれまでの論文での値を集計しても，凍結した卵子が，最終的に挙児にまでたどり着く確率は1％未満であった．

　一方近年，凍結による細胞死滅の主因である氷晶の形成なしに胚を超低温保存するガラス化保存法が開発され[3]，実験動物，産業動物での応用後，ヒト胚においても，超急速冷却法であるCryoloop法[4]やCryotop法[5]など画期的な手法が考案され，素晴らしい臨床成績が得られるようになった．ヒト卵子においても，日本で生まれたCryotop法[6]が応用され，きわめて高い生存率や臨床成績の追試例を広げながら，欧米諸国をはじめ，すでに世界中の先端ART施設において臨床レベルで応用されている．

　本稿では，卵子用に開発されたCryotop法のプロトコールと成績を紹介する．

材料と方法

　Cryotop法は6つのステップ（平衡，濃縮，冷却，保存，加温，希釈）で構成される（図1）．

1．ガラス化保存

1）準備
- Cryotop Safety Kit-Vitrification（北里バイオファルマ）
- No.0 基礎培地（basic solution：BS）
- No.1 平衡液（equilibration solution：ES）
- No.2 ガラス化液（vitrification solution：VS）
　　各溶液は，使用前に室温（25〜27℃）加温しておく．
- Cryotop，リプロプレート（6穴ディッシュ）

2）ガラス化保存手順（所要時間17分間）
①ピペット操作により，リプロプレートのウェル1にBSを20μL，VSをウェル2，3に300μLずつ分注し，使用するまでフタをする．

②卵子を培養液のドロップからBSドロップ（20μL）の底面へ投入する．

③卵子の入ったBS表面の縁へ，チップをスライドさせながら，ES 20μLを徐々に加え，3分間静置する．

④同様にES 20μLを徐々に加え，3分間静置する．

⑤さらにES 240μLを徐々に加え，9分間静置する．

⑥収縮した卵子の体積が完全に回復したことを確認する．

⑦ES平衡が完了した卵子をVS 1表面の中央部に置き，パスツール内をVS 1で共洗い後，VS 1中で3ヵ所，場所を変えながら十分なピペッティングを反復し，卵子を

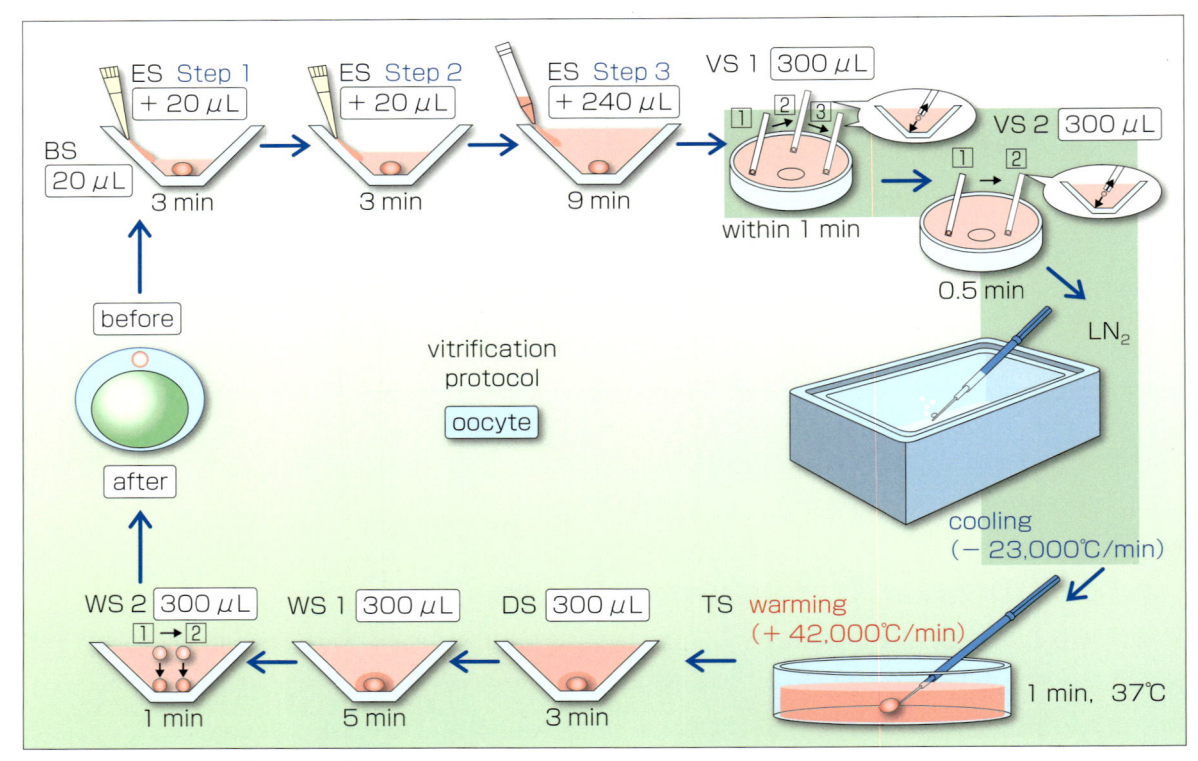

図1 卵子のガラス化保存，融解プロトコール

洗浄する．
⑧さらに卵子を VS 2 に移して同様に2カ所，場所を変えながら卵子を洗浄する．
⑨卵子外部の液置換が完全に行われ，脱水により卵子が扁平に収縮したことを確認する．
⑩Cryotop を実体顕微鏡ステージに上向きに置き，手を添えて固定，フォーカスを黒いマーカーに合わせ，その横に最小量の VS とともに卵子を載せる（図2, 3）．
⑪ただちに，Cryotop 先端を液体窒素中に投入する．
⑫液体窒素中でストローキャップを差し込み，指でねじりながら確実に固定する．
⑬ケーンに移して液体窒素タンク内に保存する．

2. 融解（所要時間10分間）

1）準備

・Cryotop Safety Kit-Thawing（北里バイオファルマ）
・No.1 融解液（thawing solution：TS）37℃
・No.2 希釈液（diluent solution：DS）室温
・No.3 洗浄液（washing solution：WS）室温
・35 mm ディッシュ（37℃）
・リプロプレート（6穴ディッシュ）

2）融解手順

①液体窒素中でストローキャップをねじりながら Cryotop を引き抜く．
②一気（1秒以内）に実体顕微鏡ステージ上のディッシュ内 TS 液中（37℃）に投入して融解する（図4）．
③TS 投入1分後，卵子をゆっくりとパスツールピペットで吸い上げ，さらに卵子の先へ 2 mm の TS を吸い取る（図5）．
④DS ドロップ底面の中央部にパスツールの先端を導入し，2 mm の TS を徐々に排出して小さな山をつくり（図6a），その底に卵子を静かに置く（図6b）．3分間静置．
⑤同様の要領で卵子を DS ドロップから吸い上げ，WS 1 底面へ DS の小さな山をつくり，その底面に置く．5分間静置．
⑥卵子を WS 2 表面中央部へゆっくりと置き，底面へ沈んだら，同様の方法で洗浄を

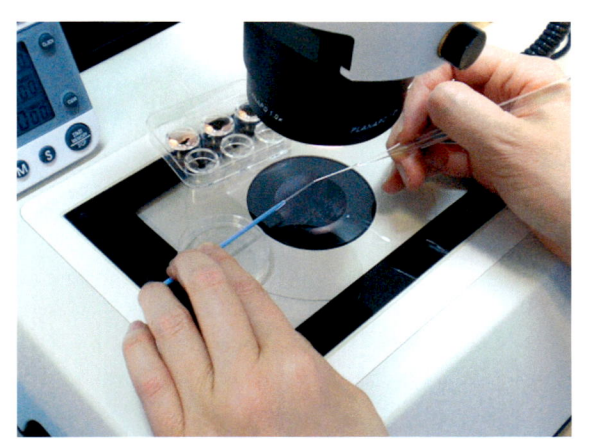

図2　Cryotopへの卵子の導入

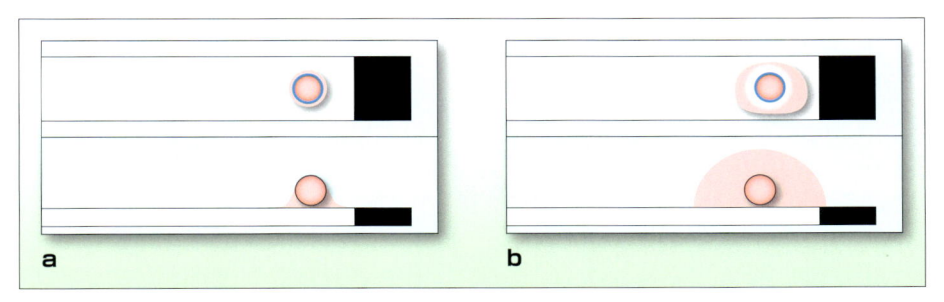

図3　Cryotop上の卵子とVS液量
　a：良い例，b：悪い例．

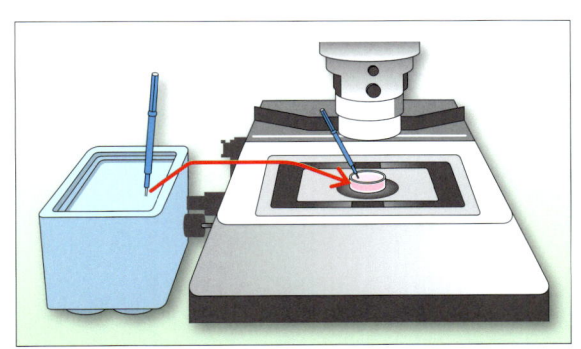

図4　卵子の超急速融解

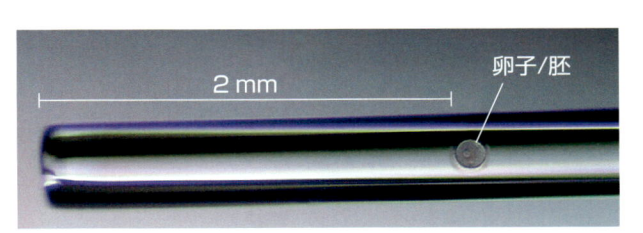

図5　希釈時の卵子とピペット内液量

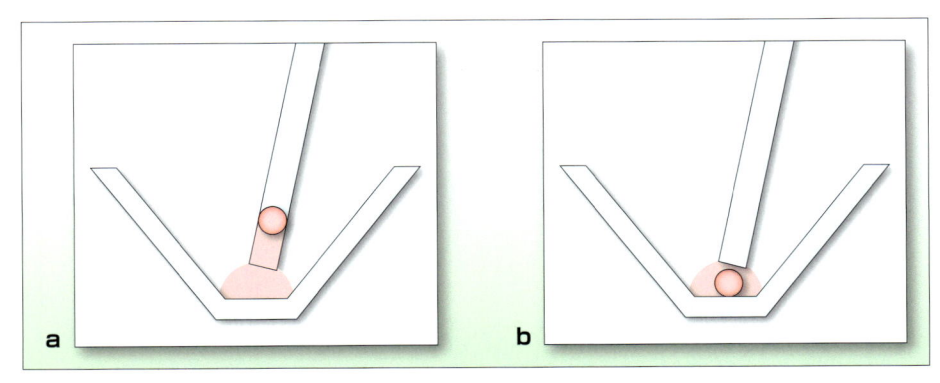

図6　希釈時の卵子の移動
　底に前液で山をつくり（a），その底面へ卵子を置く（b）．

⑦ 2 時間の回復培養後，ICSI を行う．

成績

日本，アメリカ，スペインなど6カ国において，これまで Cryotop 法によって，1万個以上の卵子がガラス化保存されている．融解後の卵子生存率は約95％，ICSI 後の受精率，胚発生率は新鮮卵子のものとほぼ同じ成績が得られ，凍結保存による有意な低下は認められていない．また，これまで1,600件の凍結保存卵子由来の胚移植が行われ，高い妊娠率（39％），400人以上の健康な挙児が得られている．

卵子侵襲性の低いガラス液と超急速な冷却/融解方法で構成された Cryotop 法によるガラス化保存法を用いることによって，従来，きわめて困難とされていたヒト卵子の凍結保存が可能となった．同法はすでにいくつもの生殖補助技術（ART）の先進国において臨床応用され，IVF 時の事故的精子不在症例，未婚の癌患者の妊孕性保存やエッグドネーションのための卵子バンクなどに広く利用され始めている．

文献
1) Chen C. Pregnancy after human oocyte cryopreservation. Lancet. 1986; 1: 884-6.
2) Porcu E, Fabbri R, Seracchioli R, et al. Birth of a healthy female after intracytoplasmic sperm injection of cryopreserved human oocytes. Fertil Steril. 1997; 68: 724-6.
3) Rall WF, Fahy GM. Ice-free cryopreservation of mouse embryos at -196 degrees C by vitrification. Nature. 1985; 313: 573-5.
4) Lane M, Gardner DK. Vitrification of mouse oocytes using a nylon loop. Mol Reprod Dev. 2001; 58: 342-7.
5) Kuwayama M, Vajta G, Ieda S, et al. Comparison of open and closed methods for vitrification of human embryos and the elimination of potential contamination. Reprod Biomed Online. 2005; 11: 608-14.
6) Kuwayama M, Vajta G, Kato O, et al. Highly efficient vitrification method for cryopreservation of human oocytes. Reprod Biomed Online. 2005; 11: 300-8.

卵子の活性化法

荒木康久　荒木泰行

通常，第二減数分裂中期（metaphase II：MII）で停止していた卵子は，精子が進入することによって減数分裂を再開し，第二極体を放出したのちに雌雄の前核を形成する．このように，精子の刺激でMII染色体の分裂再開を促し受精過程の進行が始まることを卵子活性化と称する．

卵細胞質内精子注入法（ICSI；顕微授精）で1個の精子を注入しても，卵子活性化が起こらないことが生じる．原因の一つとして，精子側に卵子活性化物質が欠如していることが考えられる．このような症例を救う方法として，卵子を人為的に活性化させる技術が臨床に応用されつつある[1]．受精障害については，他稿で詳しく述べられているので，ここでは実際の臨床に応用されている卵子活性化の具体的方法を紹介する．ただし，この人為的な卵子活性化が臨床応用されだしてまだ歴史が浅く，臨床研究の域を脱していない．したがって，この技術を臨床応用する際は，十分なインフォームドコンセントのもとで行われることは言うまでもない．

カルシウムイオノフォア法

臨床で応用されているカルシウムイオノフォア（calcium ionophore）には，A23187とionomycinの2種類がある．特徴として，手技が簡便で処理時間も短く，ヒト卵子に応用した場合にも比較的活性化率が高い．現在のところ，妊娠や分娩成功の報告が一番多いのはA23187を使用した方法と思われるが[2-7]，ionomycinでも分娩例の報告はある[8,9]．

本稿ではA23187を使用した方法を紹介するが，ionomycinの使用方法も同様である．

1. 使用試薬一覧

試薬名	
Calcium ionophore A23187	Sigma（C 7522）
DMSO（dimethylsulphoxide）	Sigma（D 2650）
HFF99 培養液（初期胚培養用）	扶桑薬品
Hepes-HFF99（インキュベータ外胚操作用）	扶桑薬品
SSS 合成血清	Irvine
ミネラルオイル	扶桑薬品

2. 試薬事前準備

Ca ionophore Stock solution（1 mM：最終濃度の200倍濃度に調整）の準備．

Calcium ionophore A23187	1 mg
DMSO	1.91 mL

Stock solutionは，20〜100 μL小分けして冷凍保存．

3. 事前準備

①ディッシュにHFF99＋10％（v/v）合成血清の100 μL dropを4個作製し，ミネラルオイルをかぶせて，CO_2インキュベーター中にてガス平衡させる（活性化処理後の卵子洗浄用）．

②Ca ionophore溶液を5 μM濃度に調整し，0.2 μmフィルターで濾過滅菌（施設によっては10 μM濃度で行っている．事前に，未受精卵を使用して各自の施設での指摘濃度を調査しておくことを推奨する）．

Ca ionophore Stock solution	25 μL
Hepes-HFF99 ＋ 10％（v/v）合成血清	5 mL

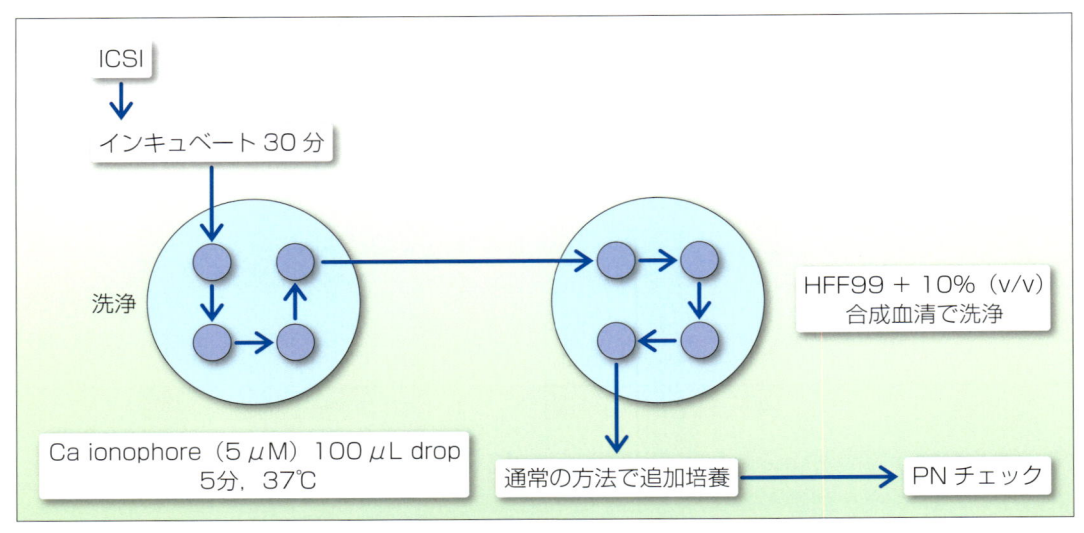

図1　カルシウムイオノフォアにおける卵活性化処理手順

③ディッシュに Ca ionophore 溶液の 100 μL drop を 4 個ほど作製し，ミネラルオイルでカバー後，37℃ ウォームプレート上で保温しておく．

4. 卵活性化処理手順（図1）

①ICSI 後，30 分間通常の初期培養用培養液でインキュベーション．
②Ca ionophore（5 μM）のドロップを移動しながら卵をリンスし，最後のドロップ内にて 5 分間静置処理する（37℃ ウォームプレート上）．
③あらかじめ準備しておいた HFF99＋10％（v/v）合成血清のドロップにて卵をよく洗浄する．
④通常どおり初期胚用培養液で培養，各施設のプロトコールに従って，前核の確認を行う．

最近の文献では，活性化培地として胚の培養に使用している通常の培養液が用いられている例が多いようである．処理時間が 5 分と短いため，Hepes バッファーによるインキュベーター外での処理操作は問題ないかと思われるが，少しでもインキュベーター外での操作を減らしたい場合は，初期発生用培養液で Ca ionophore 溶液を作製し，CO_2 インキュベーター内で卵活性化処理を行う．

塩化ストロンチウム法

塩化ストロンチウム（$SrCl_2$）は，マウスでの人為的卵子活性化法として広く使用されている．自然受精の際，卵子が活性化すると卵細胞質中のカルシウムイオン濃度の断続的な上昇が起こることが知られている．マウス卵子は塩化ストロンチウム法で，自然受精と類似したカルシウムオシレーションが起こることがわかっている．ただし，現時点において，多種動物に同様にこのカルシウムオシレーションが起こるか否か確認されておらず，Ca ionophore と比較して卵活性化効率がやや劣るようであるが，妊娠や分娩の報告はある[10,11]．

1. 使用試薬一覧

試薬名	
塩化ストロンチウム・六水和物（$SrCl_2 \cdot 6H_2O$）	和光純薬（193－04182）
HFF99 培養液（初期胚培養用）	扶桑薬品
Ca-free HTF（活性化培地用）	自作
Hepes-HFF99（インキュベーター外胚操作用）	扶桑薬品
SSS 合成血清	Irvine
ミネラルオイル	扶桑薬品

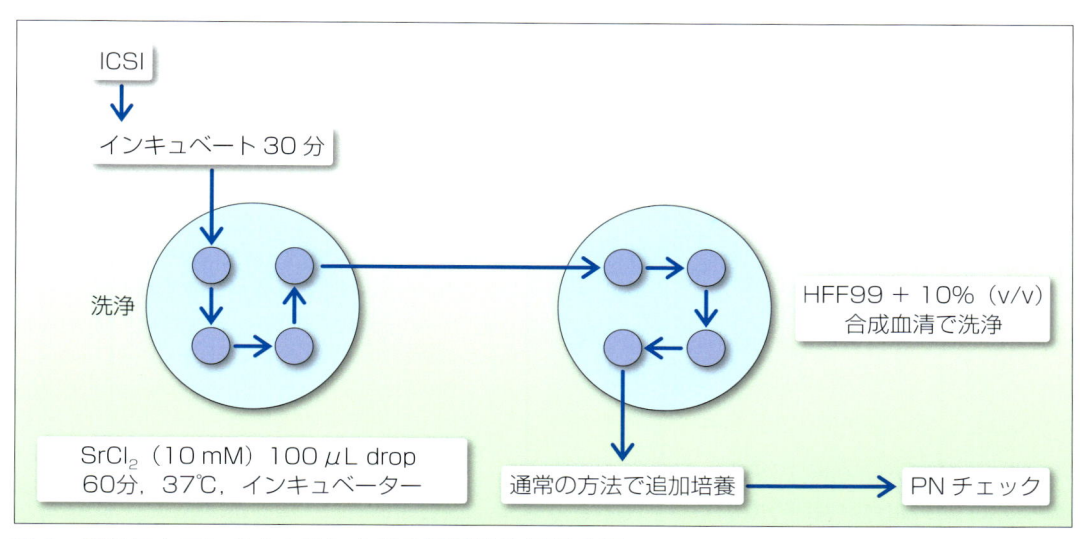

図2　塩化ストロンチウム法における卵活性化処理手順

2. 試薬事前準備

SrCl₂ Stock solution（100 mM：最終濃度の10倍濃度に調整）の準備．

| SrCl₂·6H₂O | 267 mg |
| Ca-free HTF | 10 mL |

Stock solutionは，0.2 µmフィルターで濾過滅菌後，小分けして冷凍保存．

3. 事前準備

①ディッシュにHFF99＋10％（v/v）合成血清の100 µL dropを4個作製し，ミネラルオイルをかぶせて，CO_2インキュベーター中にてガス平衡させる（活性化処理後の卵子洗浄用）．

②Ca-free HTF＋10％（v/v）合成血清の培養液とミネラルオイルをCO_2インキュベーター中にてガス平衡させておく（活性化処理用）．

③活性化処理前にSrCl₂溶液を10 mM濃度に調整する（処理よりも何時間も前に作製すると沈殿物を生じる）．

SrCl₂ Stock solution	100 µL
Ca-free HTF	800 µL
SSS 合成血清	100 µL

④ディッシュにSrCl₂溶液の100 µL dropを4個ほど作製し，ガス平衡されたミネラルオイルでカバー後，CO_2インキュベーター中にて保温しておく．

4. 卵活性化処理手順（図2）

①ICSI後，30分間通常の初期培養用培養液でインキュベーション．

②SrCl₂（10 mM）のドロップを移動しながら卵をリンスし，最後のドロップ内にて60分間静置処理する（CO_2インキュベーター内）．このとき，培養液にカルシウムが多く含まれていると活性化に失敗するため，カルシウムの持ち込みを極力減らすように注意して洗浄すること．

③あらかじめ準備しておいたHFF99＋10％（v/v）合成血清のドロップにて卵をよく洗浄する．

④通常どおり初期胚用培養液で培養，各施設のプロトコールに従って前核の確認を行う．

Ca-freeの胚培養用培養液は現在のところ市販されていないが，D-MEM（Dulbecoo's Modified Eagle Medium）のCa不含有培養液なら入手可能なため，これを使用した報告もある[11]．

塩化ストロンチウムによる活性化の方法はまだまだ発展途中である．現在ではCa-freeの培養液を使用するのが一般的であるが，Ca含有

培養液にEGTAを加えたほうがよいなどの報告もあり[12]，今後の改良を期待したい．

その他の方法

1. 電気刺激による方法

電気刺激（electrostimulation）による方法では，卵子を両側から電極ではさんで瞬間的に電圧をかけることで，細胞膜にごく小さな穴をあける．この小胞から培養液中のカルシウムイオンが細胞内に流入して，卵子が活性化されると考えられている．分娩の報告もなされているが[13]，電気刺激を行うための装置が必要なことから，一般不妊治療施設で普及するほどにはいたっていない．

2. 細胞質の出し入れ（攪拌）による機械的方法

ICSIの際に，インジェクションピペット内への細胞質の吸引を数回繰り返すことで，卵子活性化率が上昇するとの報告がある[14]．卵細胞膜付近のミトコンドリアを卵中心に移動させることが効果的と述べている報告もある[15]．しかしながら，卵子活性化効果は安定しないと推察され，その後の報告は少ない．

文献

1) Yanagida K, Fujikura Y, Katayose H. The present status of artificial oocyte activation in assisted reproductive technology. Reprod Med Biol. 2008; 7: 133-42.
2) Hoshi K, Yanagida K, Yazawa H, et al. Intracytoplasmic sperm injection using immobilized or motile human spermatozoon. Fertil Steril. 1995; 63: 1241-5.
3) Eldar-Geva T, Brooks B, Margalioth EJ, et al. Successful pregnancy and delivery after calcium ionophore oocyte activation in a normozoospermic patient with previous repeated failed fertilization after intracytoplasmic sperm injection. Fertil Steril. 2003; 79 Suppl 3: 1656-8.
4) Chi HJ, Koo JJ, Song SJ, et al. Successful fertilization and pregnancy after intracytoplasmic sperm injection and oocyte activation with calcium ionophore in a normozoospermic patient with extremely low fertilization rates in intracytoplasmic sperm injection cycles. Fertil Steril. 2004; 82: 475-7.
5) Murase Y, Araki Y, Mizuno S, et al. Pregnancy following chemical activation of oocytes in a couple with repeated failure of fertilization using ICSI: case report. Hum Reprod. 2004; 19: 1604-7.
6) Heindryckx B, Van der Elst J, De Sutter P, et al. Treatment option for sperm- or oocyte-related fertilization failure: assisted oocyte activation following diagnostic heterologous ICSI. Hum Reprod. 2005; 20: 2237-41.
7) Kyono K, Nakajo Y, Nishinaka C, et al. A birth from the transfer of a single vitrified-warmed blastocyst using intracytoplasmic sperm injection with calcium ionophore oocyte activation in a globozoospermic patient. Fertil Steril. 2009; 91: 931. e7-11.
8) Nasr-Esfahani MH, Razavi S, Javdan Z, et al. Artificial oocyte activation in severe teratozoospermia undergoing intracytoplasmic sperm injection. Fertil Steril. 2008; 90: 2231-7.
9) Terada Y, Hasegawa H, Takahashi A, et al. Successful pregnancy after oocyte activation by a calcium ionophore for a patient with recurrent intracytoplasmic sperm injection failure, with an assessment of oocyte activation and sperm centrosomal function using bovine eggs. Fertil Steril. 2009; 13: 935. e11-4.
10) Yanagida K, Morozumi K, Katayose H, et al. Successful pregnancy after ICSI with strontium oocyte activation in low rates of fertilization. Reprod Biomed Online. 2006; 13: 801-6.
11) Kyono K, Kumagai S, Nishinaka C, et al. Birth and follow-up of babies born following ICSI using SrCl2 oocyte activation. Reprod Biomed Online. 2008; 17: 53-8.
12) Kishigami S, Wakayama T. Efficient strontium-induced activation of mouse oocytes in standard culture media by chelating calcium. J Reprod Dev. 2007; 53: 1207-15.
13) Yanagida K, Katayose H, Yazawa H, et al. Successful fertilization and pregnancy following ICSI and electrical oocyte activation. Hum Reprod. 1999; 14: 1307-11.
14) Tesarik J, Rienzi L, Ubaldi F, et al. Use of a modified intracytoplasmic sperm injection technique to overcome sperm-borne and oocyte-borne oocyte activation failures. Fertil Steril. 2002; 78: 619-24.
15) Ebner T, Moser M, Sommergruber M, et al. Complete oocyte activation failure after ICSI can be overcome by a modified injection technique. Hum Reprod. 2004; 19: 1837-41.

胚の機能検定法

阿部宏之

ミトコンドリアは酸素呼吸によって細胞活動に必須のエネルギーを合成する重要な細胞小器官であり，その呼吸機能は胚や卵子の代謝活性解析やクオリティ評価の有力な指標となる．したがって，精度の高い細胞呼吸計測法は，胚の厳密なクオリティ評価や細胞機能解析にきわめて重要な技術となる．

本稿では，高精度・非侵襲的に細胞呼吸を測定することができる電気化学計測技術を応用した"受精卵呼吸測定装置"と，この装置を用いた胚の呼吸機能解析とクオリティ評価法について述べる．

電気化学計測法と受精卵呼吸測定装置

電気化学計測法は，プローブ電極による酸化還元反応を利用し，局所領域における生物反応を電気化学的に高精度で検出できる有効な技術である．酸素の還元電位を検出するマイクロ電極をプローブとする走査型電気化学顕微鏡（SECM）を用いることで，細胞が消費する酸素量を無侵襲的に測定することができる．

このSECMをベースに胚の呼吸量測定のためのシステムとして，"受精卵呼吸測定装置"が開発されている[1]．この測定システムは，倒立型顕微鏡（図1①），マイクロ電極の電位を一定に保持するポテンショスタット（図1②），マイクロ電極の移動を制御するコントローラー（図1③），短時間で酸素消費量を算出する専用の解析ソフトを内蔵したノート型コンピュータ（図1④）により構成されている．倒立型顕微鏡のステージ上には，保温プレート，マイクロ電極の三次元走査を可能とするXYZステージが設置されており，気相条件を制御するための測定用チャンバーの設置も可能である．

胚の呼吸量測定

受精卵呼吸測定装置を用いた呼吸量測定には，超高感度のディスク型マイクロ電極（図2a），専用の多検体測定プレートと測定液を用いる．多検体測定プレートは測定操作の簡易化を目的に開発され，プレートの底面には円錐形のマイクロウェル6穴が施されている（図2b）．マイクロ電極が検出する微弱な電流値は溶液の成分によって値が変動するため，呼吸測定には胚および細胞用培養液をベースに調製した専用の測定液を用いる．

測定液を満たしたマイクロウェル内に胚を導入した後，ウェルの底部中心に静置する（図2c）．胚の半径値を解析ソフトに入力した後，マイクロ電極を胚の透明帯直近に手動で移動させる．マイクロ電極は，酸素が還元可能な−0.6 V vs. Ag/AgClに電位を保持した後，コンピュータ制御により透明帯近傍を鉛直（Z軸）方向に走査する（図2d）．通常，1試料当たりマイクロ電極を2〜3回走査し，呼吸量を測定する（所要時間は約30秒）．マイクロ電極走査後，胚の酸素消費量は球面拡散理論式[2]を基盤とする呼吸解析ソフトを用いて算出する（図3）．波形の始点（マイクロ電極が胚に最も接近している）と終点（マイクロ電極が胚から最も離れている）の電流値の差（ΔC）から呼吸量を算出する（ΔC

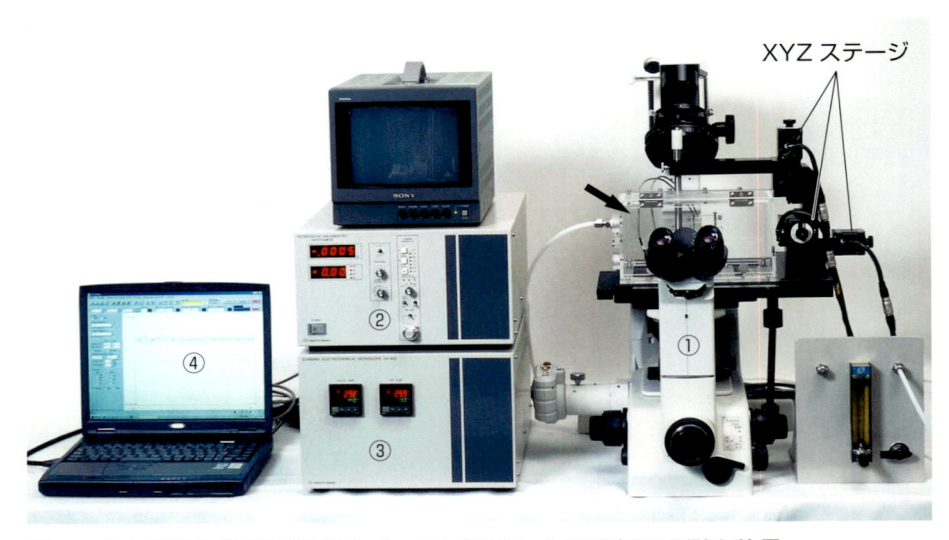

図1 走査型電気化学顕微鏡をベースに開発した受精卵呼吸測定装置
①：倒立型顕微鏡（矢印は測定チャンバーを示す），②：ポテンショスタット，③：コントローラー，④：ノートパソコン（呼吸機能解析ソフトを内蔵）．

が大きいほど胚の呼吸量は大きい）．

胚のミトコンドリア呼吸機能

受精卵呼吸測定装置を用いて，種々の哺乳動物胚の呼吸量を測定することができる．

図4に，マウス胚の発生過程における呼吸量変化を示す．マウス胚の呼吸量は，受精直後の1細胞期から8細胞期までは$0.5×10^{14}$/mol・sec^{-1}前後と低い．桑実胚から胚盤胞にかけて呼吸量は増加し，発生が進み細胞数も増加した孵化胚盤胞では最も高い呼吸活性が計測される．

ミトコンドリアは呼吸機能の成熟に伴い顕著な微細構造変化を起こすことから，電子顕微鏡による胚の微細構造観察は呼吸測定の有効性を検証するために重要である．マウス胚の微細構造を観察すると，呼吸活性の低い2細胞期胚ではミトコンドリアのほとんどは未成熟であるが，呼吸量が増加する胚盤胞ではミトコンドリアの顕著な発達（クリステの拡張）が起こる（図5）．

このように，ミトコンドリアの発達と呼吸量の増加は一致することから，受精卵呼吸測定装置による呼吸測定は，胚のミトコンドリア呼吸機能解析に有効な方法であることがわかる．

呼吸機能解析と胚のクオリティ評価

体外受精・胚移植（*in vitro* fertilization and embryo transfer：IVF-ET）は，最も有効な不妊治療法の一つである．一般にIVF-ETでは，IVFによって得られた複数の胚のなかから移植する胚を選択する．胚移植前に質的に最も良好な胚を選択することは，妊娠率の向上，多胎妊娠の回避，流産率の低下のために有効である．

現在，胚のクオリティ評価は形態観察による方法が一般的である．形態的評価法は，簡単・迅速で無侵襲的な方法であることから，現状では最も有効な胚のクオリティ評価法であると言える．しかし，評価の基準となる形態的特徴は定量性に欠けるため，判定結果が観察者の主観に左右される可能性がある．これまでの研究によって，ミトコンドリア呼吸機能と胚のクオリティは深く関係することが明らかになっており，受精卵呼吸測定装置による呼吸量測定は胚クオリティ評価の有力な指標になると考えられる．

ウシにおいて，胚のクオリティと呼吸活性の

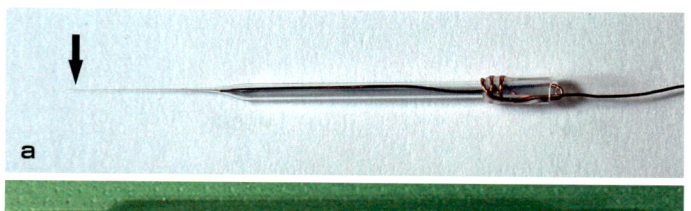

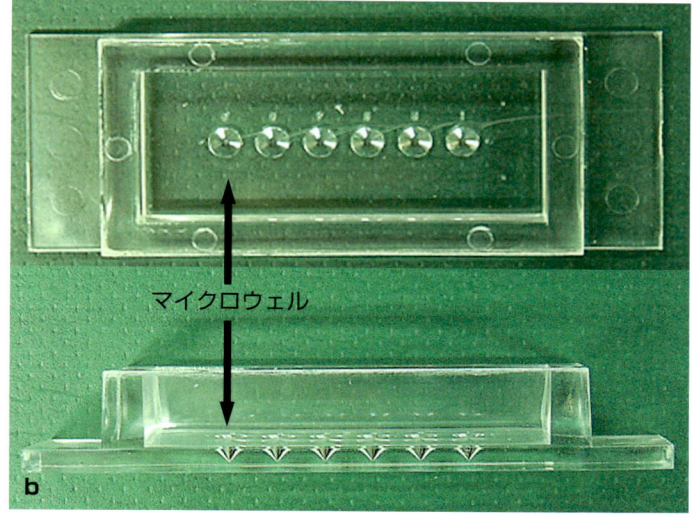

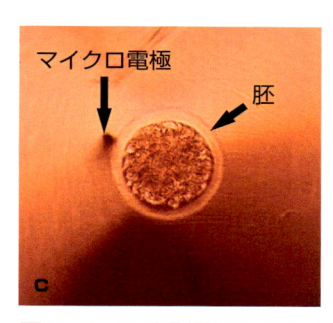

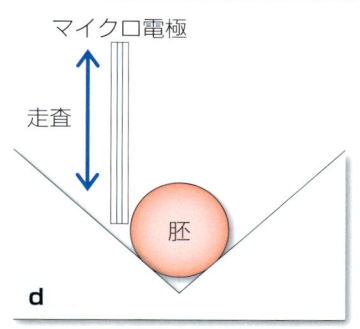

図2 胚の呼吸測定のための関連技術
a：ディスク型白金マイクロ電極．
b：多検体測定プレート．底面には円錐形のマイクロウェルが6穴施されている．
c：マイクロウェル底部に静置したウシ胚．
d：マイクロ電極は胚近傍を鉛直方向に走査し，胚の酸素消費量を測定する．

関係を示す興味深い研究成果が得られている．呼吸測定後の胚を借腹牛に移植し胚の呼吸活性と受胎率の関係を調べた結果，移植前の呼吸量が基準値以上（胚盤胞で1.0×10^{14}/mol・sec^{-1}，初期胚盤胞で0.8×10^{14}/mol・sec^{-1}，桑実胚で0.5×10^{14}/mol・sec^{-1}）の胚を移植した場合，60％以上の高い妊娠率が得られている．一方，呼吸量が基準値以下の胚は，ほとんど受胎しない．この研究結果から，受精卵呼吸測定装置はクオリティ良好胚の選別に有効なシステムであると考えられている[3]．

ヒト胚の呼吸機能解析

受精卵呼吸測定装置は，ほとんどの細胞に共通するミトコンドリア呼吸を測定していることから汎用性は高く，ヒト胚の呼吸機能解析やクオリティ評価への応用が期待されている．

ヒトへの応用を目的とした基礎的研究として，ヒト胚（余剰胚）の形態と呼吸測定例を示す（図6）．体外受精3日（day 3）および5日（day 5）の胚の酸素消費量は，それぞれ0.45×10^{14}/mol・sec^{-1}および1.15×10^{14}/mol・sec^{-1}で

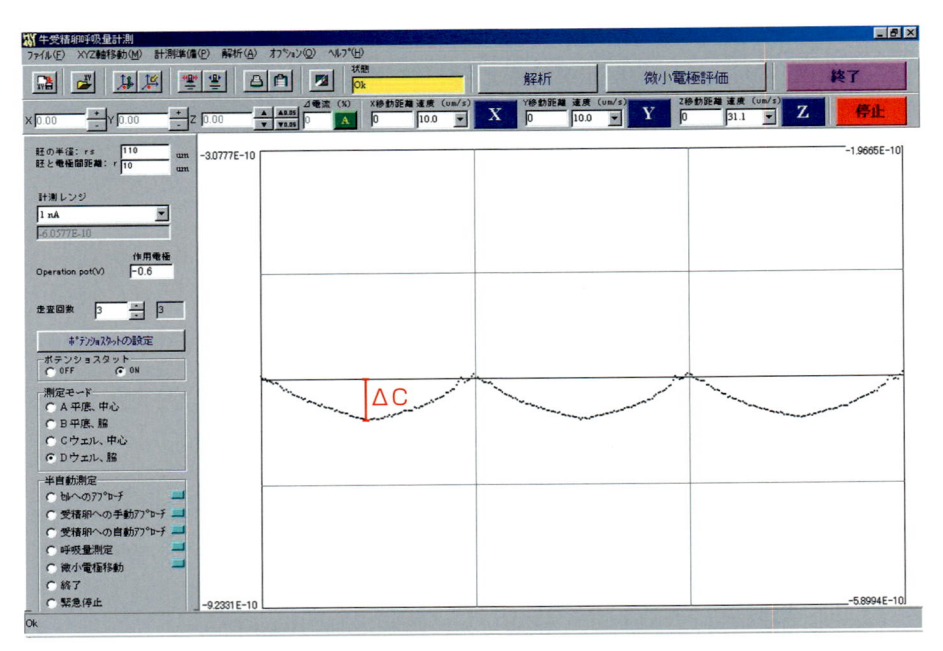

図3 呼吸解析ソフトの画面
マイクロ電極の走査の始点と終点の電流値の差（ΔC）から胚の酸素消費量（呼吸）を算出する．

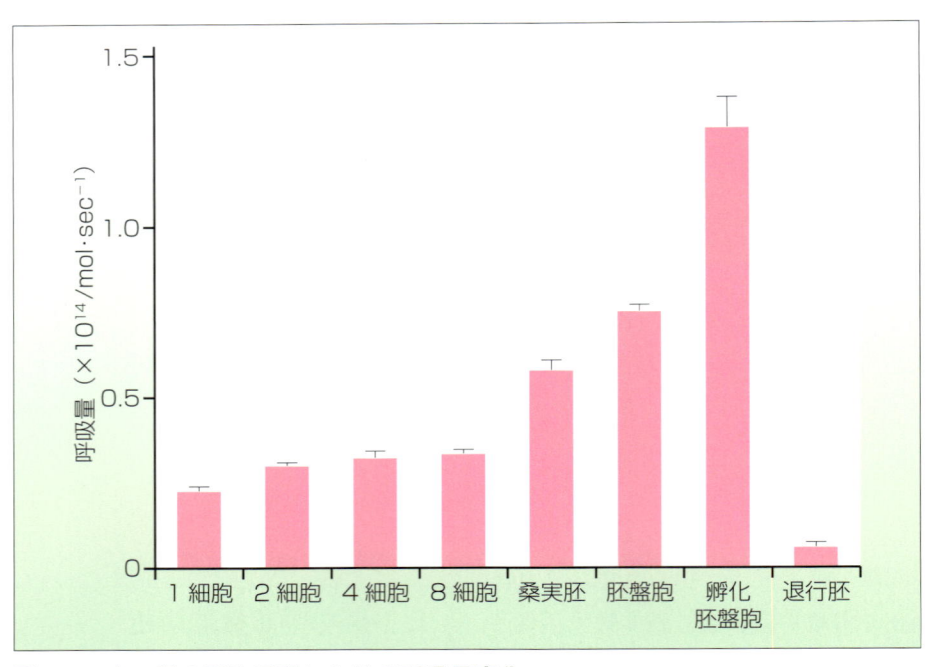

図4 マウス胚の発生過程における呼吸量変化
桑実胚から胚盤胞期にかけて呼吸量が増加する．

あり，発生が進んだ胚の呼吸活性は高い傾向にある．電子顕微鏡を用いたミトコンドリアの微細構造解析により，day 5胚では発達したミトコンドリアが多く観察される．このようにヒト胚においても，受精卵呼吸測定装置を用いたミトコンドリア呼吸機能解析研究が進んでいる．

今後，IVF-ETを中心とする不妊治療成績の向上には，移植の対象となる胚のクオリティ評価がこれまで以上に重要になってくる．精度の高い胚クオリティ評価法確立のためには，現行の形態的評価法と比べて客観性の高いクオリティ評価法の開発が不可欠である．

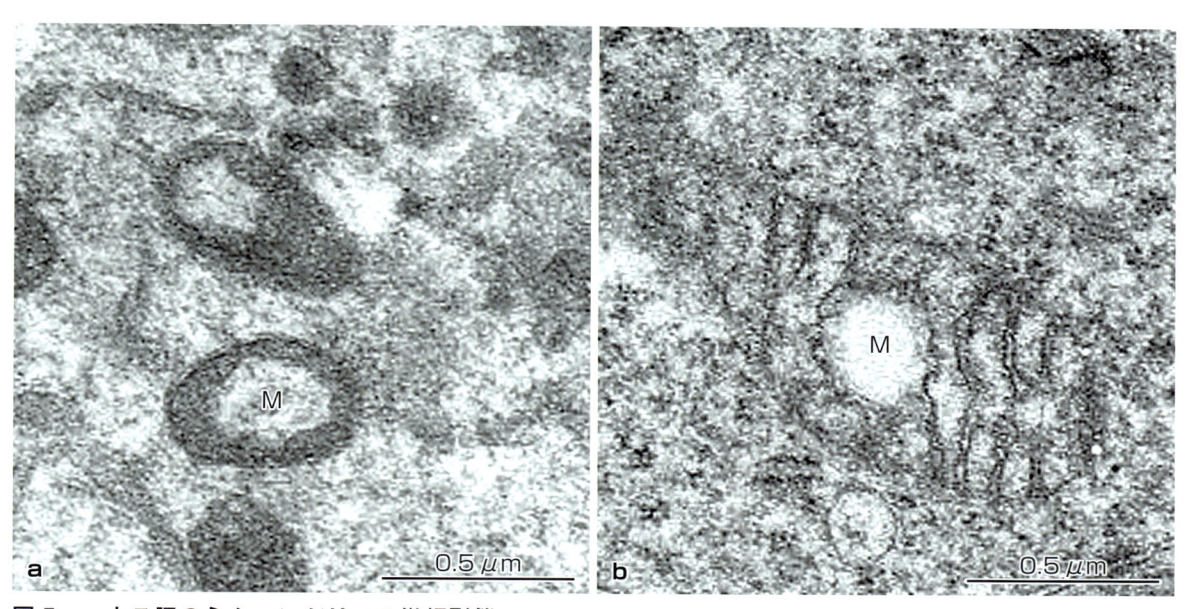

図5　マウス胚のミトコンドリアの微細形態
　a：2細胞期胚，b：胚盤胞．M：ミトコンドリア．

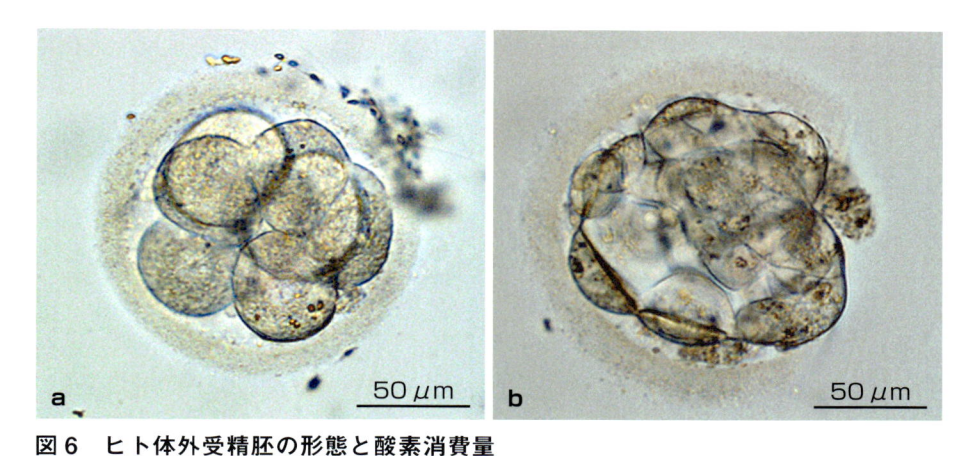

図6　ヒト体外受精胚の形態と酸素消費量
　a：day 3 胚（0.45 × 10¹⁴/mol・sec⁻¹），b：胚盤胞（1.15 × 10¹⁴/mol・sec⁻¹）．

　本稿で述べた受精卵呼吸測定装置は，高精度・非侵襲的に胚の呼吸代謝機能を解析できることから，新しい胚のクオリティ評価の有効な基盤技術として期待できる．

文献

1) Abe H, Shiku H, Aoyagi S, et al. In vitro culture and evaluation of embryos for production of high quality bovine embryos. J Mamm Ova Res. 2004; 21: 22-30.
2) Shiku H, Shiraishi T, Ohya H, et al. Oxygen consumption of single bovine embryos probed with scanning electrochemical microscopy. Anal Chem. 2001; 73: 3751-8.
3) Abe H, Shiku H, Yokoo M, et al. Evaluating the quality of individual embryos with a non-invasive and highly sensitive measurement of oxygen consumption by scanning electrochemical microscopy. J Reprod Dev. 2006; 52 (Suppl): S55-64.

hCG拡散率による卵巣血流動態と卵子

詠田由美

hCG拡散率による卵巣血流動態の概念と測定法

　生殖補助技術（ART）治療周期では，過排卵と内因性黄体化ホルモン（LH）サージの発現抑制を目的として，GnRH agonist投与による下垂体脱感作下に排卵誘発を行うので，外因性ヒト絨毛性性腺刺激ホルモン（hCG）投与は必須となる．採卵はhCG投与後に一定の条件下で施行され，排卵期にhCGが検出されることはない．

　筆者らは，このhCG投与の必然性と同一条件下の採取に着目し，卵巣血流動態観察の物質として外因性hCGを選択し，hCG拡散率を求め，卵巣血流を評価した．同法の特徴として，卵胞液採取を左右に分けて測定することにより，左右卵巣個々の状態を評価できる．外因性hCG投与後約36時間で，ART採卵術を行った際に，採卵術と同時に血清採取と左右卵胞液採取を行い，血清と卵胞内のhCG濃度を測定し，血清hCG値に対する卵胞液hCG濃度比（hCG拡散率）を求めた．hCG拡散率高値は血流良好，低値は不良となる[1]．

卵巣血流動態に影響する因子と卵巣血流動態

　腹腔鏡検査症例のうち，American Society for Reproductive Medicine（ASRM）付属器癒着スコア[2]で卵巣癒着を測定できた症例でその後の採卵術によりhCG拡散率を検討した結果，hCG拡散率と卵巣癒着スコアには負の相関を認め，卵巣癒着が高度になるに従い卵巣血流は低下していた[3]．

　毎回の採卵時の卵巣を評価する目的で，採卵術卵巣穿刺時に卵巣癒着スコアリングを行い，卵巣血流動態ならびに卵の質を検討した[4]．卵巣穿刺の際の卵巣可動性から，ASRM付属器癒着スコア[2]の卵巣癒着スコアに従い，癒着の種類をfilmyとdense，癒着範囲を1/3以下，1/3～2/3，2/3以上に分類し，左右両方の卵巣でスコアリングを行った．スコアリングを元に，卵巣癒着の種類と範囲をA群（測定卵巣数 $n=145$；癒着なしあるいはfilmy），B群（$n=549$；dense 1/3以下），C群（$n=344$；dense 1/3～2/3），D群（$n=20$；dense 2/3以上）の4群に分類し検討した．

　採卵数はA群に比較しC群，D群で有意に低下し（図1），hCG拡散率はA群に比較しB群，C群，D群は有意に低下した（図2）．卵巣癒着が強固で広範囲になるに従い，いわゆるpoor responseならびに卵巣血流の低下を認めた．卵細胞質内精子注入法（ICSI；顕微授精）のために顆粒膜細胞を除去し検鏡した結果，A群卵子は14.5％がmetaphase I（MI）卵子・卵核胞（GV）卵子・変性卵子と第一成熟分裂は終了していなかった．統計学的に有意な差はないが，B群15.2％，C群17.5％，D群18.8％と癒着が強固で広範囲になるに従い，不良卵子の率は上昇した（図3）．正常受精卵数は，採卵数の低下に採取卵子の質の低下が相乗して，D群卵巣では1.5個と有意に少ない結果であった（図4）．

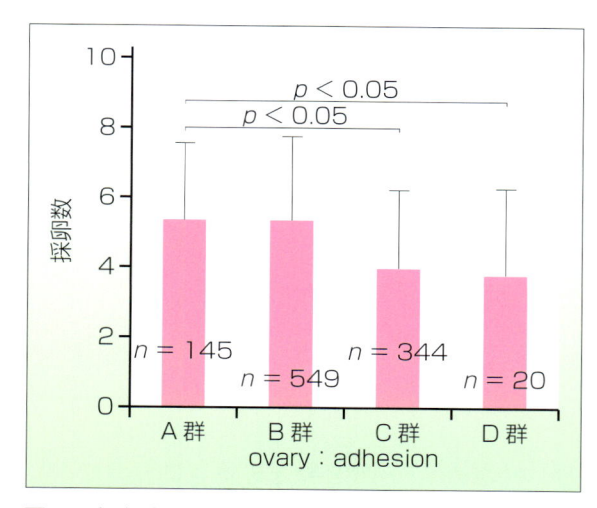

図1 卵巣癒着と採卵数
A群に比較し，C群D群で採卵数は有意に低下した．

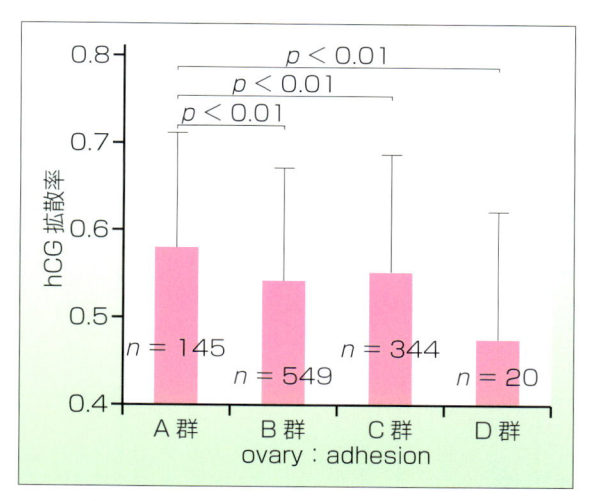

図2 卵巣癒着と卵巣血流
A群に比較し，B群，C群，D群は有意に低下していた．卵巣癒着が強固で広範囲になるに従い，いわゆるpoor responseならびに卵巣血流の低下を認めた．

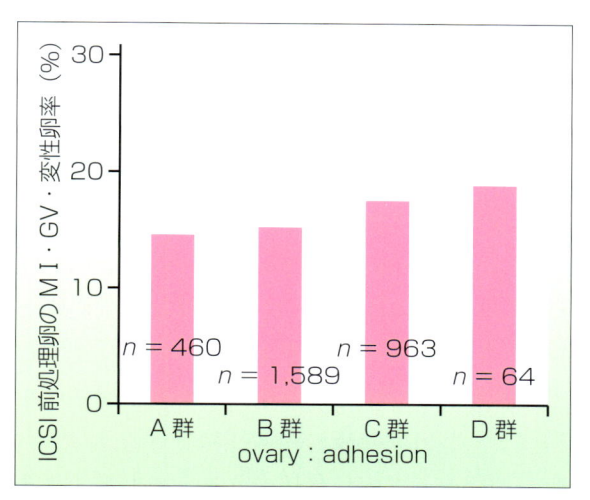

図3 卵巣癒着と卵子の質（ICSIの検討）
ICSIのために顆粒膜細胞を除去し，検鏡した結果，A群卵子は14.5%がMⅠ・GV・変性卵と第一成熟分裂は終了していなかった．統計学的に有意な差はないが，癒着が強固で広範囲になるに従い，不良卵子の率は上昇した．

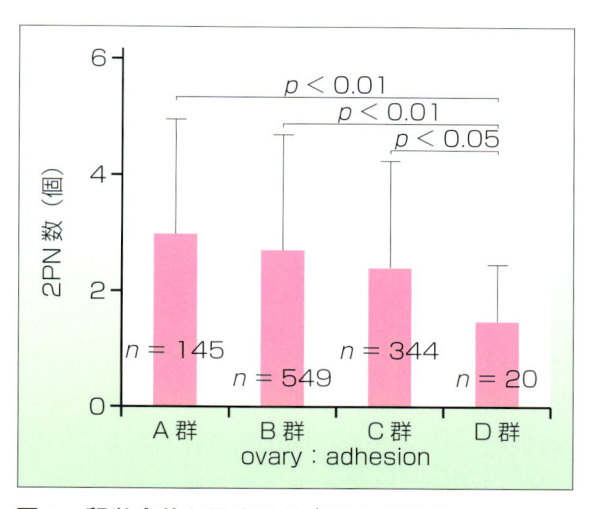

図4 卵巣癒着と正常受精（ICSIの検討）
正常受精卵数は，採卵数の低下に採取卵子の質の低下が相乗して，D群卵巣では1.5個と有意に少ない結果となった．

骨盤内手術や子宮内膜症などさまざまな要因で卵巣周囲に癒着を生じる．卵巣癒着が強固で広範囲になると，いわゆるpoor responseならびに血流低下を認めた．採卵術の際には卵胞吸引のみならず卵巣癒着診断を行うことで，卵巣血流を推測することが可能である．今後のART治療成績の改善には，血流低下の要因の除去や卵巣血流の改善が必要と考えられる．

文献

1) Nagata Y, Honjou K, Sonoda M, et al. Pharmacokinetics of exogenous gonadotropin and ovarian response in in vitro fertilization. Fertil Steril. 1999; 72: 235-9.
2) American Fertility Society. American Fertility Society classification of adnexal adhesions. Fertil Steril. 1988; 49: 944-56.
3) Nagata Y, Honjou K, Sonoda M, et al. Peri-ovarian adhesions interfere with the diffusion of gonadotropin into the follicular fluid. Hum Reprod. 1998; 13: 2072-6.
4) 詠田由美, 本庄 考, 泊 博幸ほか. 採卵術卵巣穿刺時の卵巣癒着スコアリングと卵巣血流評価に関する検討. 第53回日本生殖医学会（神戸）. 2008. p255.

in vitro maturation（IVM）法

福田愛作

多嚢胞卵巣症候群，多嚢胞卵巣へのIVF-ETの臨床応用

　Steptoe & Edwardsによる体外受精・胚移植法（in vitro fertilization and embryo transfer：IVF-ET）の成功により，不妊治療は一変した．生殖補助技術（assisted reproductive technology：ART）の扉が開かれ，卵細胞質内精子注入法（intracytoplasmic sperm injection：ICSI；顕微授精）の開発によりARTは急速に拡大した．また卵巣刺激法においても，GnRH（性腺刺激ホルモン放出ホルモン）agonistやantagonistの出現により複数成熟卵の確実な回収が可能となり，卵巣刺激による多数の成熟卵子を用いる方法が多くの施設で行われている．

　しかし，卵巣刺激に随伴する卵巣過剰刺激症候群（ovarian hyperstimulation syndrome：OHSS）はGnRH antagonistや受精卵の全凍結によりある程度リスクが軽減されたとはいえ，依然として患者にとって不快な，またときに重篤となる可能性のある副作用である．特に多嚢胞卵巣症候群（polycystic ovary syndrome：PCOS）の患者ではその発生頻度は高く，リスクも高い．PCOSは性成熟女性の約5％という比較的高い頻度にみられる排卵障害を主とする疾患であり，その40～80％に妊孕性に問題があるといわれる不妊治療の現場では，古くから遭遇される疾患である．近年，経腟超音波の普及に伴い正常周期婦人でも20～30％に多嚢胞卵巣（PCO）を認めることが明らかとなっている．すなわち，ARTの適応患者においても，PCOSやPCOの患者，卵巣刺激にあたってOHSSを合併する可能性は高く，それだけOHSSに遭遇する機会も多くなると考えてよい．

　IVF-ETは体内で成熟した卵子を用いることで臨床応用が始められたが，研究段階では未熟卵子を体外成熟させ，得られた成熟卵を用いて受精や胚培養が行われていた．未熟卵体外成熟-体外受精-胚移植法（in vitro maturation, in vitro fertilization and embryo-transfer：IVM-IVF）は，無刺激もしくは少量卵胞刺激ホルモン／ヒト閉経期尿性性腺刺激ホルモン（FSH/hMG）を投与し，卵巣の小卵胞より未成熟卵を採取し，体外成熟後に顕微授精を行い，得られた受精卵を子宮内に移植する方法であり，現在のARTの原型に戻った形となる（図1）．

　IVM-IVFの臨床応用は，1991年に未熟卵由来胚がドナー胚として用いられ妊娠出産に成功したのに始まり[1]，1994年にPCOS患者に不妊治療の一環として初めて用いられた[2]．その最大の利点は，ゴナドトロピンを用いた卵巣刺激をほとんどもしくはまったく必要としない点にある．そのため，OHSS発生の危険性がないばかりではなく，注射に伴う肉体的・精神的苦痛，さらには時間的制約，経済的負担軽減につながる．また，いまだ明らかとはなっていないゴナドトロピン投与による長期的影響に関する懸念もない[3]．

　このような利点を勘案すれば，IVM-IVFは個々の症例に適した刺激を選択するという近年のテーラーメイドARTの方向性と一致するも

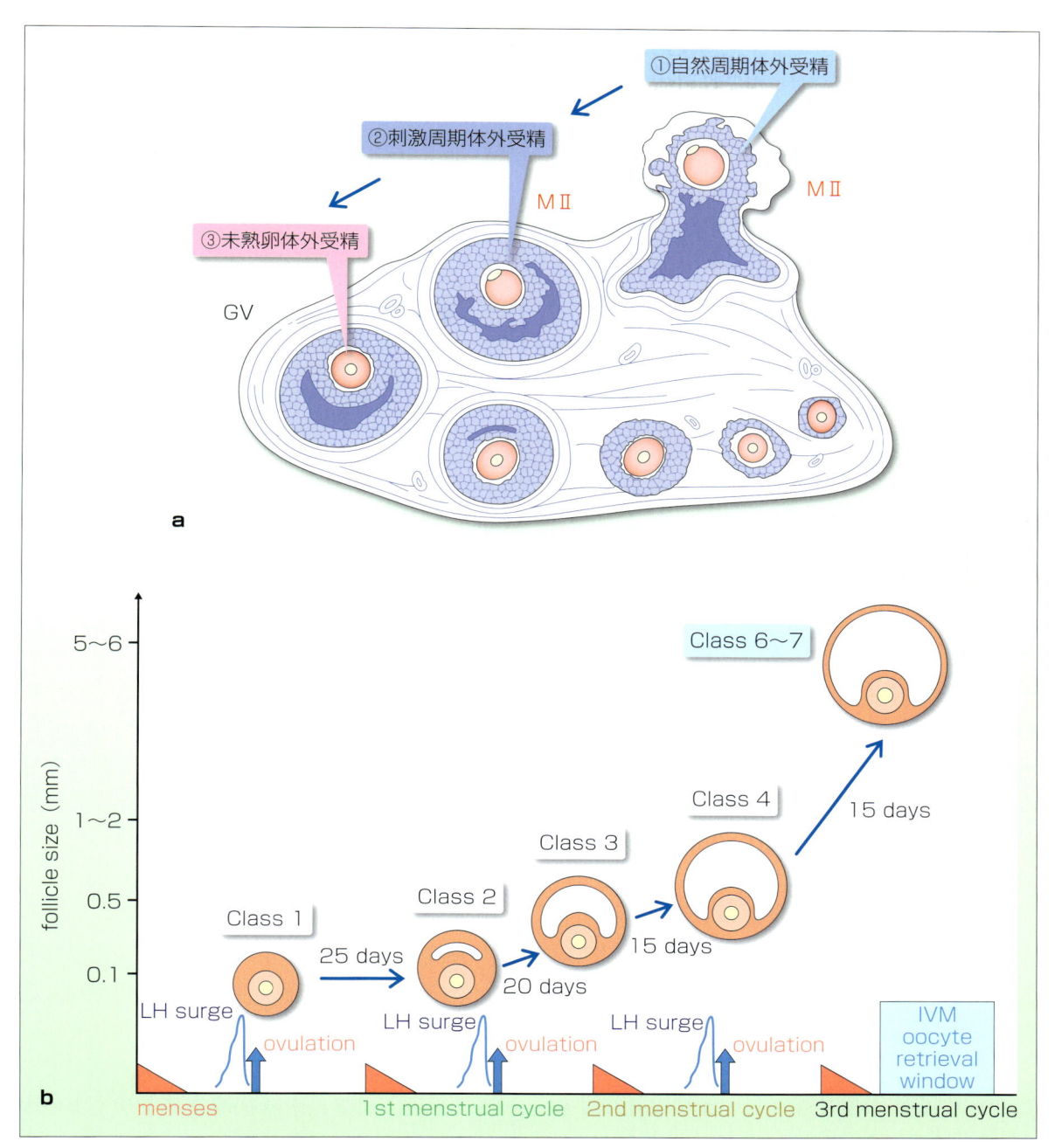

図1 IVMに用いられる卵子は通常ARTに比べ未熟ではあるが（a），Gougeon分類の8段階の最終段階にあり（b），その過程のほとんどは体内で成熟したものである．

のである．IVF-IVM妊娠率は世界的にみても徐々に上昇してきており，PCOSに対してはARTの選択肢の1つとしての地位を確立しつつある（表1）[4-7]．すでにPCOS症例ばかりでなく，正常月経周期婦人や体外受精反復不成功例に対しても応用され成果を上げている[8,9]．筆者らは本邦初の成功以来[10,11]，方法に改善を重ね，現在ではIVFに匹敵する妊娠率を達成し，PCOSおよびPCO症例に対してIVM-IVFをARTの第一選択としている．

IVM-IVFにおける未熟卵と通常IVFでの未熟卵との相違

通常ARTで採卵された卵子を成熟卵と未熟卵の2つに分類する．成熟卵とは第二減数分裂中期（MⅡ）に達した卵を表し，それ以前の状態，すなわち卵核胞（GV）から第一減数分裂中

表1 海外でのPCOSに対するIVM-IVFの成績の推移

PCOS患者	Mikkelsen et al, 2001	Child et al, 2001	Cha et al, 2005	Söderström-Anttila et al, 2005
採卵周期数	36	68	203	28
採卵数/症例	6.6	11.3	15.5	14.4
移植胚数	1.8	3.2	5.0	1.7
妊娠率/移植	23.3%	29.9%	21.9%	42.3%

表2 IVM-IVFと刺激周期IVF-ETで得られる未熟卵の相違点

	IVM-IVF	刺激IVF-ET
卵胞の背景	hCG投与36時間後 無刺激または軽度刺激 直径10 mm前後	hCG投与36時間後 FSH/hMG刺激卵巣 直径18 mm以上
卵の状態	GV卵	GV卵またはMI卵
体外成熟後の染色体異常率	体内成熟卵と同等 刺激IVF未熟卵由来に比べ低い	体内成熟卵に比べ高い IVM-IVF未熟卵由来に比べ高い
妊娠可能性	通常成熟卵と同等？	通常成熟卵に比べ非常に低い

期(MI)までの卵は未熟卵とよばれる.

IVF-ETで得られる未熟卵は,本来,成熟卵であるべき時期に未熟であった卵であり,なんらかの異常が存在する可能性が高い.このような未熟卵では妊娠成立の可能性がきわめて低いばかりでなく,たとえ成熟しても高い染色体異常率が報告されている[12].これに対して,IVM-IVFで採取された未熟卵は最初からGV卵を目指して採られたものである.さらに,未熟卵とは言っても,その成熟過程のほとんどを体内で経過した卵である(図1).

この両者の違いを認識することは,IVM-IVFの安全性を論じるうえで非常に重要である(表2).

当院におけるIVM-IVF実施方法

1. 採卵前投薬およびゴナドトロピン投与

血中インスリン濃度やHOMA-R指数にかかわらず,PCOS患者全例にメトホルミン1日1,500 mgを投与している.副作用(下痢,胃部不快感など)の強い場合には1,000〜750 mgに減量し,可能な限りメトホルミン投与後にIVM-IVFを実施する.また採卵周期には卵胞径が10 mm前後となるよう,day 7以降にFSHを少量投与し,採卵36時間前にhCG 10,000単位またはGnRH agonist(スプレキュア®)600 μgを投与する[13,14].

FSH投与については,day 3からの投与では多核胚の増加をきたすとの報告があるため,筆者らはday 7から開始している[15].

2. 至適採卵時期

卵胞径約10 mmの小卵胞が2個以上確認でき,主席卵胞(卵胞径14 mm以上)出現前を採卵の条件としている.月経周期7日目より卵胞のモニターを開始し,卵胞径の大きさに応じてFSHを投与する.十分採卵可能なサイズの卵胞があれば,FSH投与を行わない.採卵決定時の子宮内膜が8 mm以上か8 mm未満かにより,新鮮胚移植または凍結周期への振り分けを行う(図2).

3. IVM-IVFの経時的スケジュール

標準的な新鮮周期と凍結周期のIVM-IVFプロトコールにおける臨床的操作,ラボワーク,投薬を図2に一覧できるように示した.

採卵36時間前にhCG 10,000単位またはGnRH agonist(スプレキュア®)600 μgを投与する[13].hCG量を増量しても効果に差は認められない[14].採卵日より経口卵胞ホルモン,

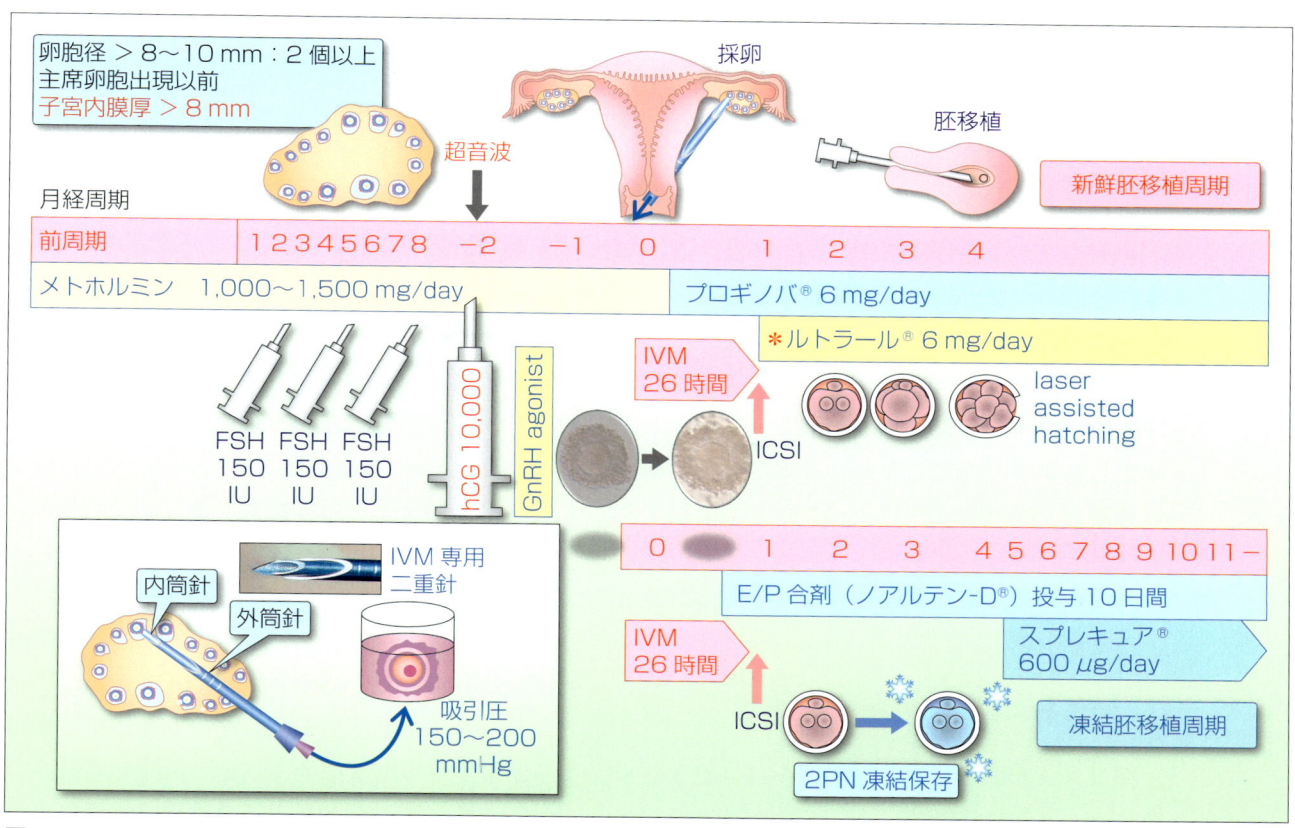

図2 IVM-IVFの工程
採卵前投薬，採卵後からの新鮮胚移植周期・凍結周期を上下に並列で示した．左下に採卵時の二重採卵針の写真と使い方と示した．

翌日より経口黄体ホルモンを投与し，胚移植に向け子宮内膜を調整する．すべての投薬を**図2**に示した．妊娠成立後はホルモン状態に応じて投薬量を調節している．

採卵決定日に子宮内膜が8 mmに達していない場合には，受精卵を前核期の状態でいったん凍結し，次周期にホルモン補充下に凍結融解胚移植を行う．

4．培養液の組成

IVM-IVFにおける各ステップでの培養液の組成は**表3**に示した．

表3 当院で使用しているIVM-IVFにおける各ステップでの培養液の種類

採卵針洗浄液	ヘパリン20単位/mL添加HTF培養液
体外成熟用培養液	IVM system (MediCult)
添加タンパク	10% SSS
受精卵培養液	10% SSS添加HTF培養液

5．採卵方法

1）麻酔

採卵は経腟超音波ガイド下に通常，IVFと同様の静脈麻酔を用いて実施する．ソセゴン®＋セルシン®のニューロレプト麻酔法（NLA）変法にケタミンを組み合わせている．ただし，採卵には通常，IVFよりやや長い時間を要することを念頭に麻酔を行う必要がある．

2）採卵針

採卵針には17ゲージ外筒針と19ゲージ内筒針を組み合わせた二重針（北里サプライ社製またはCook社製）を用いる．外筒針の先端にヤスリ目が入っており，卵巣の把持が可能となっている（**図2**）．この二重針を用いることで採卵個数ゼロを回避できる．

3）卵胞吸引法

外筒針を卵巣実質内に約1 cm挿入する．こ

の外筒針を卵巣把持用として用い，この中に19ゲージの内筒吸引針を挿入し，内筒針を用いて小卵胞を穿刺吸引する（図2）．吸引圧は150～200 mmHgと通常IVFと同様に設定し，吸引ポンプ（Rocket社製）を用いる．卵胞1～2個吸引ごとに吸引針の洗浄をヘパリン添加培養液で行い，針の詰まりを予防する．

6. 検卵作業

卵胞液はヘパリン添加培養液とよく混和し，凝固しないよう注意しながら採取卵胞液と培養液の混合したものを70μmメッシュに通す．メッシュに残った組織を裏から洗い流し，その培養液を検鏡すれば短時間に卵子をみつけることが可能である．

7. 培養および顕微授精

採取された卵子は顆粒膜細胞を付けたまま成熟培養液中で培養する．26時間培養後に卵丘細胞を除去し，卵の成熟度をチェックする．これ以上の培養時間の延長は成績の向上に結びつかない[16]．

この時点で，第一極体の認められた成熟卵に顕微授精を行う．ICSI翌日に前核が認められた受精卵は通常，体外受精と同様の培養液中で胚移植まで培養する．凍結周期では2PNで凍結する．胚移植前にレーザーによる孵化補助術（assisted hatching：AH）を行う（図2）．

8. 子宮内膜準備

IVM-IVFでは，卵胞期早期に採卵するので子宮内膜の厚さが不十分であるため，採卵日より卵胞ホルモン剤の投与を必要とする．卵胞ホルモン貼付薬では，皮膚反応の問題（かぶれ，発疹など）や日常生活動作（入浴など）による脱落などで十分な効果が得られないことがあるため，筆者らは採卵後の投薬は経口剤（プロギノバ®：日本では厚生労働省の認可はない）を用いている（図2）．

9. 胚移植法ならびに移植後の管理

胚移植は膀胱充満のうえ，経腹超音波モニター下に行う．胚移植後の黄体管理は，ホルモン補充周期凍結融解胚移植の場合と同様に，経口卵胞ホルモン剤と経口黄体ホルモン剤を妊娠判定までの14日間投与する．

治療成績

2006年1月から2007年12月までの2年間の臨床成績を表4示す．最新の妊娠率では通常IVFに匹敵する成績を残している．もちろん，通常IVFとは対象患者群の違いや実施周期数に大きな差があるため，まだIVM-IVFの成績がIVFのレベルに達したとは言えない．しかし，メトホルミン投与による卵胞内環境の改善，少量FSH投与によって起こりうる顆粒膜細胞質の熟化やhCGやGnRH agonistによるLHサージに対する反応性の上昇，新培養液の効果，さらには採卵日設定の適確化の試みなど，さまざまな小さな因子の改善の集積により妊娠率の上昇をもたらしていると考えている．

IVM-IVFは，IVFより16年遅れて臨床応用が開始された比較的新しい技術である．未熟卵の体外成熟に関しては卵細胞質の成熟と核の成熟の不一致が一番の問題点であると考えられ，さまざまなIVM培養液が試みられたが，培養液の変更で急激な成熟率の上昇や妊娠率の改善は得られなかった．

筆者らの施設においても，体外成熟卵の微細

表4 IVM-IVFの臨床成績（2006年1月から2007年12月）

	新鮮周期	凍結周期	total
採卵周期数	98	33	131
採卵数/周期	9.2	10.2	9.5
成熟卵数/周期	5.3	6.2	5.5
体外成熟率（%）	56.8	60.7	57.9
受精率（%）	78.8	79.9	79.1
胚移植周期数	66	25	91
胚移植率（%）	67.3	75.8	69.5
妊娠数	28	13	41
妊娠率（移植当たり）（%）	42.4	52.0	45.1

（IVF大阪クリニックならびになんばクリニック合計）

構造の検討，培養環境と臨床環境の改良などの試行錯誤の結果，徐々に妊娠率は上昇している．成熟率や良好胚獲得に関して培養液自体はそれほど大きな要因ではなく，いかなる時期にどのような準備を行い採卵を実施するかが重要なポイントであると考えられる．IVM-IVFにおける胚盤胞移植妊娠[17]や複数の児をIVM-IVFで得た[18]との報告もある．IVM-IVFには未解決の部分もあるが，PCOS患者に対してはOHSSの回避を筆頭にさまざまな利点がある．また，刺激周期で良好卵が得られない症例にも有効である．このような点を考えれば，将来的にはIVM-IVFがARTの主流となる時代が来るかもしれない[19]．

文献

1) Cha KY, Koo JJ, Ko JK, et al. Pregnancy after in vitro fertilization of human oocytes collected from nonstimulated cycles, their culture in vitro and their transfer in a donor oocyte program. Fertil Steril. 1991; 55: 109-13.
2) Trounson A, Wood C, Kausche A. In vitro maturation and the fertilization and developmental competence of oocytes recovered from unstimulated polycystic patients. Fertil Steril. 1994; 62: 353-62.
3) Whittemore AS. The risk of ovarian cancer after treatment for infertility. N Engl J Med. 1994; 331: 805-6.
4) Mikkelsen AL, Lindenberg S. Benefit of FSH priming of women with PCOS to the vitro maturation procedure and outcome: a rondamized prospective study. Reproduction. 2001; 122: 587-92.
5) Child TJ, Abdul-Jalil AK, Gulekli B, et al. In vitro maturation of oocytes from unstimulated normal ovaries, polycystic ovaries, and women with polycystic ovary syndrome. Fertil Steril. 2001; 76: 936-42.
6) Cha KY, Chung HM, Lee DR, et al. Obstetric outcome of patients with polycystic ovary syndrome treated by in vitro maturation and in vitro fertilization-embryo transfer. Fertil Steril. 2005; 83: 1461-5.
7) Söderström-Anttila V, Mäkinen S, Tuuri T, et al. Favourable pregnancy results with insemination of in vitro matured oocytes from unstimulated patients. Hum Reprod. 2005; 20: 1534-40.
8) Barnes FL, Crombie A, Gardner DK, et al. Blastocyst development and birth after in vitro maturation of human primary oocytes, intracytoplasmic sperm injection and assisted hatching. Hum Reprod. 1995; 10: 3243-7.
9) Mikkelsen AL, Smith SD, Lindenberg S. In-vitro maturation of human oocytes from regularly menstruating women may be successful without follicle stimulating hormone priming. Hum Reprod. 1999; 14: 1847-51.
10) 福田愛作, 河田 淳, 當仲正丈, ほか. 非刺激周期婦人よりの未成熟卵体外受精の試み. 日本受精着床学会誌. 2001；18：1-4.
11) 福田愛作, 森本義晴. 未熟卵体外成熟顕微授精胚の凍結融解胚移植による妊娠. 産科と婦人科. 2001：12：1871-6.
12) Nugeira D, Staessen C, Van de Velde H, et al. Nuclear status and cytogenetics of embryos derived from in vitro matured oocytes. Fertil Steril. 2000; 74: 295-8.
13) Chian RC, Buckett WM, Too LL, et al. Pregnancies resulting from in vitro matured oocytes retrieved from patients with polycystic ovary syndrome after priming with human chorionic gonadotropin. Fertil Steril. 1999; 72: 639-42.
14) Gulekli B, Buckett WM, Chian RC, et al. Randomized, controlled trial of priming with 10,000 IU versus 20,000 IU of human chorionic gonadotropin in women with polycystic ovary syndrome who are undergoing in vitro maturation. Fertil Steril. 2004; 82: 1458-9.
15) Vlaisavljevic V, Cizek-Sajko M, Kavac V, et al. Multinucleation and cleavage of embryos derived from in vitro-matured oocytes. Fertil Steril. 2006; 86: 487-9.
16) Smith SD, Mikkelsen AL, Lindenberg S. Development of human oocytes in vitro for 28 or 36 hours. Fertil Steril. 2000; 73: 541-4.
17) Son WY, Lee SY, Yoon SH, et al. Pregnancies and deliveries after transfer of human blastocysts derived from in vitro matured oocytes in in vitro maturation cycles. Fertil Steril. 2007; 87: 1491-3.
18) Al-Sunaidi M, Tulandi T, Holzer H, et al. Repeated pregnancies and live births after in vitro maturation treatment. Fertil Steril. 2007; 87: 1212. e9-12.
19) Piquette G. The in vitro maturation (IVM) of human oocytes for in vitro fertilization (IVF): is it time yet to switch to IVM-IVF? Fertil Steril. 2006; 85: 833-5.

Clinical Update

1. 卵子とエピジェネティクス
2. 胚培養のリスク
3. 腹腔鏡手術が IVF より優る
4. 加齢婦人への DHEA 併用療法と ART 治療成績
5. 卵巣組織凍結保存法の現状
6. 不妊に対する低反応レベルレーザー治療
   ——卵子に及ぼす影響
7. 単一胚移植法の是非
8. 多嚢胞卵巣の卵子
9. 胚移植の時期
10. hCG による LH 活性の役割
11. 卵管環境を左右する因子
12. ICSI における胚破損
13. ヒト生殖医療のための新しい卵子培養ならびに卵子評価システム

卵子とエピジェネティクス

石川孝之　京野廣一

ヒトの体は，およそ60兆個の細胞から構成されている．その起源である1個の受精卵は，分化全能性をもち人体を構成する多種多様な細胞に分化することができる．細胞が未分化状態から特定な細胞系列へ分化するためには，特異的な遺伝子発現パターンを確立する必要がある．細胞がゲノムの遺伝情報（DNA配列）を変えることなく可逆的かつ後成的に多様な遺伝子発現パターンを獲得するメカニズムこそがエピジェネティック機構である．

現在，エピジェネティクスの中枢はDNAメチル化，ヒストン修飾あるいはクロマチン構造の再構築など，ヌクレオソーム修飾であると理解されている（図1）．生殖細胞は，次世代へ遺伝情報を伝達する重要な役割を担い，生殖系列の分化は胚発生の初期段階に決定する．その後は個体の性分化に従い卵子あるいは精子へと分化・成熟するが，この配偶子形成過程には減数分裂やゲノミックインプリンティング（遺伝的刷り込み）など特有な現象が知られている．

そこで，本稿では卵子におけるエピジェネティクスと減数分裂，さらにヒトの生殖補助技術（ART）とのかかわりに関する最近の知見を紹介したい．

減数分裂とヒストンアセチル化

ヌクレオソームを構成する4種類のコアヒストンタンパク質（ヒストンH2A，H2B，H3およびH4）の末端はヌクレオソームの外側に突出している（図1）．各ヒストンのアミノ（N）基末端は，histone tale（ヒストンテイル）とよばれ，リン酸化，メチル化あるいはアセチル化などの修飾を受けることによって遺伝子の転写活性・制御に深くかかわっている[1]．さらに，ヒストンH3とH4のN末端は減数分裂にも密接に関連している．

マウス一次卵母細胞のH3・H4の両N末端は第一減数分裂前期までアセチル化されているが，第一分裂中期にヒストン脱アセチル化酵素（HDAC）の作用で脱アセチル化される．トリコスタチンA（HDAC阻害剤）で処理したマウスの体外成熟卵子（IVM卵）は正常に受精をするが，初期胚に染色体の異数性が観察される．また，10カ月齢を超える老齢マウスの第一卵母細胞では第一減数分裂中期の脱アセチル化が起こらず，アセチル化状態が維持される[2]．

ヒトの高齢女性の卵子においても，高い頻度で染色体異常が観察されることから，ヒストンの脱アセチル化と染色体不分離の関係を考察するうえで興味深い知見である．

ゲノミックインプリンティング

ゲノミックインプリンティングは父親・母親由来の1対の対立遺伝子（アレル）のいずれか一方に遺伝子発現を引き起こす，哺乳動物特異的なエピジェネティック機構である．この片親アレル性の遺伝子発現は主としてDNAメチル化によって制御されている（図2）．インプリンティングを受ける遺伝子群（インプリント遺伝子）の制御領域にはCpG配列が集中しており，メチル化パターンによって遺伝子の制御領域と転写因子の親和性を制御して両アレルに機能差

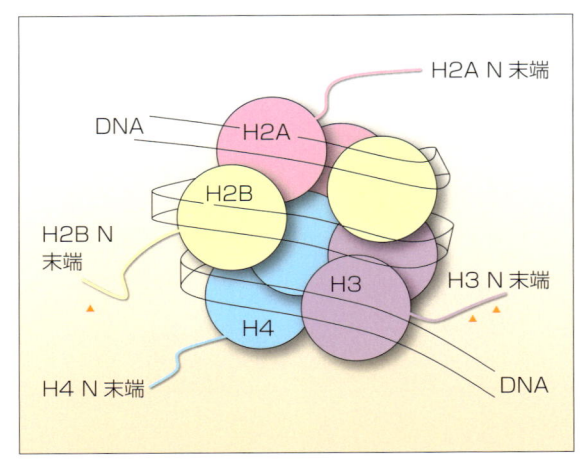

図1 ヌクレオソームとヒストンテイル
クロマチン構造の最小単位であるヌクレオソームは，コアヒストンH2A-H2B二量体が2個とコアヒストンH3-H4四量体が1個から構成されている．ヌクレオソームアレイの周りには146bpのDNAが左巻きに1.75回転周回している．ヒストン分子のN末端はヒストンテイルとよばれ，リン酸化，メチル化，アセチル化およびユビキチン化などの修飾を受ける．

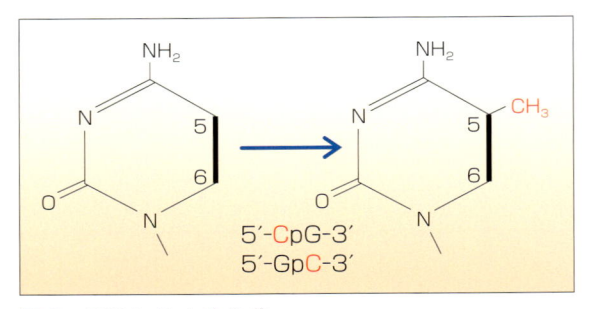

図2 DNAのメチル化
真核生物のゲノムDNAは，シトシン塩基の5位の炭素にDNAメチルトランスフェラーゼの働きでメチル基が付加される．

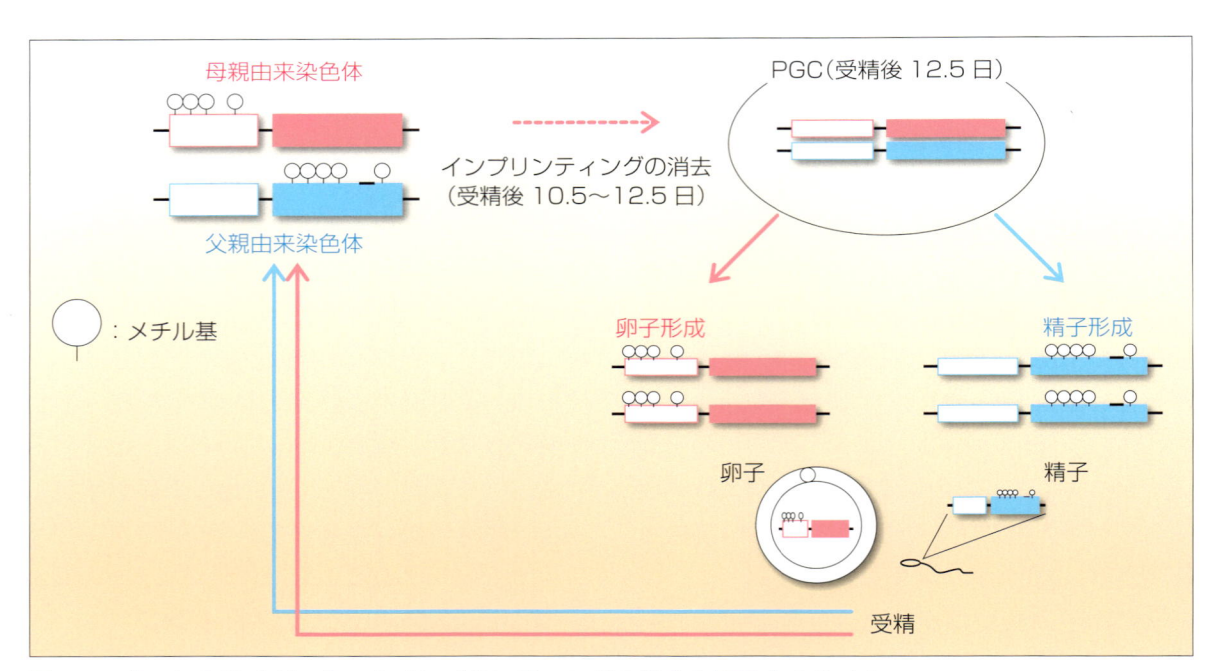

図3 マウスにおけるゲノミックインプリンティングの消去と再確立のサイクル
受精後10.5～12.5日齢マウスの原始生殖細胞（PGC）では，父親・母親それぞれの染色体特異的なインプリンティングパターンがいったん消去される．その後，配偶子（精子，卵子）形成過程で父親あるいは母親に特異的なインプリンティングパターンが再び刷り込まれる．

を付加している（図3）．

哺乳動物では5種類のDNAメチル基転移酵素（Dnmt1, 2, 3a, 3bおよびL）が知られているが，インプリンティングには主にDnmt3a（補酵素Dnmt3Lと複合体を形成）がかかわっている．このDnmt3aは，発生・分化や外的刺激に応じて非メチル化CpGに新たなメチル基を導入することができる*de novo* Dnmtである（Dnmt1は，ヘミメチル化CpGを基質として細胞分裂時にメチル化パターンを娘細胞に伝達するときに働く）．

ゲノミックインプリンティングの消去と再確

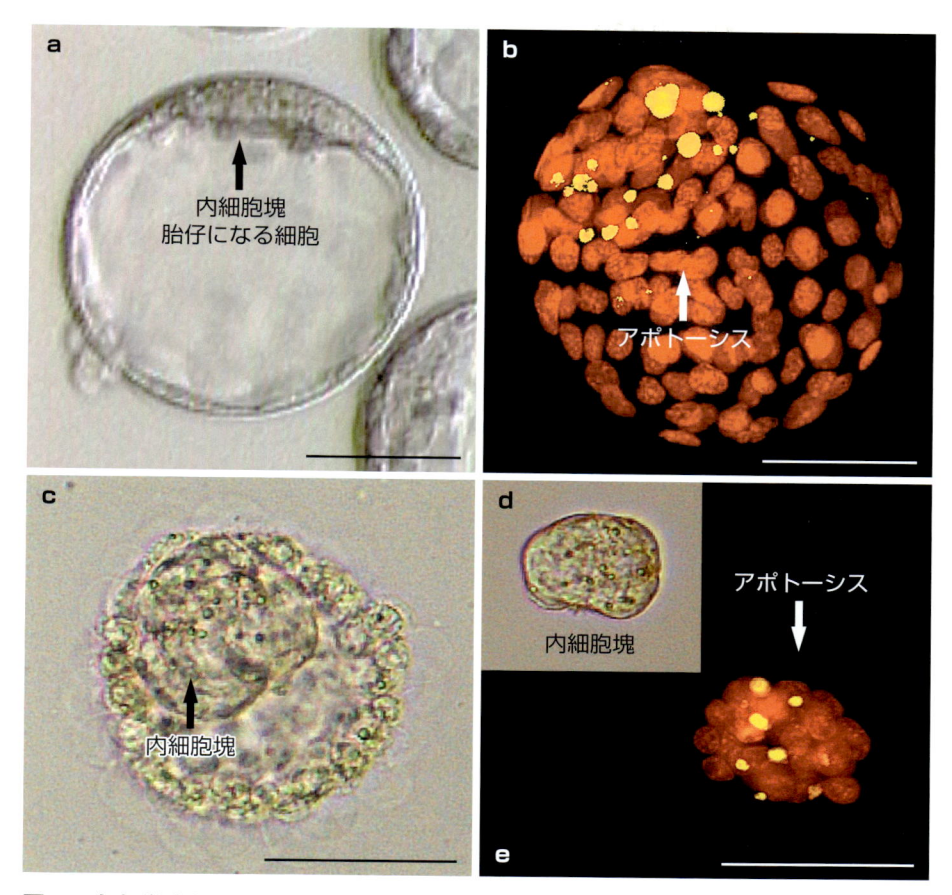

図2 白色蛍光灯に光曝露された受精卵から発生した胚盤胞におけるアポトーシス
マウス胚盤胞の光学顕微鏡像（a）とDNA断片化を視覚化したTUNEL法によりアポトーシスが出現した胚盤胞の蛍光顕微鏡像（b），および免疫手術法で栄養膜細胞を死滅させ（c），内細胞塊のみを分離し（d），アポトーシス出現を検出した蛍光顕微鏡像（e）. aとcの矢印は，将来，胎仔に分化する内細胞塊を示す．bとeの矢印の黄色部分がDNA切断部位である．胎仔に分化する内細胞塊でDNA断片が生じている（e）．赤色は核である．スケールバーは，30μmである．

ぼし，エピジェニック制御であるインプリント遺伝子の片親性の遺伝子発現に乱れが生じることを示すものである[4,5]．結果として，胎盤形成や胎児発育に影響を及ぼし，産子個体の体重や生理機能に異常を生じるリスクを負うことになる．

産子への影響

体内と体外で発生したマウス胚盤胞から生まれた個体の行動解析が行われており，高所開放迷路（the elevated open maze）やMorrisの水迷路（Morris water maze）課題において比較されている[6]．

高所開放迷路は，動物の不安を調べる解析で，体内胚盤胞からのマウスと比べ，体外胚盤胞からのマウスは，囲いのない開放迷路にいる時間が長く，不安な状態を示している．Morrisの水迷路は記憶を調べるもので，体外胚盤胞からのマウスでは水から避難する時間が遅く，移動距離も長く，記憶力が劣ることを示している．

体外での胚操作や胚培養によって発生率が低下するのみならず，発生した胚盤胞において遺伝子発現の乱れやエピジェニックな異常が生じる可能性があり，胎児発育や産子個体の生理機能に影響する．体外での操作や胚培養によるリスクを理解しながら，体外培養環境の改善を持続的に行わなければならない．

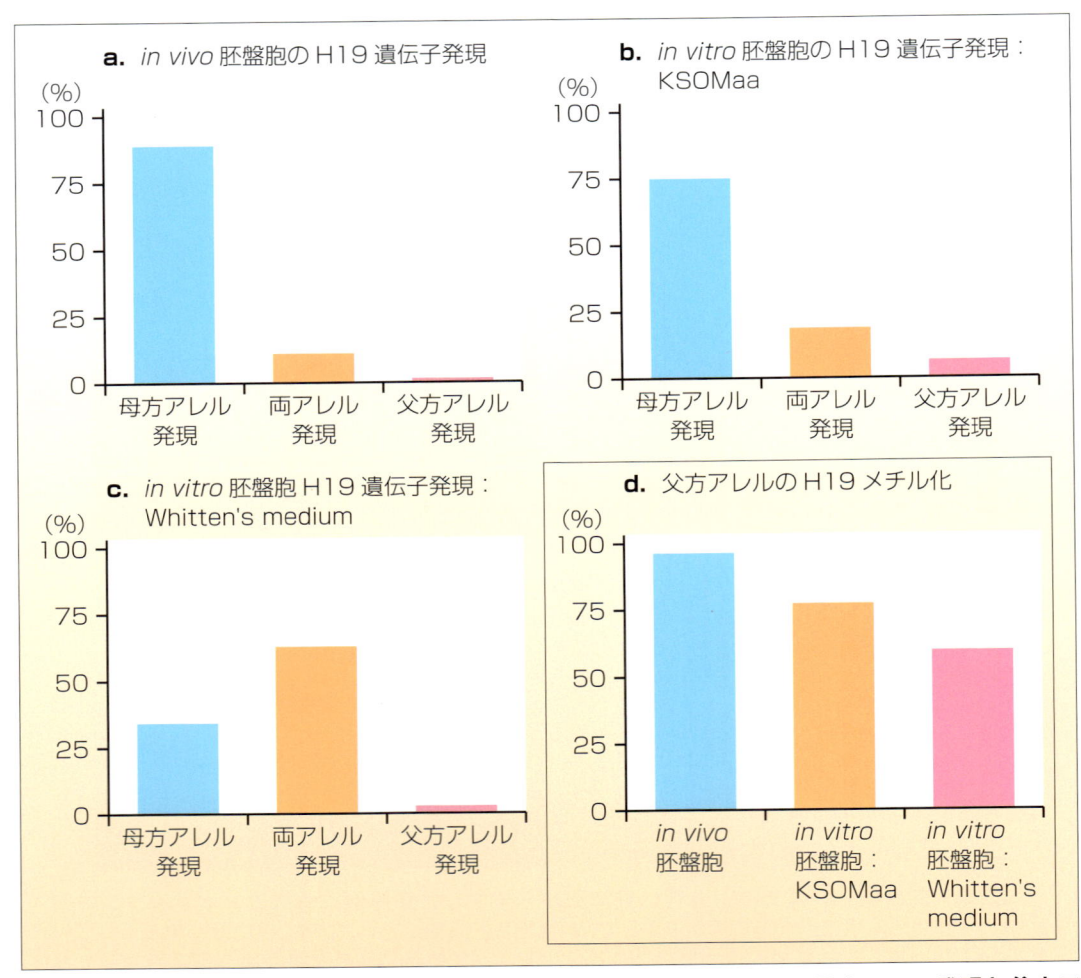

図3 *in vivo* または *in vitro* 胚盤胞におけるインプリント遺伝子 H19 の母方アレル発現と父方アレル H19 遺伝子のメチル化

　in vivo で発生したマウス胚盤胞の H19 遺伝子発現は母方アレル発現であり，父方アレル発現は抑制されている（a）．KSOMaa で発生した *in vitro* 胚盤胞では両アレル発現（母方＋父方アレル発現）が少し増加（b），Whitten's medium では著しく増加している（c）．父方アレル H19 遺伝子のメチル化割合は *in vitro* 胚盤胞で低下しており，このことが父方アレル発現の原因と考えられる（d）．
（Tremblay KD, et al. Mol Cell Biol. 1997; 17: 4322-9[3]; Doherty AS, et al. Biol Reprod. 2000; 62: 1526-35[4] のデータより作成）

文献

1) Takenaka M, Horiuchi T, Yanagimachi R. Effects of light on development of mammalian zygotes. Proc Natl Acad Sci U S A. 2007; 104: 14289-93.

2) Rinaudo P, Schultz RM. Effects of embryo culture on global pattern of gene expression in preimplantation mouse embryos. Reproduction. 2004; 128: 301-11.

3) Tremblay KD, Duran KL, Bartolomei MS. A 5'2-kilobase-pair region of the imprinted mouse H19 gene exhibits exclusive paternal methylation throughout development. Mol Cell Biol. 1997; 17: 4322-9.

4) Doherty AS, Mann MR, Tremblay KD, et al. Differential effects of culture on imprinted H19 expression in the preimplantation mouse embryo. Biol Reprod. 2000; 62: 1526-35.

5) Mann MR, Lee SS, Doherty AS, et al. Selective loss of imprinting in the placenta following preimplantation development in culture. Development. 2004; 131: 3727-35.

6) Ecker DJ, Stein P, Xu Z, et al. Long-term effects of culture of preimplantation mouse embryos on behavior. Proc Natl Acad Sci U S A. 2004; 101: 1595-1600.

腹腔鏡手術がIVFより優る

菅原延夫

不妊治療を進めていくうえで，腹腔鏡手術（reproductive laparoscopic surgery：RLS）を選択すべきか，体外受精（IVF）すなわち生殖補助技術（assisted reproductive technology：ART）を選択すべきか悩む場面は多い．その理由の1つにRLSの有効性の問題があり，現在もなおRLSの有効性については議論百出である[1,2]．しかし，RLSの有効性については今後も結論は出ないと思われる．というのは，術者の技量と経験と熱意によりRLSの成績は大きく違ってくるからである．これまでにも，RLSが有効であるとの報告がある[3-5]．さらに，手術方法の工夫などによりRLSの成績は今後一層向上していくものと当院は考えている．しかし，ARTの登場によりRLSがあまり注目されなくなってきているのは誠に残念である．

RLSとARTはどちらも不妊患者に大きな福音をもたらしている治療方法であるが，ARTに関してさまざまな問題が提起されている．たとえば，①ARTでは先天異常児の発生率が高い[6]，②epigenetic disorderの発生率が高い[7,11]，③一卵性双胎が増加する[12]，④発癌と関連がある[13]，⑤キメラ発生の危険性がある[14]，⑥周産期の異常が多く発生する[15]，などである．そのために，当院はできるだけ自然に近い形式の妊娠が望ましいと考えている．また，ARTにステップアップするにしても，ARTの適応をしっかりと守って実施していたか，そしてART以外の選択肢も提案していたかが，後々重要になると考えている．

本稿では，当院が実施しているRLSの方法と成績を示し，RLSが重要な不妊治療の選択肢であることを強調したい．

不妊症における当院の腹腔鏡実施の適応

当院の腹腔鏡の適応を表1に示す．laparoscopyを実施せずにunexplained infertilityと診断してARTへ進むことは適切でない[16,17]．

表1 不妊症における腹腔鏡の適応

子宮卵管造影検査異常	卵管閉塞，卵管癒着などが疑われた場合に腹腔鏡下手術による確認と治療を行う．症例によってはART適応決定の根拠を得る．
原因不明不妊	原因不明不妊で6カ月以上の治療によっても妊娠しない場合．付属器癒着や子宮内膜症などが存在した場合はその場で腹腔鏡下手術を実施する．
原因疾患解明	治療中の6カ月以上の不妊で，子宮内膜症やクラミジア，PIDや多嚢胞卵巣などの合併が推測される場合．子宮内膜症病巣除去術や癒着剥離術や多嚢胞卵巣多孔術を実施する．

当院が行っている卵管癒着剥離術

癒着剥離術により妊娠率を向上させるとの報告は多い[18-21].

癒着剥離術は，熱による組織のダメージを最小限にして進めることが重要である．クラミジアによる癒着は比較的剥離しやすいことが多い（**図1**）．卵管采の観察は慎重に行わなければならない．卵管采を十分に洗浄しながら，鉗子の先で卵管采表面を軽く掃くように中心より外側へ全方向になぞり，わずかなブリッジ状の癒着も見逃さないようにする．見逃されやすいこの癒着は，卵の pick up 障害となっていることが多いと推測している（**図2**）．また，卵巣表面を膜状に覆っている癒着物質を丹念に取り除くことも重要である．これらは，手術の大切なポイントとなる．また，出血はできるだけ正常組織にダメージを与えないように1つずつ確実に止血しておく．最後に，骨盤腔内を1〜2Lの生理食塩水で十分に洗浄しておく．

当院が行っている子宮内膜症病巣除去術

子宮内膜症合併不妊症に対する腹腔鏡手術の有効性については多数報告されている[3-5, 22-25].

軽症の場合は，病巣除去術が主体となるが，広汎に強固な癒着を形成していることも多く，剥離すべき境界が判別できないことも多い．したがって，頻回の洗浄とこまめな止血操作を繰り返しながら癒着を剥離することが重要である．子宮内膜症では，癒着の割に卵管采は良好なケースも多いので，根気よく癒着剥離を行い，癒着防止剤を貼付しておく．また，子宮内膜症性囊胞では，徐々に骨盤内環境が悪化していくことは確実であり，また悪性化の問題もあるので積極的に核出を行っている．大きな囊胞は核出が容易であるが，小さな囊胞はきれいな核出が困難であることも多いので，その場合は，囊胞内容吸引と囊胞被膜の電気凝固のみでも十分な妊娠率が得られると報告されている[26]．最後に，骨盤腔内を1〜2Lの生理食塩水で十分に洗浄する．

当院が行っている卵管開口術

術後の妊娠率は24.5%と報告されているが[27]，手術方法の工夫により術後の妊娠率は向上すると考えており，当院の妊娠率は45.5%である．

留水腫の開口に際しては，まず閉塞の中心を見つけることが重要である．よく観察すると，中心はわずかに凹みがあることが多く，また，線維走行の様子により中心が判定できることも多い．卵管通色素法（chromotubation）を行い，圧を加えるとより判定しやすい（**図3**）．その中心を鉗子で左右に引き開放する．そして，十分に洗浄しつつ丹念にトリミングをしておく．また，卵管の pick up 機能や輸卵に重要な卵管の蠕動運動を抑えてしまうので，卵管の翻転や縫合固定は行っていない．

当院では，卵管上皮（endosalpinx）が消失した部分を切除してトリミングする degenerated fimbriae trimming procedure（DFT procedure）を行い良好な成績を得ている（**図4〜6**）．DFT procedure により，卵管采が自然に外翻してくる．そのため，術後の再閉塞も少ないと推測している．

当院が行っている腹腔鏡下多囊胞卵巣多孔術

多囊胞卵巣症候群（polycystic ovary syndrome：PCOS）症例の外科的治療法として，当院では腹腔鏡下多囊胞卵巣多孔術（LOD）を実施している．

LOD により，術後の LH/FSH 比の正常化，テストステロン値の低下が認められる．それにより，卵巣過剰刺激症候群（ovarian hyperstimulation syndrome：OHSS）の予防だけでなく，ホルモン環境の改善による卵の質の向上や卵管機能の改善が期待できる．LOD による術後の排卵率は約80%，術後妊娠率は約60%と報告されている[28, 29]．当院でも同様の結果を得ている．しかし，治療効果が長く続かな

腹腔鏡手術がIVFより優る

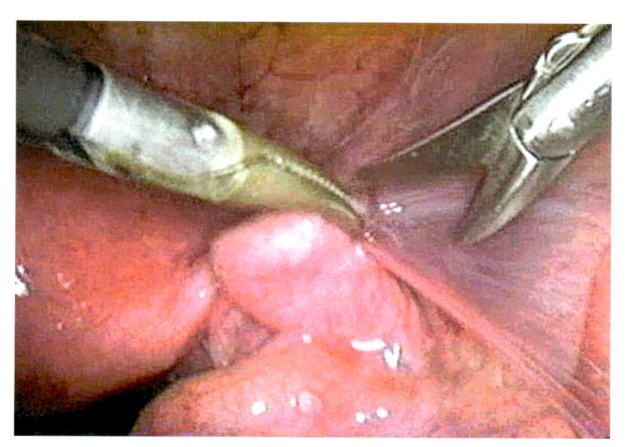

図1 クラミジア性腹膜炎による卵管周囲の膜状の癒着
クラミジアによる癒着は剥離が容易であることが多い．

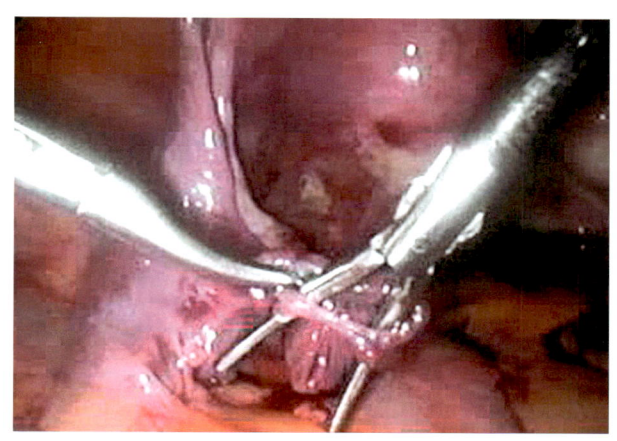

図2 見逃されやすい卵管采のブリッジ状の癒着
卵のpick up障害を引き起こす．

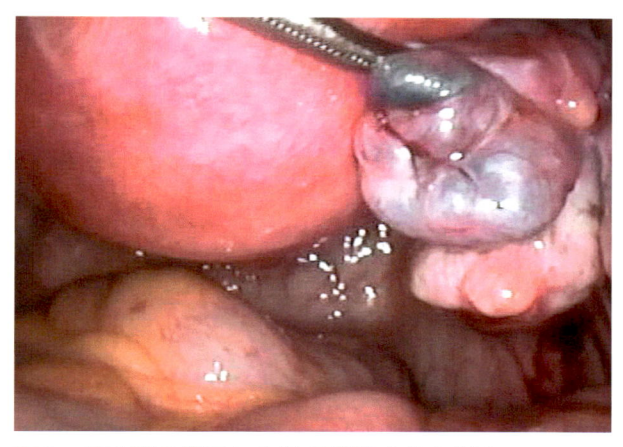

図3 留水腫の開口における閉塞中心の判定
chromotubationを行い圧を加えると，開口すべき位置が凹みとして現れるので判定しやすい．

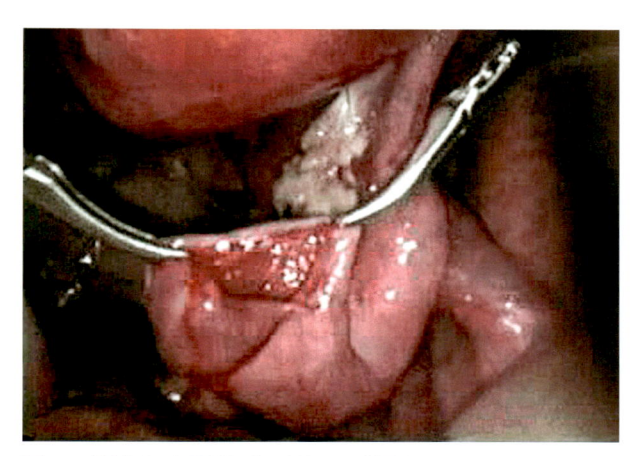

図4 閉塞した卵管采の開口・拡張
閉塞した卵管采を正しい位置で開口し，無理な圧がかからない程度に徐々に左右に拡張する．

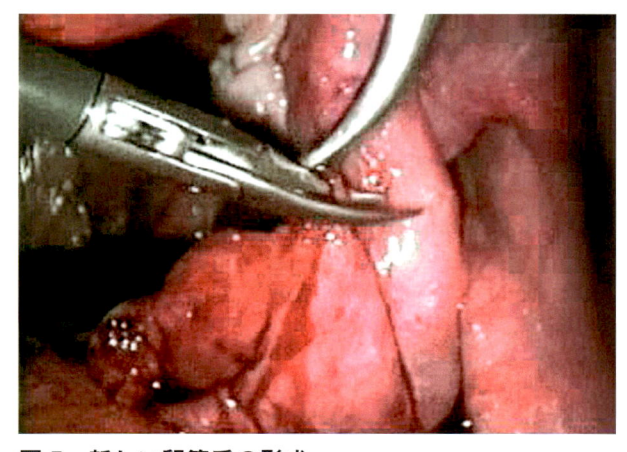

図5 新しい卵管采の形成
卵管上皮が消失してしまった部分を少しずつ切り取って新しい卵管采を形成する．この操作により卵管采は自然に外翻してくる．出血はほとんどみられない．

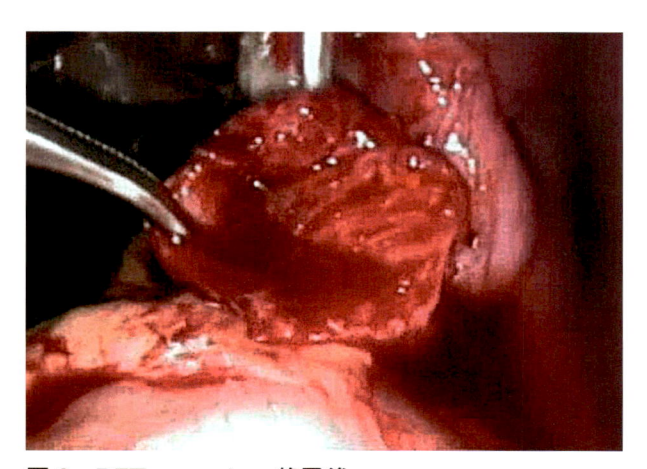

図6 DFT procedure 終了後

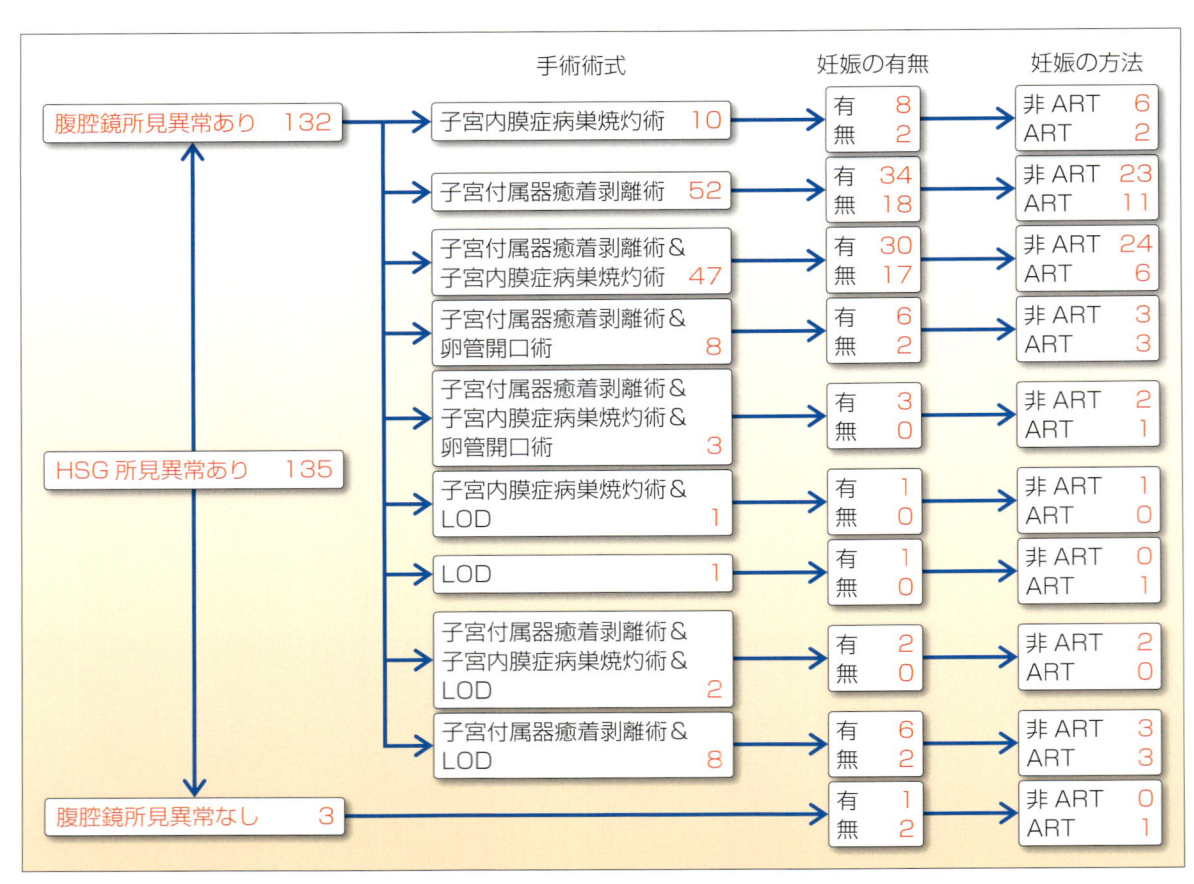

図7 HSG所見に異常がみられた群の実施手術内容と妊娠の有無，妊娠の方法

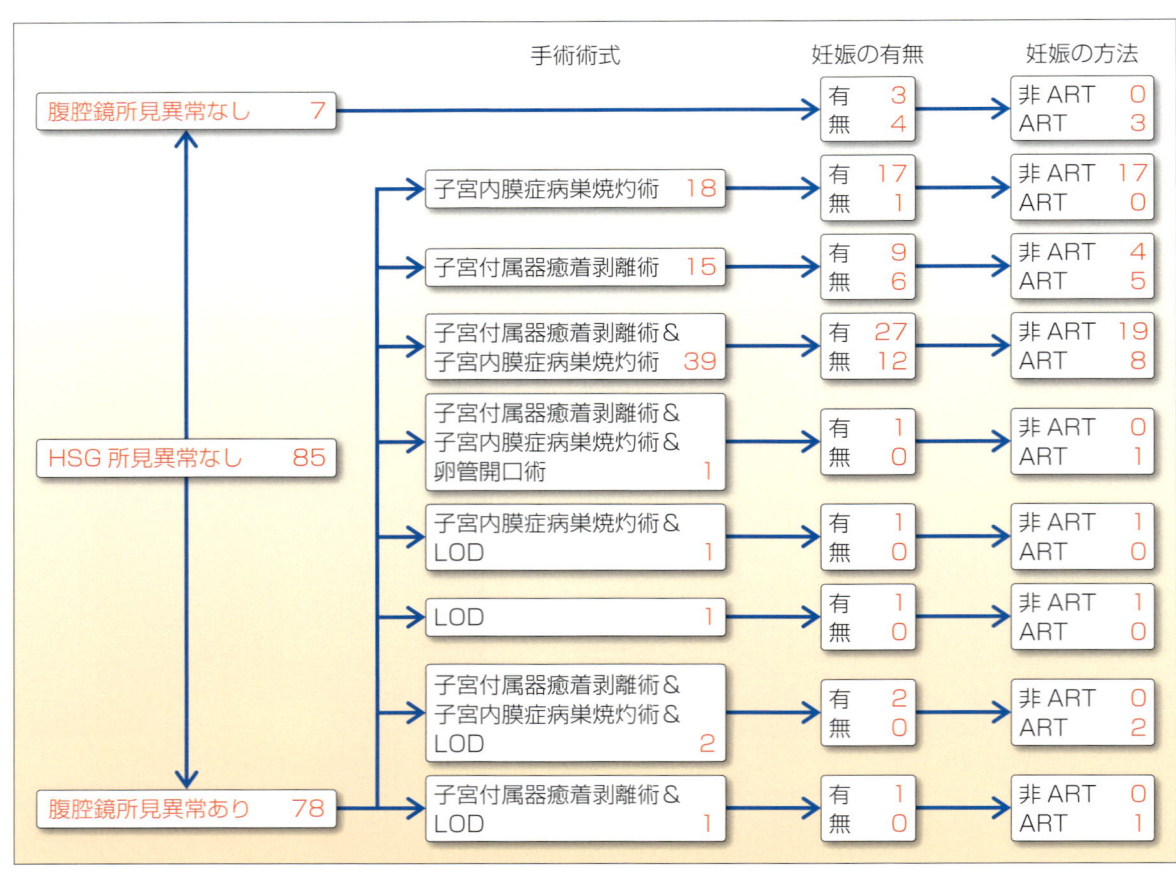

図8 HSG所見に異常がみられなかった群の実施手術内容と妊娠の有無，妊娠の方法

腹腔鏡手術がIVFより優る

```
┌─────────────────────────────────┐    ┌─────────────────────────────────┐
│ HSGで異常所見がみられた 135例のうち │    │ HSGで異常所見を認めなかった 85例のうち │
│   腹腔鏡でも異常所見を認めた症例    │    │   腹腔鏡にて異常を認めた症例       │
│    132例（132/135 ＝ 97.8%）     │    │    78例（78/85 ＝ 91.8%）        │
│                                │    │                                │
│   腹腔鏡で異常所見を認めなかった症例 │    │   腹腔鏡でも異常所見を認めなかった症例 │
│    3例（3/135 ＝ 2.2%）          │    │    7例（7/85 ＝ 8.2%）           │
└─────────────────────────────────┘    └─────────────────────────────────┘
                 ↓                                      ↓
┌─────────────────────────────────┐    ┌─────────────────────────────────┐
│ HSG所見異常と腹腔鏡での異常の一致率は97.8% │    │ HSG所見のみで骨盤腔内の異常は否定できないの │
│ であった．HSGで異常がみられたときは腹腔鏡は │    │ で，ARTに進む前に腹腔鏡は実施すべきである │
│ 必須と考えている                    │    │                                │
└─────────────────────────────────┘    └─────────────────────────────────┘
```

図9 HSG所見異常と腹腔鏡での異常の一致率

表2 腹腔鏡手術の実施手術別にみた妊娠数（$n = 210$）

surgical procedure	n	pregnancy after surgery	non-ART	ART
ablation for endometriosis	28	25	23	2
adhesiolysis	67	43	27	16
adhesiolysis ablation for endometriosis	86	57	43	14
adhesiolysis salpingostomy	8	6	3	3
adhesiolysis ablation for endometriosis salpingostomy	4	4	2	2
ablation for endometriosis LOD	2	2	2	0
LOD	2	2	1	1
adhesiolysis ablation for endometriosis LOD	4	4	2	2
adhesiolysis LOD	9	7	3	4
totals	210	150	106	44
breakdown of totals		150/210（71.4%）	106/210（50.5%）	44/210（21.0%）
breakdown of pregnancies			106/150（70.7%）	44/150（29.3%）

HSG-abnormal & Laparoscopy-abnormal 132 ＋ HSG-normal & Laparoscopy-abnormal 78 ＝ 210

表3 腹腔鏡手術後の最終的妊娠数

patient grouping	n	pregnancy total	non-ART	ART
all patients	220	150（68.2%）	106（48.2%）	44（20.0%）
patients undergoing laparoscopic surgery	210	150（71.4%）	106（50.5%）	44（21.0%）
pregnant patients	150		106（70.7%）	44（29.3%）

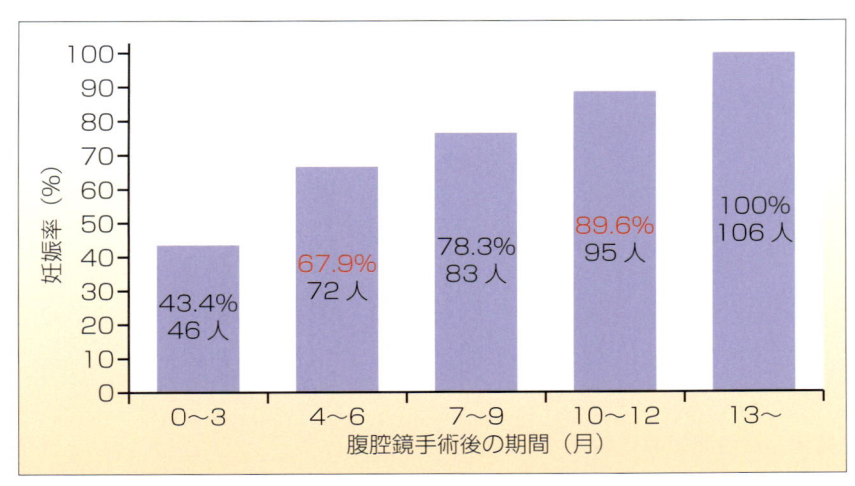

図10 non-ART における腹腔鏡手術後の妊娠率（n = 106）

いのが欠点である．当院では電気メスを用いているが，使用機材による効果の差は報告されていない．卵巣への熱によるダメージを極力避けるために，できるだけ細い針状電極を用いて，囊胞に素早くドリリングする．なお，孔の数は3～4個でよいとの報告もあるが，各側約10～20個開けている．

最近では，インスリン抵抗性改善薬や低用量の rec-FSH の使用により LOD の対象となる症例は減少している．

当院の成績

2003年1月から2006年12月の間に不妊症の診断を受け，当院の腹腔鏡の適応に従い腹腔鏡検査・腹腔鏡手術を受けた220例について，手術後の妊娠率について検討した．対象の年齢は平均32.1歳，腹腔鏡実施までの不妊期間は平均46.2カ月であった．対象の内訳は，子宮卵管造影法（HSG）所見異常群が135例，HSG所見正常群が85例である．おのおのの群の実施手術内容を図7，8に示す．

この結果から HSG 所見に異常がみられた場合は，laparoscopy は必須であり，また HSG 所見に異常を認めなくても，91.8%に laparoscopy でなんらかの異常がみられており（図9），やはり laparoscopy は必要である．しかも，RLS の実施により術後妊娠例の70.7%が non-ART で妊娠しており，RLS の重要性は疑いようもない（表2，3）．RLS 後の non-ART 妊娠例の67.9%は6カ月以内に，89.6%が12カ月以内に妊娠している（図10）．

不妊症に対する RLS は機能回復が主体となるので，そのような意識ときわめて愛護的手術操作が重要であり，些細な異常も見逃さない細心の注意と熱意が求められる．そして手術方法の工夫により，今後も RLS は不妊治療に一層重要な役割を果たしていくものと考えている．

文献

1) Feinberg EC, Levens ED, DeCherney AH, et al. Infertility surgery is dead: only the obituary remains? Fertil Steril. 2008; 89: 232-6.
2) Somigliana E, Daguati R, Vercellini P, et al. The use and effectiveness of in vitro fertilization in women with endometriosis: the surgeon's perspective. Fertil Steril. 2009; 91: 1775-9.
3) Hughes EG, Fedorkow DM, Collins JA, et al. A quantitative overview of controlled trials in endometriosis-associated infertility. Fertil Steril. 1993; 59: 963-70.
4) Adamson GD. Treatment of endometriosis-associated infertility. Semin Reprod Endocrinol. 1997; 15: 263-71.
5) Marcoux S, Maheux R, Bérubé S. Laparoscopic surgery in infertile women with minimal or mild endometriosis. Canadian Collaborative Group on Endometriosis. N Engl J Med. 1997; 337: 217-22.
6) Hansen M, Kurinczuk JJ, Bower C, et al. The risk of major birth defects after intracytoplasmic

sperm injection and in vitro fertilization. N Engl J Med. 2002; 346: 725-30.
7) Gicquel C, Gaston V, Mandelbaum J, et al. In vitro fertilization may increase the risk of Beckwith-Wiedemann syndrome related to the abnormal imprinting of the KCN1OT gene. Am J Hum Genet. 2003; 72: 1338-41.
8) Maher ER, Afnan M, Barratt CL. Epigenetic risks related to assisted reproductive technologies: epigenetics, imprinting, ART and icebergs? Hum Reprod. 2003; 18: 2508-11.
9) DeBaun MR, Niemitz EL, Feinberg AP. Association of in vitro fertilization with Beckwith-Wiedemann syndrome and epigenetic alterations of LIT1 and H19. Am J Hum Genet. 2003; 72: 156-60.
10) Gosden R, Trasler J, Lucifero D, et al. Rare congenital disorders, imprinted genes, and assisted reproductive technology. Lancet. 2003; 361: 1975-7.
11) Shiota K, Yamada S. Assisted reproductive technologies and birth defects. Congenit Anom (Kyoto). 2005; 45: 39-43.
12) Milki AA, Jun SH, Hinckley MD, et al. Incidence of monozygotic twinning with blastocyst transfer compared to cleavage-stage transfer. Fertil Steril. 2003; 79: 503-6.
13) Moll AC, Imhof SM, Cruysberg JR, et al. Incidence of retinoblastoma in children born after in-vitro fertilization. Lancet. 2003; 361: 309-10.
14) Miura K, Masuzaki H. Chimerism in pregnancy by ART. J Mamm Ova Res. 2008; 25: 206-12.
15) 酒見智子, 石井絵理, 秋谷 文, ほか. 体外受精胚移植と顕微授精胚移植は, 胎盤および臍帯異常への影響に差があるのか. 日本生殖医学会雑誌. 2007；52：245.
16) Corson SL, Cheng A, Gutmann JN. Laparoscopy in the "normal" infertile patient: a question revisited. J Am Assoc Gynecol Laparosc. 2000; 7: 317-24.
17) Nezhat C, Littman ED, Lathi RB, et al. The dilemma of endometriosis: is consensus possible with an enigma? Fertil Steril. 2005; 84: 1587-8.
18) Saravelos HG, Li TC, Cooke ID. An analysis of the outcome of microsurgical and laparoscopic adhesiolysis for infertility. Hum Reprod. 1995; 10: 2887-94.
19) Maruyama M, Osuga Y, Momoeda M, et al. Pregnancy rates after laparoscopic treatment. Differences related to tubal status and presence of endometriosis. J Reprod Med. 2000; 45: 89-93.
20) 長田尚夫. 卵管性不妊に対する腹腔鏡下手術. 産婦人科の世界. 2001；53：1057-1063.
21) Popović J, Sulović V, Vucetić D. Laparoscopy treatment of adnexal sterility. Clin Exp Obstet Gynecol. 2005; 32: 31-4.
22) Suginami H, Tokushige M, Taniguchi F, et al. Complete removal of endometriosis improves fecundity. Gynecol Obstet Invest. 2002; 53: 12-8.
23) Elsheikh A, Milingos S, Loutradis D, et al. Endometriosis and reproductive disorders. Ann NY Acad Sci. 2003; 997: 247-54.
24) Jacobson TZ, Barlow DH, Koninckx PR, et al. Laparoscopic surgery for subfertility associated with endometriosis. Cochrane Database Syst Rev. 2002; CD001398.
25) Tokushige M, Suginami H, Taniguchi F, et al. Laparoscopic surgery for endometriosis: a long-term follow-up. J Obstet Gynaecol Res. 2000; 26: 409-16.
26) 栗林 靖, 石塚文平, 斎藤寿一郎, ほか. 子宮内膜症を伴う不妊症における腹腔鏡下手術の妊娠率についての検討. 日本不妊学会誌. 1999；44：263-7.
27) Taylor RC, Berkowitz J, McComb PF. Role of laparoscopic salpingostomy in the treatment of hydrosalpinx. Fertil Steril. 2001; 75: 594-600.
28) Campo S. Ovulatory cycles, pregnancy outcome and complications after surgical treatment of polycystic ovary syndrome. Obstet Gynecol Surv. 1998; 53: 297-308.
29) Kocak I, Ustün C. Effects of metformin on insulin resistance, androgen concentration, ovulation and pregnancy rates in woman with polycystic ovary syndrome following lapaloscopic ovarian drilling. J Obstet Gynaecol Res. 2006; 32: 292-8.

加齢婦人へのDHEA併用療法とART治療成績

大塩達弥

不妊症の日常診療において，過排卵誘発に抵抗性を示す症例をしばしば経験する．その頻度は加齢に伴い増加し，治療は困難を極める．加齢による卵巣機能の低下は，成熟卵胞数の減少を，得られた卵の質的低下は受精率・妊娠率低下をもたらす．卵巣機能は単純に年齢と相関するだけでなく，個々の症例間における変動幅がきわめて大きくなる．したがって，卵巣機能を多面的に評価する方法が必要である．

筆者らが試みている卵巣機能評価，卵巣機能低下症例に対する誘発を紹介する．

過排卵誘発に抵抗性を示す FSH高値症例に対するDHEAの併用療法

血清卵胞刺激ホルモン（FSH）10 mIU/mL以上，エストラジオール（E_2）25 pg/mL未満の症例の多くはヒト閉経期尿性性腺刺激ホルモン（hMG）製剤に抵抗性で，子宮内膜は菲薄化し，卵胞数は減少し，過排卵誘発しても最大卵胞径の増加遅延を認める場合が多い．これらの症例では，血清総テストステロン（T）も20 ng/mL以下に低下している場合が多い．

デヒドロエピアンドロステロン（DHEA）は，副腎皮質でコレステロールから生成されるステロイドであり，性腺組織（精巣，卵巣）で容易にテストステロンおよびエストロゲンに変換される．DHEAは成年初期に産生量がピークに達し，加齢に伴い産生量が減少するホルモンとして知られている．発症が年齢と相関する疾病はDHEAレベルと逆相関する．卵巣機能不全の発症にDHEAがどのように関与するのか，また，卵巣機能不全にDHEA補充療法がどのように作用しているかは，不明な点が多い．Barad, Gleicherら[1]は，高年齢者に対する排卵誘発にDHEAを併用投与し，卵胞発育促進を認め，妊娠例を得たと報告している．

筆者らはhMG抵抗性症例にDHEAを併用投与し，卵胞発育に及ぼす影響を観察した．高FSH，低E_2，低T値を認める53症例（平均年齢37.1 ± 5.1歳）にDHEA 50 mg/dayの用量で平均4カ月継続投与した．この後に過排卵誘発を行い，DHEA使用前における血清E_2値，血清FSH値，血清T値を使用後における値と比較し，hMG感受性改善の指標とした．DHEAを併用投与すると，hMG反応性が改善されて血清E_2値の改善，血清FSHの低値化，血清T値の高値化を認めた症例が43例に達し，改善率は83％であった（図1）．その結果，17症例に妊娠が成立し，妊娠率は32％であった．DHEA補充療法によりhMG感受性が改善され，卵胞発育ひいては卵の質向上に関与する可能性が示唆された．

hCG卵胞液内移行率を指標とした卵巣機能の評価

排卵周期に卵巣周囲の血流は変化し，排卵前後に特に顕著に変化する．ゴナドトロピンは卵巣血流を介した組織移行により卵胞液内に到達し，卵胞成熟に深く関与する．過排卵誘発開始後の卵巣機能はゴナドトロピン，エストロゲンなどの血中濃度を指標として評価されてきた．しかし，最終的に卵胞内到達量が重要であるこ

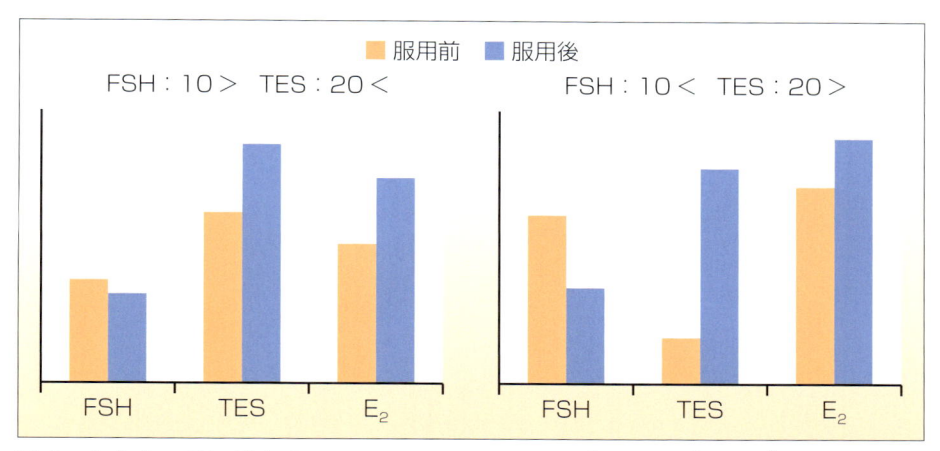

図1 血中ホルモン値（FSH，TES：テストステロン）によるグループ分類とDHEA併用療法における効果

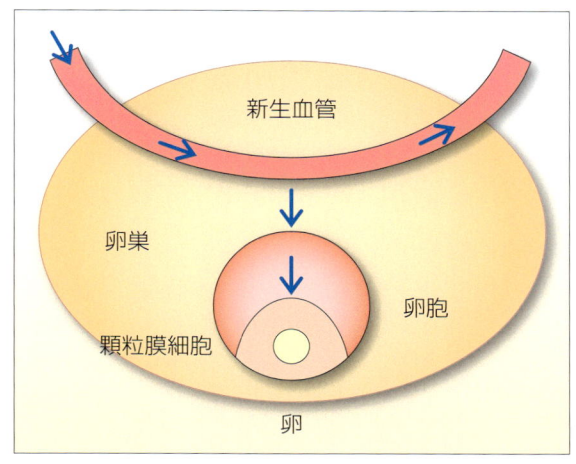

図2 採卵時の卵胞液中hCG/血中hCG濃度×100

とは言をまたない．外因性ヒト絨毛性性腺刺激ホルモン（hCG）投与により卵巣血流が顕著に増加することが報告されている[2]．過排卵周期において内因性黄体化ホルモン（LH）の代用として投与するhCGは，採卵決定後に一定量をone shot静注し，一定時間後に採卵を施行する．外因性にhCG投与後，採卵時の血中および卵胞液中のhCG濃度を測定すると，ゴナドトロピン卵胞液内移行の薬動力学的解析に多くの情報が得られる．

筆者らはrecFSHによる過排卵誘発を施行し，採卵の36時間前にhCG 10,000IUを筋注した．体重の1/13を血液量として初期血中濃度を求め，採卵時の卵胞液中hCG濃度/血中hCG濃度×100を組織移行率と定義した（図2）．hCGの酵素免疫測定法（EIA）は内因性の下垂体性ホルモンと免疫学的交叉性はきわめて低く（hCG：100，hCG-β：0.04，LH：0.7，FSH：0.06），ほぼhCGの特異的測定が可能である．

加齢に伴いhCG卵胞液内移行率は明らかに低下し，体外受精（IVF）施行例では卵胞数，取得卵子数ともに減少した（表1）．一方，移行率は取得卵の受精率，分割率に影響しなかった．

抗Müller管ホルモン（AMH）を指標とした卵巣予備能の評価

抗Müller管ホルモン（AMH）は発育卵胞，前胞状卵胞から分泌され，その血中濃度は発育卵胞数と相関すると考えられている．加齢に伴い卵巣機能が低下するとFSHは上昇し，発育卵胞数が減少することによりAMHは低下す

表1 当院における年齢別hCG卵胞内移行率

年齢(歳)	n	hCG卵胞内移行率(%)	採卵数(個)	採卵時 血中hCG (mIU/mL)	採卵時 卵胞中hCG (mIU/mL)	体重(kg)	1 mL当たりの血中hCG量 hCG投与時(IU/mL)	1 mL当たりの血中hCG量 採卵時(IU/mL)	減衰率*(%)
35未満	16	72.4 ± 18.7[a]	5.6 ± 3.7[a]	241.2 ± 62.8	172.3 ± 59.7	49.2 ± 6.6	2.69 ± 0.34	0.24 ± 0.06	9.1 ± 2.4
35〜37	21	71.0 ± 19.9[a]	3.6 ± 2.6[b]	172.2 ± 89.4	125.1 ± 76.3	54.1 ± 8.0	2.45 ± 0.31	0.17 ± 0.09	6.9 ± 3.0
38〜40	12	60.0 ± 24.2[ab]	2.2 ± 2.3[b]	177.0 ± 80.4	116.7 ± 75.8	53.3 ± 10.2	2.51 ± 0.45	0.18 ± 0.08	7.1 ± 3.0
41以上	17	53.5 ± 20.3[b]	1.9 ± 2.8[b]	214.0 ± 108.9	120.8 ± 88.5	53.6 ± 7.8	2.48 ± 0.37	0.21 ± 0.11	8.6 ± 3.9

値は平均±SD
abc：同列異符号間で有意差あり（$p < 0.05$）
＊：採卵時の1 mL当たりの血中hCG量/hCG投与時の1 mL当たりの血中hCG量×100

表2 当院における年齢別各ホルモン値

年齢(歳)	n	AMH(ng/mL)	FSH(mIU/mL)	E_2(pg/mL)	TES(ng/dL)
35未満	20	23.0 ± 17.5[a]	10.2 ± 5.7	49.9 ± 24.3	28.7 ± 21.3[ab]
35〜37	15	20.3 ± 13.6[ab]	9.9 ± 3.4	59.6 ± 21.1	47.8 ± 18.2[c]
38〜40	23	13.1 ± 11.9[bc]	18.2 ± 28.5	50.3 ± 25.0	42.7 ± 32.5[bc]
41以上	18	7.2 ± 5.3[c]	26.0 ± 29.6	51.9 ± 27.9	27.2 ± 16.4[a]

値は平均±SD
abc：同列異符号間で有意差あり（$p < 0.05$）

表3 当院におけるAMH値別ART成績

AMH	採卵施行数	年齢(歳)	採卵数(個)	IVF施行数	平均受精率(%)	平均分割率(%)
0〜10	84	38.3 ± 5.2[a]	1.2 ± 2.0[a]	46	55.1 ± 47.3	54.7 ± 47.0
10〜20	36	36.0 ± 4.2[b]	2.1 ± 2.4[a]	30	65.1 ± 42.1	64.8 ± 42.4
20以上	37	35.5 ± 2.6[b]	3.8 ± 3.7[b]	32	64.0 ± 36.8	56.8 ± 39.4

値は平均±SD
abc：同列異符号間で有意差あり（$p < 0.05$）

る．AMHは性周期の影響を受けにくいため，卵巣予備能のよい指標となると考えられている[3]．

筆者らは過排卵誘発を実施した157例（27〜49歳）を対象として血中AMHを測定し，種々のパラメーターとの相関を解析し，その測定意義を考察した．AMH値は34歳未満では23.0 ± 17.5 ng/mLであったが，年齢とともに減少し，41歳以上では7.2 ± 5.3 ng/mLへと顕著に減少した（表2）．逆に，FSHは加齢に従い上昇し，前述したAMHの加齢変化を確認できた．さらに生殖補助技術（ART）施行例を解析した結果，AMH値の減少に伴い採卵数は減少した（表3）．一方，AMH値が得られた卵の受精率，分割率などに影響しなかったことから，AMH値が限界低値（3.0 ng/mL）であっても，胚発生の可能性があることが示された．

当院を受診する患者の年齢層は高く，38歳以上が約60％を占めている．一般に，加齢婦人の不妊治療は躊躇されがちであるが，筆者らは多面的な卵巣機能評価およびそれらを指標としたテーラーメイド卵巣機能賦活を行うことにより，妊娠率向上が可能であることを認めている．

文献

1) Barad D, Gleicher N. Increased oocyte production after treatment with dehydroepiandrosterone. Fertil Steril. 2005; 84: 756.
2) Balakier H, Stronell RD. Color Doppler assessment of folliculogenesis in in vitro fertilization patients. Fertil Steril. 1994; 62: 1211-6.
3) Visser JA, de Joung FH, Laven JS, et al. Anti-Mullerian hormone: a new marker for ovarian function. Reproduction. 2006; 131: 1-9.

卵巣組織凍結保存法の現状

鈴木　直　橋本　周　細井美彦　森本義晴　石塚文平

　若年女性癌患者における抗癌剤による治療後の卵巣機能維持は，妊孕性温存という観点のみならず，女性としてのQOL保持に欠かせない．化学療法施行前に卵子あるいは卵巣組織を体外に摘出し凍結保存する試みが世界各国で検討されており，若年女性血液腫瘍患者の卵巣組織を凍結後自家移植し生児を得たとする報告が近年続いている．

　本稿では，カニクイザルを用いた卵巣組織凍結保存に関する実験の成果を述べるとともに，卵巣組織凍結保存法の展望について解説する．

近年の若年癌患者の特色

　アメリカのNational Cancer Instituteによると，1986～1995年のSEERデータから15～19歳の若年者の癌罹患率は100万人に対して202.2人であり，1975～1979年の183.0人から1990～1995年の203.8人へと増加傾向を示している[1]．若年癌患者のなかでHodgkin病が16.1％と最も多く，次いで胚細胞腫瘍（15.2％），非Hodgkinリンパ腫（7.6％），甲状腺腫瘍（7.2％），悪性黒色腫（7.0％），そして急性リンパ球性白血病（6.4％）と続いている．

　近年，癌患者に対する手術療法，化学療法や放射線療法を中心とした集学的治療法の進歩に伴って，その治療成績は目覚ましく向上してきており，SEERのデータでも若年癌患者の5年生存率は69％（1975～1984年）から77％（1985～1995年）へと改善している．Meadowsは，2010年までに20～40歳代の570人に約1人が小児癌の長期生存者となると予想しており[2]，女性小児癌患者は寛解後の早発閉経など，女性としてのQOLの低下や妊孕能消失などの問題を抱えることになる[3]．

癌の治療と卵巣機能不全

　化学療法や放射線療法は，癌細胞のみならず正常細胞にまで影響を及ぼすことから，若年婦人癌患者は卵巣機能不全などの副作用により生殖機能が失われることとなる．化学療法による卵巣機能不全は稀発月経や無月経また無排卵症を呈し，その発生頻度は患者の年齢，抗癌剤の種類，抗癌剤の投与量に依存すると考えられている[4]．

　小児ならびに若年女性癌患者に対する治療後の卵巣機能不全のリスクに関してBroughamとWallaceは，骨髄移植前のconditioning治療としての高用量化学療法や全身放射線療法，骨盤への放射線療法，転移性軟部腫瘍（肉腫）またアルキル化剤を基本とした化学療法を高リスクに分類している．一方，アルキル化剤を除いた治療法を用いた際のHodgkin病，非Hodgkinリンパ腫，神経芽腫，肝芽腫，急性骨髄性白血病，骨肉腫，Ewing肉腫，軟部腫瘍（肉腫），全脳照射24 Gy以上，また全脳照射を行う脳腫瘍を，卵巣機能不全の中リスク群に分類している[5]．

　成人女性癌患者に対しては，GnRHアナログや経口避妊薬を用いた抗癌剤に対する卵巣機能保護[6,7]，卵巣の放射線照射野外への位置移動[8]，あるいは受精卵や未受精卵の凍結保存な

161

どを行うことによって，治療後の女性としてのQOL向上や妊孕性温存のための手段を講じることが可能となってきた[9]．しかし，初経前の小児女性癌患者に対してはこれらの手段は適応不可能であり，特に小児女性癌患者に対しては卵巣組織を治療前に体外で凍結保存することが唯一の手段となる．

卵巣組織凍結の臨床応用
―ヒトにおける成功例

2004年にDonnezらは，25歳のHodgkin病患者（Ⅳ期）から，化学療法施行前に腹腔鏡下に左卵巣から一部皮質を摘出し凍結保存し，初回治療から6年経過した完全寛解後，融解した卵巣組織を卵巣の血管近傍の腹膜と右卵管采近傍の腹膜に自家移植した[10]．移植後約半年で，採血上排卵を有するホルモン動態を示すようになり，移植11カ月後に自然妊娠が成立し，ヒトで初めて生児獲得に成功した．またMeirowらは，28歳の非Hodgkinリンパ腫患者に対して化学療法後に卵巣組織を凍結保存し，卵巣へ自家移植後に体外受精で妊娠に成功し生児を得ており[11]，さらにDemeestereらは，骨髄移植目的の高用量化学療法後に卵巣組織を凍結した24歳のHodgkin病患者（Ⅳ期）からの妊娠成功例を報告している[12]．その他にも成功例が報告され[13]，これまでに生児6人が得られている．

以上のように，ヒトにおいても卵巣組織凍結と自家移植による生児獲得が現実的になってきたが，これら出生児の成長に伴う今後の観察から本法の安全性の確認が必須であり，倫理的問題，対象症例の選別，移植片からの癌細胞の排除など，解決すべき問題は多い．すなわち，凍結方法や移植部位など至適方法を確立するためには，実験動物を用いた基礎的検討が引き続き行われ，安全性を十分考慮したより多くのデータが蓄積される必要がある．

筆者らは，これまでにマウスやラットなどのげっ歯類の卵巣組織を緩慢凍結法あるいはガラス化保存法によって凍結保存し，移植部位や移植方法に関する基礎的研究を進めてきた[14]．さらに，ヒトと同じ霊長類を用いた卵巣組織凍結に関する基礎的検討は，ヒトへの臨床応用へ重要な知見となるものと考え，われわれの研究グループ〔共著者他：五十嵐豪，高江正道，奥津由記，杉下陽堂（聖マリアンナ医科大学），山中昌哉，辻陽子（IVFなんばクリニック），矢持隆行（近畿大学）敬称略〕は，和歌山県橋本市のイブバイオサイエンス（竹之下誠，大田聖　敬称略）にて，カニクイザルを用いて卵巣組織凍結・融解，移植に関する研究を進めてきた．サルを用いた報告はYeomanらの報告のみで，その内容は凍結前の新鮮卵巣組織移植であり，計7頭のサルを用いた移植実験を行った結果，腹壁皮下が至適移植部位であったと述べている[15]．

カニクイザルを用いた
新しい卵巣組織凍結保存法の開発[16]

筆者らは，これまでにカニクイザルにおける卵巣組織の移植実験に成功しており，新鮮卵巣組織を移植した個体では，後腹膜ならびに大網に移植後の卵巣組織から採卵によって得られた胚を用いた卵細胞質内精子注入法（ICSI；顕微授精）で受精まで確認している．さらに，卵巣組織凍結後（緩慢凍結法とガラス化保存法）の移植実験にも成功しており（7個体中6個体でホルモン周期の回復を確認），現在は主にガラス化保存法による至適移植部位，至適保存方法，至適移植卵巣組織片などを検討している（図1）．

卵巣組織を0.5 cm × 0.5 cm × 0.5 cm大に細切し（図1b），ガラス化保存法による凍結後，融解し後腹膜腔に移植した結果（図1c），約3カ月後に血中エストラジオール値の回復が確認され，その後，エストラジオールに続くプロゲステロン値の上昇も認められた（図2）．本個体は，その後も持続的なホルモン周期が観察されたため，GnRHアナログに続く過排卵刺激を施行し採卵を施行したが，残念ながら良好胚の採卵にいたらなかった（図2）．

卵巣組織凍結保存法の現状

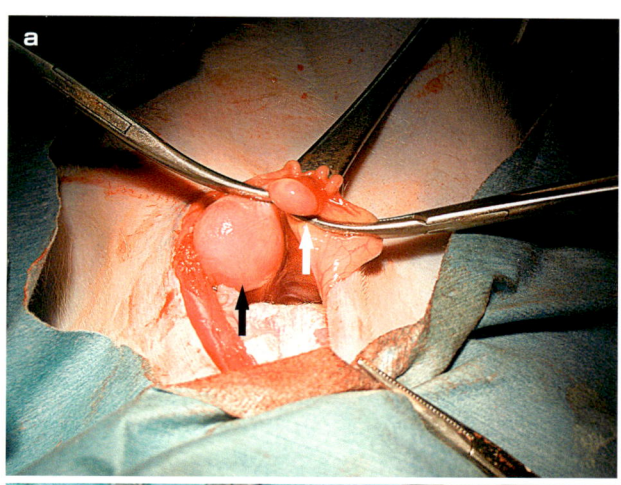

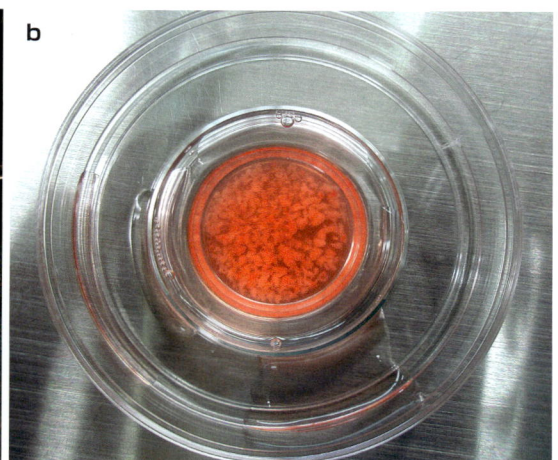

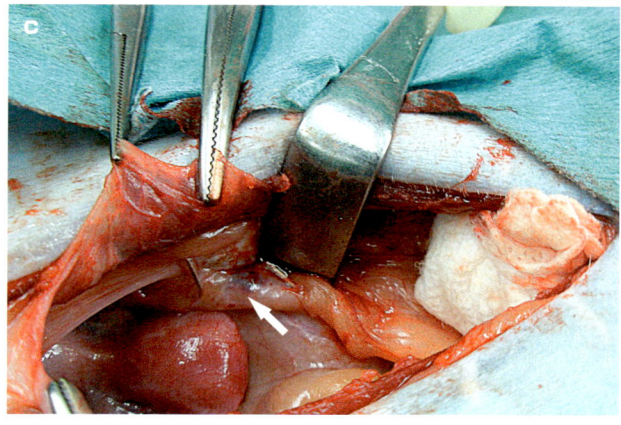

図1 カニクイザルを用いた卵巣組織凍結・移植実験
a：カニクイザルの子宮（黒矢印）と右付属器（白矢印）．b：細切卵巣組織．c：後腹膜に移植された卵巣組織（白矢印）．

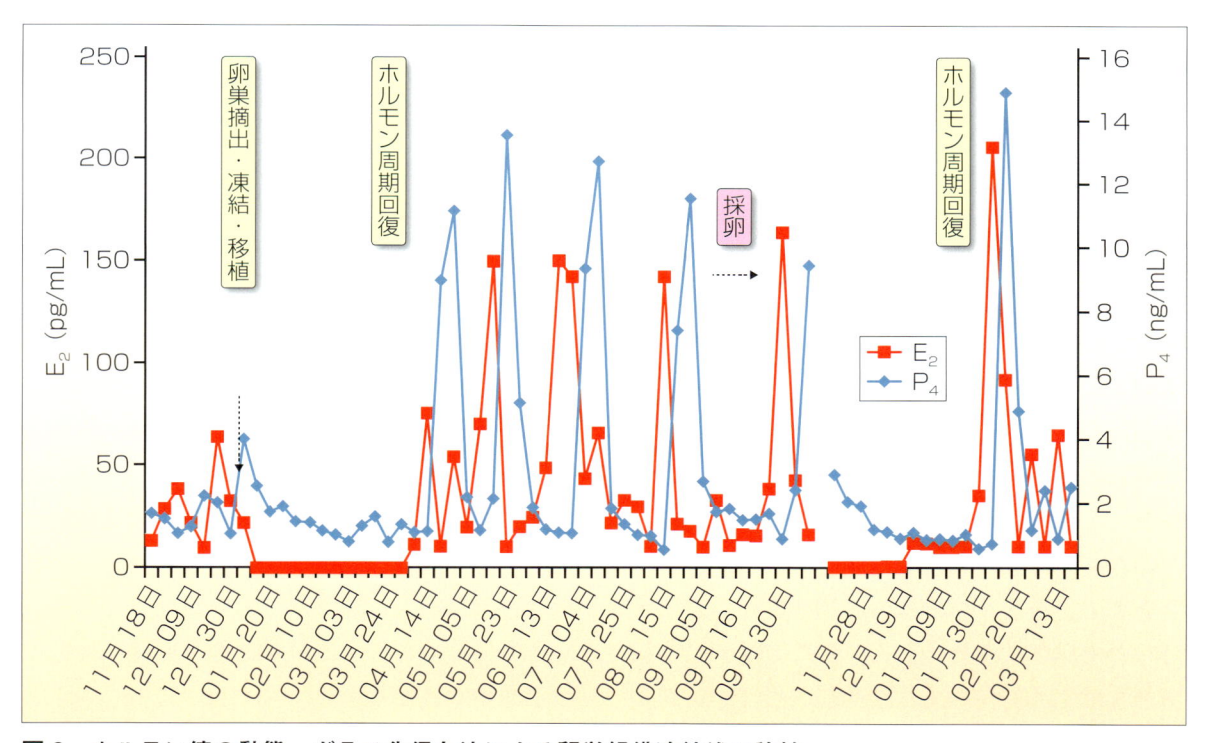

図2 ホルモン値の動態—ガラス化保存法による卵巣組織凍結後の移植
移植後約3カ月でホルモン周期の回復を確認することができた．E_2：エストラジオール，P_4：プロゲステロン．

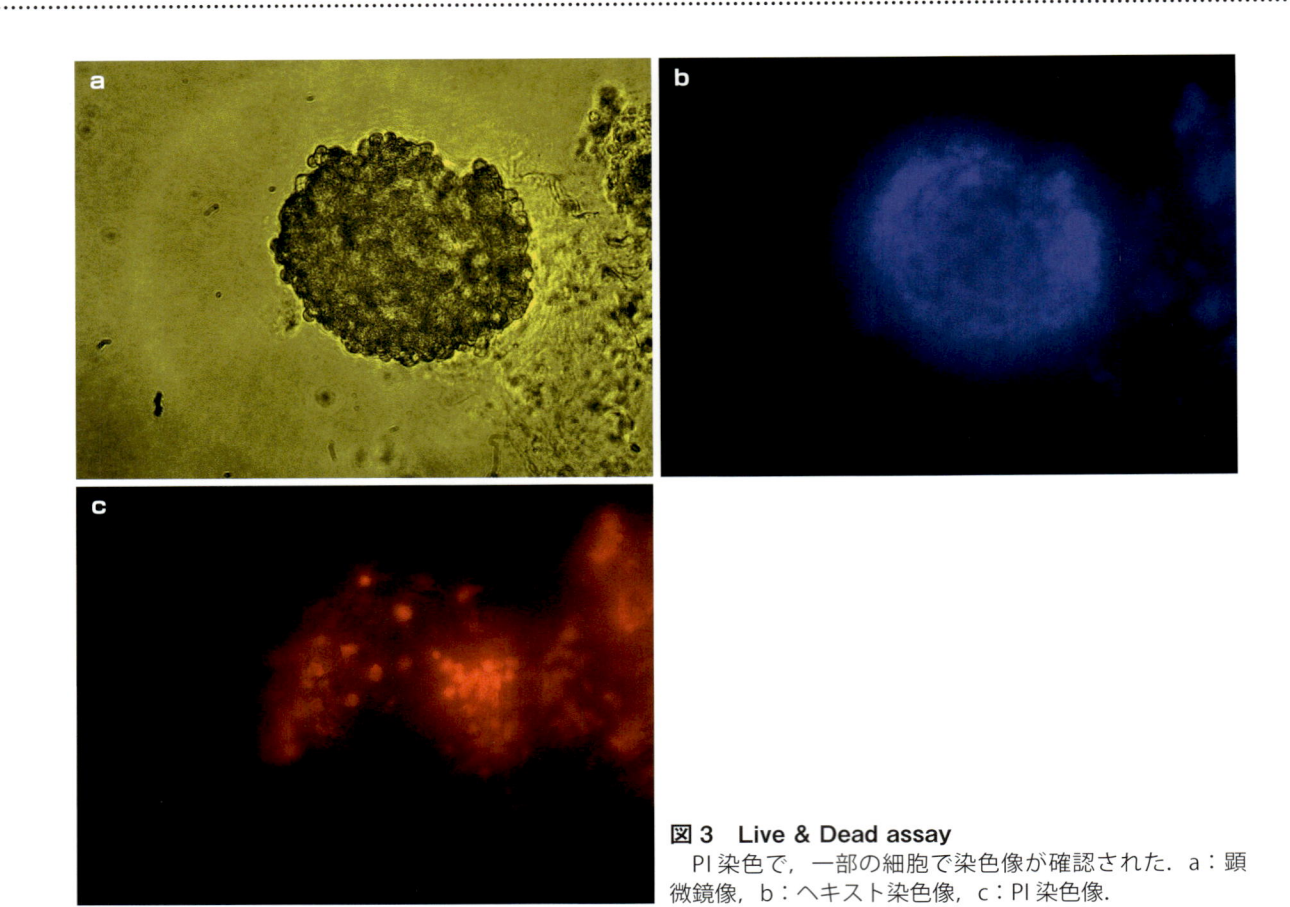

図3 Live & Dead assay
PI染色で，一部の細胞で染色像が確認された．a：顕微鏡像，b：ヘキスト染色像，c：PI染色像．

　本個体の研究結果から，①保存する卵巣組織の大きさ，②移植部位，③ガラス化保存法の評価などの問題点が浮かび上がった．そこで，移植部位を子宮漿膜，卵管間膜，大網に増やして，細切卵巣組織（0.5 cm × 0.5 cm × 0.5 cm 大）のガラス化保存法による研究を進めた結果，計5個体中4個体でホルモン周期の回復を確認することができた．しかし，ガラス化保存法の評価を行う目的でLive & Dead assayを行った結果（図3），図3cに示すように，細胞膜非透過型の染色液（propidium iodide：PI）で染まる細胞を含む前胞状卵胞が観察され，必ずしも満足のいく結果とならなかった．

　そこで，凍結時の組織の冷却速度ならびに融解時の加温速度を高めると同時に，細胞に悪影響を及ぼす可能性のある耐凍剤の濃度を軽減する目的で新しいデバイス（クライオサポート：図4b, c）を作製し，同時にガラス化する卵巣の大きさも，ガラス化溶液が短時間で細胞内に透過しやすくなるように，可能な限り体積当たりの表面積が最大となるよう1 cm × 1 cm × 0.1～0.2 cmとした（図4a）．次に，新しいデバイスを用いたガラス化保存法による卵母細胞へのダメージを評価する目的で，2種類の耐凍剤を用いて3種類の凍結時間で至適なガラス化保存法を検討した．

　電子顕微鏡を用いて卵母細胞の微細構造を観察し評価した結果，凍結によるダメージの所見として（図5, 6），①細胞内小器官の空胞化，②空胞化したミトコンドリアの増加，③リソソームの増加の像などが観察された．一方，低温保存に成功した卵母細胞では非低温保存卵母細胞（図7）と同様に，正常な細胞内小器官を有し，卵母細胞を取り巻く顆粒膜細胞との結合も密であり，さらに顆粒膜細胞も同様に正常の像が観察された（図5）．

　以上より，筆者らは，至適なガラス化保存法〔35%（v/v）ethyleneglycol＋5%（w/v）PVP＋0.5M sucrose（EG35），5分間〕の開発に成功した（図5～7）[17]．実際に，新しいデバイスを用

卵巣組織凍結保存法の現状

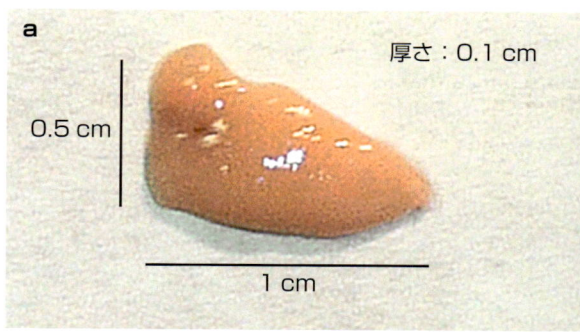

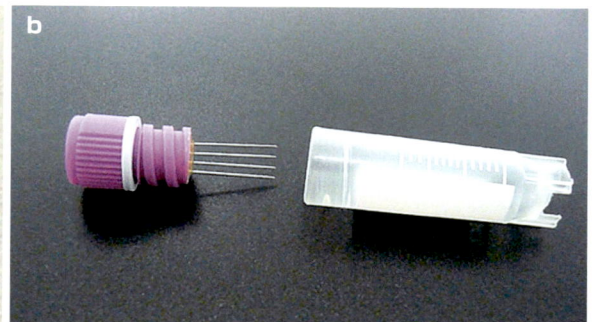

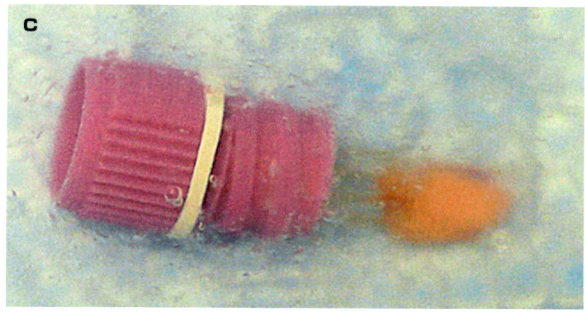

図4 新しいデバイスを用いた卵巣組織凍結法
　a：卵巣組織切片，b：新しいデバイス（クライオサポート），c：新しいデバイスを用いた凍結の実際．

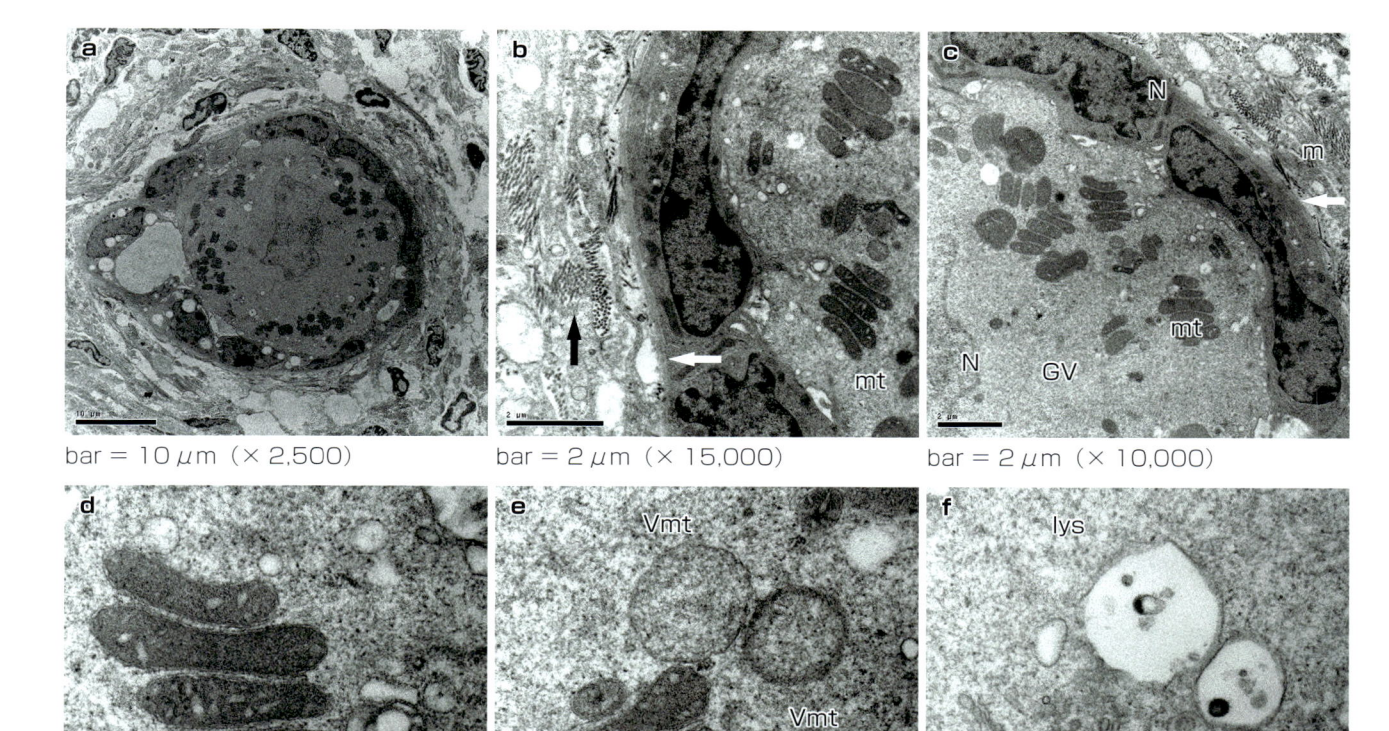

図5 ガラス化保存法による凍結卵巣組織の電子顕微鏡像—良好な卵母細胞
　a：卵母細胞は単層で扁平な細胞に囲まれている．細胞質内小器官は卵母細胞の細胞質にクラスター状に存在している．細胞内のスペースが対照と比べて広がっている．
　b：コラーゲン束が密に存在している（黒矢印）．また，卵母細胞の周囲を基底膜が連続して存在している（白矢印）．
　c：卵母細胞の細胞質にはrod型のミトコンドリア（mt）と卵核胞（GV）が存在している．また，核（N）を有する扁平な前顆粒膜細胞と卵母細胞との間には膜（m）が存在している．卵母細胞の周囲を基底膜が連続して存在している（白矢印）．
　d～f：rod型のミトコンドリア（mt），貪食されているミトコンドリア（Vmt），リソソーム（lys）が認められる．

165

卵巣組織凍結保存法の現状

bar = 10 μm (× 2,500)　　　　　　　bar = 1 μm (× 25,000)

図6　ガラス化保存法による凍結卵巣組織の電子顕微鏡像—ダメージを受けた卵母細胞
　a：卵母細胞は単層で立方状の細胞に囲まれており，細胞質に存在する細胞内小器官の多くは貪食されている．
　b：細胞質には貪食されているミトコンドリア（Vmt）が多数認められる．

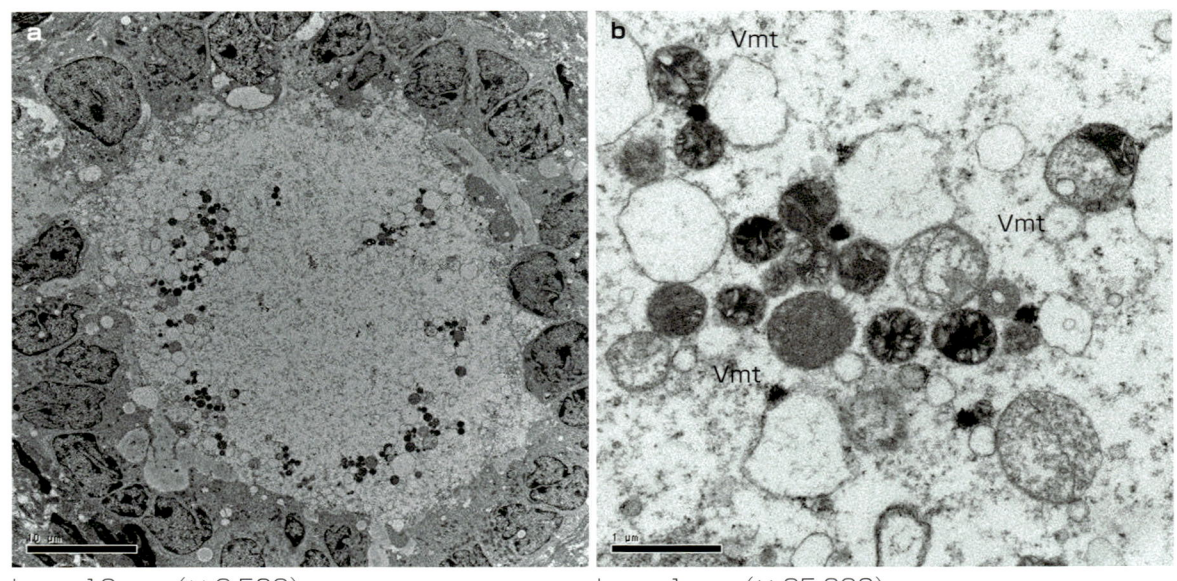

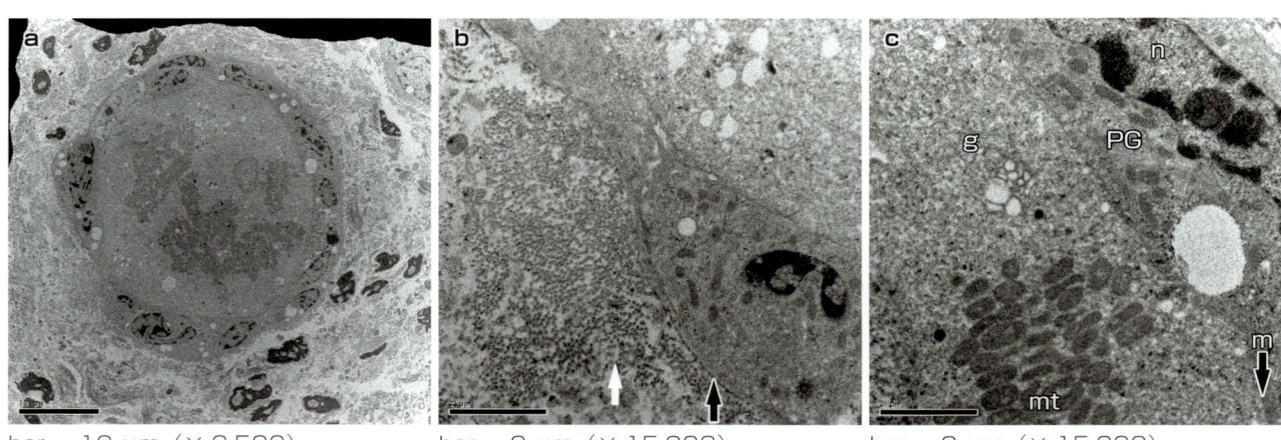

bar = 10 μm (× 2,500)　　　bar = 2 μm (× 15,000)　　　bar = 2 μm (× 15,000)

図7　新鮮卵巣組織の電子顕微鏡像（対照）
　a：卵母細胞は単層で扁平な細胞に囲まれており，細胞質内小器官は細胞質にクラスター状に存在している．
　b：コラーゲン束が密に存在している（白矢印）．また，卵母細胞の周囲を基底膜が連続して存在している（黒矢印）．
　c：卵母細胞の細胞質には豊富なミトコンドリア（mt），Golgi体（g）が存在している．核（n）を有する扁平な前顆粒膜細胞と卵細胞との間には膜（m）が存在している．

いた新しいガラス化保存法を用いてカニクイザルの卵巣組織を凍結し移植した結果，約4カ月でホルモン周期の回復が確認された．特に，回復時のエストラジオール値はこれまでの方法を用いた5個体と比べてその値は高く，また最初からエストラジオール値血中の回復に続くプロゲステロン値の回復を確認することができた．現在，本個体を用いた採卵ならびにICSIを計画している．

卵巣組織凍結の展望

　若年婦人癌患者において，寛解後の妊孕性温存あるいは女性としてのQOL保持を志向した卵巣組織凍結は現実的に可能となった．しかし，凍結による卵細胞のダメージを完全に回避することは不可能であり，患者の年齢による卵細胞のダメージの問題や移植後の早発閉経の問

題，癌細胞の再移入の問題など，技術的な工夫とともに，倫理的側面も含めて若年婦人癌患者に対する卵巣組織凍結法にはまだまだ解決すべき問題が多い．実際にヒトでの成功例が報告されてはいるものの，実験動物を用いた基礎的検討を行い，安全性を十分考慮したより多くのデータが蓄積される必要がまだある．

　筆者らは，これまでに試行錯誤を繰り返し，カニクイザルを用いた至適な卵巣組織凍結保存法ならびに至適な移植部位を検討してきた．ヒトと同じ霊長類を用いた卵巣組織凍結に関する基礎的検討は，ヒトへの臨床応用へ重要な知見になるものと期待される．

文献

1) Smith MA, Gurney JG, Ries LAG. Cancer Incidence and Survival among Children and Adolescents: United States SEER Program 1975-1995, Cancer Statistics Branch, Cancer Surveillance Research Program, Division of Cancer Control and Population Sciences. National Cancer Institute. http://www-seer.ims.nci.nih.gov
2) Meadows AT. Pediatric cancer survivors: past history and future challenges. Curr Probl Cancer. 2003; 27: 112-26.
3) Lutchman SL, Davies M, Chatterjee R. Fertility in female cancer survivors: pathophysiology, preservation and the role of ovarian reserve testing. Human Reprod Update. 2005; 11: 69-89.
4) Gadducci A, Cosio S, Genazzani AR. Ovarian function and childbearing issues in breast cancer survivors. Gynecol Endocrinol. 2007; 23: 625-31.
5) Brougham MF, Wallace WH. Subfertility in children and young people treated for solid and haematological malignancies. Br J Haematol. 1995; 131: 143-55.
6) Blumenfeld Z. Preservation of fertility and ovarian function and minimalization of chemotherapy associated gonadotoxicity and presmature ovarian failure; the role of inhibin-A and -B as maker. Mol Cell Endocrionol. 2002; 187: 93-105.
7) Behringer K, Breuer K, Reineke T, et al. A report from the German Hodgikin's Lymphoma Study Group. Secondary amenorrhea after Hodgkin's lymphoma is influenced by age at treatment, stage of disease, chemotherapy regimen and the use of oral contraceptives during therapy. J Clin Oncol. 2005; 23: 7555-64.
8) Morice P, Juncker L, Rey A, et al: Ovarian transposition for patients with cervical carcinoma treated by radiosurgical combination. Fertil Steril. 2000; 29: 199-206.
9) Jeruss JS, Woodruff TK. Preservation of fertility in patients with cancer. N Engl J Med. 2009; 26: 902-11.
10) Donnez J, Martinez-Madrid B, Jadoul P, et al. Ovarian tissue cryopreservation and transplantation: a review. Human Reprod Update. 2006; 12: 519-35.
11) Meirow D, levron J, Eldar-Geva T. Pregnancy after transplantation of cryopreserved ovarian tissue in a patient with ovarian failure after chemotherapy. N Engl J Med. 2005; 353: 318-21.
12) Demeestere I, Simon P, Buxant F, et al. Ovarian function and spontaneous pregnancy after combined heterotopic and orthotopic cryopreserved ovarian tissue transplantation in a patient previously treated bone marrow transplantation: case report. Hum Reprod. 2006; 21: 2010-4.
13) Silber SJ, DeRosa M, Pineda J, et al. Two successful pregnancies following autotransplantation of frozen/thawed ovarian tissue. Hum Reprod. 2008; 23: 2266-72.
14) Ino M, Saito J, Taniuchi A, et al. Cryopreservation and heterotopic autotransplantation of ovarian tissue in mouse. The St. Marianna Medical Journal. 2007; 35: 177-89.
15) Lee DM, Yeoman RR, Battaglia DE, et al. Live birth after ovarian tissue transplant. Nature. 2004; 428: 137-8.
16) Suzuki N, Hashimoto S, Igarsi T, et al.（投稿準備中）
17) Hashimoto S, Suzuki N, Koyama S, et al.（投稿準備中）

不妊に対する低反応レベルレーザー治療
―― 卵子に及ぼす影響

藤井俊史　大城俊夫

　近年，少子高齢化の傾向がみられている日本の現状であるが，一方で女性の晩婚化に伴い高齢不妊カップルの増加も認められている．不妊治療の認知度・理解は以前より高まっており，生殖補助技術（ART）は完成の域に達しつつあるが，根本的な問題である高齢，その他による低反応卵巣や卵子の質の劣化に対しての答えは見いだされていない．

　筆者らは，1996年よりARTの補助治療としてレーザーを用いた不妊治療を行っており成果をあげている．今回，その経験よりレーザーが卵子に及ぼす影響について考察する．

レーザーとレーザー治療

　レーザーは1960年にMaimanによって初めて発振された，単色性，指向性，可干渉性を特徴とした人工光である．それ以降，レーザーの発展は目覚ましく，種々のレーザー媒質より発振されるレーザー光は紫外から赤外領域まで数々のレーザーがつくりだされ，医療，工業，その他に応用されている（図1）．

1. HLLTとLLLT

　一般的に，レーザー光のイメージとしてはレーザーメスのように切除，焼灼するなど破壊のイメージを伴うが，光が先ほどの単色性，指向性，可干渉性の条件を満たしていればレーザー光であり，本来の原定義では対象物のレーザーに対する反応の強さはレーザーとはなんら関係がない．つまり，レーザー光は強くも弱くもすることができ，治療者がその目的に応じてレーザー光の波長や発振形式を選択し，望む反応に応じて出力，照射密度を設定する．この事実を明確化し，模式化したものが大城のレーザーアップル[1]である（図2）．

　図2からもわかるように，組織の表面にある強さのレーザーを照射した場合，照射点から同心円状に光は散乱，透過，反射を繰り返し，力が減衰していく．組織の反応の強さも順次炭化から弱まっていく．また，照射点からある一定の距離から，レーザー光の強さは生体の生存閾値を下回る．

　レーザー治療を2つに大別すると，生存閾値を上回る不可逆的な反応を利用する高反応レベルレーザー治療（high reactive level laser treatment：HLLT）と生存閾値を下回る可逆的な反応を利用する低反応レベルレーザー治療（low reactive level laser therapy：LLLT）となる．HLLTは一般のイメージと違わない，アザ，しみ，黒子の治療に用いられており，比較的わかりやすい．しかし，LLLTはその反応が即時的でないことが多く，また反応が肉眼で確認しにくい場合が多いためその存在が理解されにくく，歴史的にみてもHLLTから一歩遅れて研究や応用が進められてきた．

2. アーンツ-シュルツの法則

　LLLTを用いる場合には，生体の反応を理解するためにアーンツ-シュルツ（Arndt-Schultz）の曲線を利用するとわかりやすい（図3）．生体の状態を縦軸，刺激強度を横軸においたとき，刺激を徐々に強くするとそれに伴い生体は活性化に向かう．しかし，ある一定の刺激強度を超

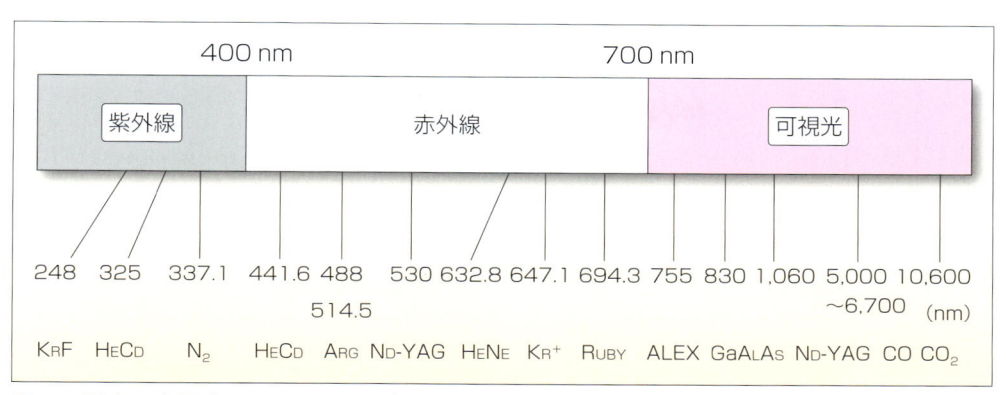

図1 医療に応用されているレーザー
（藤井俊史，大城俊夫．低反応卵巣に対する低反応レベルレーザー治療．鈴木秋悦編．今日の不妊治療．医歯薬出版．2004．p215）

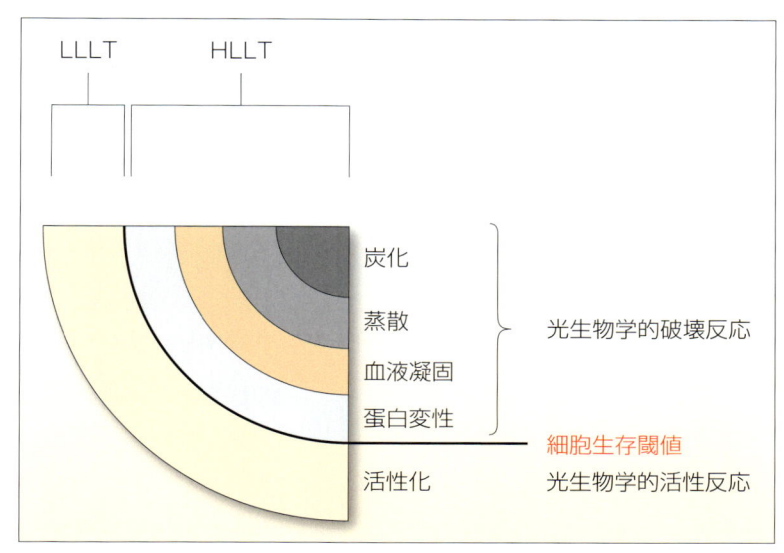

図2 レーザーの強さと生体組織反応（レーザーアップル）
（藤井俊史，大城俊夫．低反応卵巣に対する低反応レベルレーザー治療．鈴木秋悦編．今日の不妊治療．医歯薬出版．2004．p216）

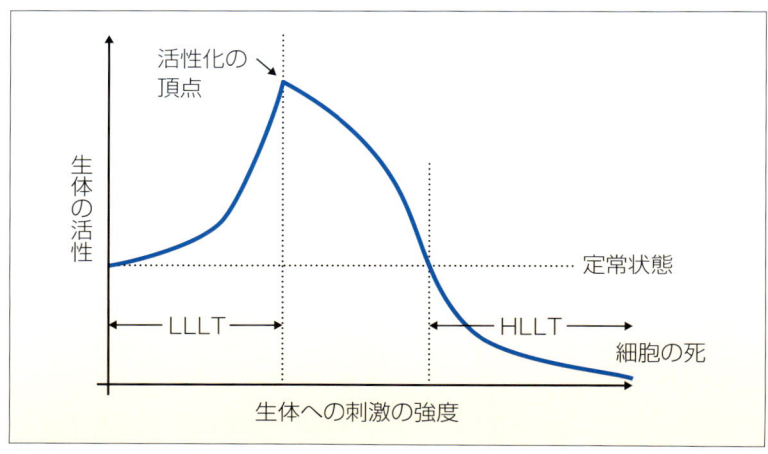

図3 アーンツ–シュルツ曲線

表1 LLLTの臨床応用

- 消炎効果……………………浮腫の除去
- 血行改善……………………血管新生
- 除痛効果……………………知覚異常改善
- 膠原病の改善………………アレルギー疾患の改善
- 皮膚潰瘍の改善
- 瘢痕（ケロイド）の軟化・平坦化
- 神経麻痺の改善
- その他

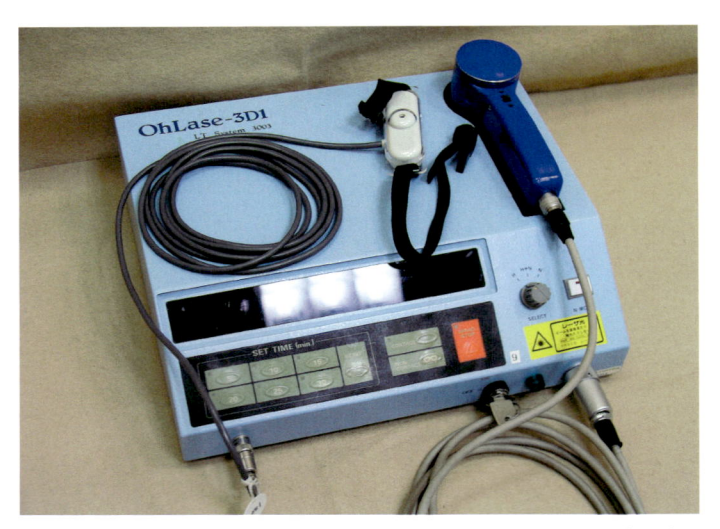

図4 ネックイラジエーター付GaAlAS半導体レーザー（日本医用レーザー研究所製）
筆者らが不妊治療に用いているレーザー．波長：830 nm，出力：60 mW．

えると，生体は活性化された状態から一転して悪化に向かい，さらに刺激を高めるとむしろ当初の生体の状態を下回り，最終的には死にいたる．

LLLTは，レーザー光による刺激をある弱さで照射することで，細胞，組織から個体の活性化を促すことにより，その治療効果を上げる方法であり，現在，さまざまな臨床応用がなされている（表1）．HLLTは，逆に曲線上における一番右側，つまりに破壊または細胞の死を局所的に起こすことで治療効果を上げる治療法である．

不妊に対するレーザー治療

実際の治療に使用するレーザーは，日本医用レーザー研究所製のネックイラジエーター付Oh-Lase 3D1，GaAlAs半導体レーザー，波長830 nm，出力60 mW（図4）を用いている．

患者は週に1，2回，約20分のレーザー照射を受ける．照射方法の詳細は省くが，中枢優先治療（proximal priority treatment：PPT）[2]にて行っている．患者は治療時に痛みまたはレーザーの照射を受けている感覚もないため負担は非常に少なく，治療後，体の軽くなる感覚や温まる感覚など，むしろ全身的には好ましい状態になる．通常，患者には最低10回の治療が必要と説明している．この数は治療回数10回を境にして明らかな妊娠率の増加が認められたからである．筆者らはたびたび，不妊に対するLLLTを報告してきており[3-5]，レーザーの照射方法も少しずつ変遷を遂げてきたが，レーザー治療の本質には変化はない．

筆者らは1996年より不妊に対するLLLTを行ってきたが，その結果を表2に示す．治療当初より現在まで全年齢群において約20％の

表2 不妊に対する低反応レベルレーザー治療―新＋旧プロジェクト

治療開始時期と期間	1996年10月23日～2009年1月31日
総患者数	564例
平均年齢	39.32歳（26～52歳）
平均不妊期間	4.99年
ARTなどの平均治療回数	8.94回
LLLTの平均治療回数	17.43回
妊娠患者数	122例（21.63％）
出産患者数	62例（50.82％）
出生児数	69例

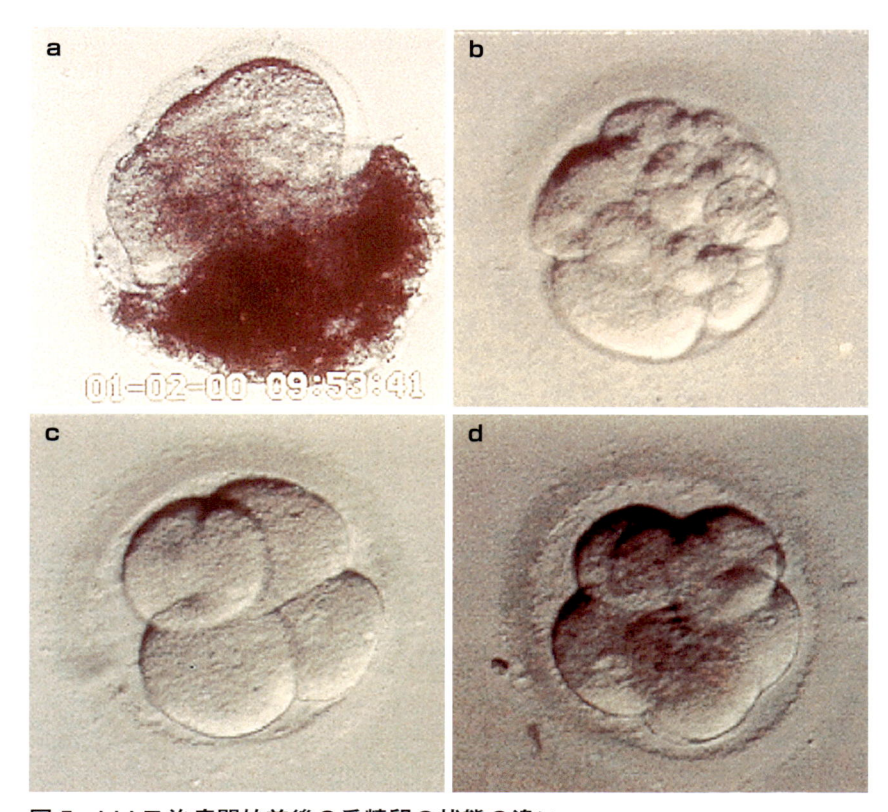

図5 LLLT治療開始前後の受精卵の状態の違い
　a，b：LLLT開始前．卵の状態も不良で分割も不ぞろいである．
　c，d：LLLT開始後．卵の状態分割ともに良好である．

妊娠率を得ている．年々治療に訪れる患者の平均年齢が上昇傾向にあることを考えると，良好な結果であると専門家からも評価されている．

卵子に及ぼすLLLTの影響

　LLLTの研究は容易ではない．なぜなら，LLLTの効果が一個体の体内で生じる総合的な反応をそれぞれの分野の興味ある側面でしかみることができないからである．細胞レベルの研究は，LLLTのミクロでの効果を見いだすことはできるが，臨床的な効果の説明には不十分であったり，困難であったりすることが少なくなく，結局は臨床的エビデンスの積み重ねから効果の有無を推測するしかない．そのため，LLLTの効果発現の機序が解明されているとは言いがたい．

　現在までの筆者らの他疾患へのLLLTの経験および不妊に対するLLLTの経験，諸家らの報告から，LLLTによる治療効果は抗炎症と

全身の血流増加の効果によるところが最も大きいと考えるにいたった．抗炎症効果は，LLLTが少なくサイトカインなどにも影響を及ぼし，また血流の増加により冷え性が改善されることからも容易に推測できる．実際，治療前後のサーモグラフィ検査での体表面温度の上昇が，このことを如実に示している．LLLTの効果は治療回数を経るにつれ効果の持続も認められ，10回以上治療した患者ではおおむね6カ月から1年持続する例が多い．

LLLTの不妊に対する効果は，末梢循環の不良で卵巣機能や卵子の質の低下が認められる婦人に対し，卵巣血流の増加が卵子の発育に好影響を及ぼし，その結果，ARTに対する反応を高める，と要約できる．

実際の症例でレーザー治療開始前後の卵子の画像を図5に示す．受精卵の分割は明らかにLLLT開始後のほうがよくなっている．この症例では，この写真を撮影した周期では妊娠にいたらなかったものの，この次周期にも再び良好卵を得て妊娠に結びついた．

今後の課題

現在，不妊に対するLLLTは，個体の治療を行うことにより末梢循環を改善することで，いわば間接的に卵子の質の向上を得ていると考えられる．当然のことながら，今後も個体レベルにおける研究の進歩に期待するところであるが，今，筆者らが最も注目したいのが卵子の体外成熟（IVM）や，胚移植（ET）や胚盤胞移植（BT）までの期間の受精卵に対するLLLTである．残念ながら，まだそのような報告はなされていない．今後，LLLTの研究にも，不妊治療および卵子学にとっても大きく期待される分野であると考えられる．

文献

1) Ohshiro T. The laser apple: a new graphic representation of medical laser applications. Laser Therapy. 1996; 8: 185-90.
2) 大城俊夫．中枢優先の内科的レーザー治療．日本レーザー治療学会誌．2004；2：7-14.
3) 大城俊夫，井上正人，小林善宗．難治性不妊症患者に対する低反応レベルレーザー治療．日本産科婦人科学会東京地方部会会誌．1998；49：389-92.
4) Ohshiro T, Fujii S, Sasaki K, et al. Laser therapy as an adjunct treatment for severe female infertility—a preliminary report. Laser Therapy. 2001; 11: 96-102.
5) Fujii S, Ohshiro T, Ohshiro T, et al. Proximal priority treatment using the neck irradiator for adjunctive treatment of female infertility. Laser Therapy. 2007; 16: 133-6.

単一胚移植法の是非

蔵本武志

近年，わが国の生殖補助技術（ART）登録施設は600を超え，現在出生児の56人に1人はART技術により出生している．さらに卵巣刺激法の改善，培養法の改良などにより妊娠率の向上がみられるようになってきたが，妊娠率を向上させるため複数胚を移植することで必然的に増加する多胎妊娠が問題点となっている．

1996年に，日本産科婦人科学会が移植個数を3個以下とする会告を示し，品胎以上の多胎妊娠はある程度減少したが，双胎妊娠を回避することはできないため，2008年に日本産科婦人科学会は，35歳以上の女性や2回以上妊娠不成立の女性を除いて，原則移植個数を1個とする会告を示した．

本稿では，双胎妊娠を含めた多胎妊娠を防止するための単一胚移植の是非について述べる．

多胎妊娠予防の必要性

多胎妊娠は，卵巣過剰刺激症候群（OHSS）と並んで，ARTの安全性を脅かす重要な生殖医療の副作用である．多胎妊娠の問題点として，早産，妊娠高血圧症候群などの周産期異常や低出生体重児の増加[1]，NICUへの入院率の増加[2]と妊娠後の医療費の増加[3]，さらに育児の負担増，生活費の増加などに伴う家族生活のQOLの低下[4]などがあげられる．わが国における家族の福祉を考えても，今後のARTは可能な限り単胎妊娠を目指すことが必要と思われる．

多胎妊娠予防としての単一胚移植

多胎妊娠に伴う周産期異常，新生児異常の実態やNICUや産科医および新生児科医の不足が問題となっている現状を考えると，ARTでの多胎妊娠防止はわれわれが早急に取り組むべき問題点の一つである．そのためには，妊娠率を維持しつつ多胎妊娠を防止する選択的単一胚移植（elective single embryo transfer：eSET）の導入が必要不可欠である．多胎妊娠予防としてeSETの有効性は，分割期胚移植[5]と胚盤胞移植[6,7]で多数報告されており，培養3日目に良好分割期胚が一定の個数以上観察された場合に，胚盤胞まで培養継続することにより着床率が改善することが報告されている[8-10]．

最近では，胚盤胞培養液の改良が行われ容易に培養液の購入が可能となったが，各種培養液を使用しても胚盤胞への発生率は前核期胚当たり50〜60％前後であるため，当院では胚盤胞移植を希望される患者には，3日目に形態良好な分割期胚（表1）が2個以上ある場合に胚盤胞への継続培養を行い，1個の場合には患者と相談し継続培養を行うか否かを決定している．

胚盤胞移植の大きな問題点の一つは，すべての前核期胚が胚盤胞まで発生するわけではないため胚盤胞移植をキャンセルする症例が存在することである．そのため今回，形態良好な分割期胚を移植し，余剰胚を胚盤胞で凍結保存した周期と新鮮胚盤胞移植を施行した周期において，凍結融解胚移植も含んだ累積妊娠率と累積多胎妊娠率を比較し，単一分割期胚移植と単一

表 1　当院における分割期胚（Day 3）での良好胚の分類

点数	評価基準	3 日目
4/4	・発育スピードも良好で，割球の形態が均等で fragmentation を認めない胚	8 cell ≦
3.5/4	・発育スピード，割球の形態は良好だが，ごく少量の fragmentation を認める胚 ・fragmentation は認めないが，発育スピードがやや遅延気味の胚 ・fragmentation は認めないが，割球の形態がやや不均一の胚	8 cell ≦ 7 cell 8 cell ≦
3/4	・発育スピードは良好だが，割球の形態がやや不均一あるいは 10%以下の fragmentation を認める胚 ・fragmentation は認めないが，発育スピードがやや遅延気味の胚 ・発育スピード，割球の形態は良好だが，20%以下の fragmentation を認める胚	7 cell ≦ 6 cell 7 cell ≦

表 2　新鮮分割期胚移植と新鮮胚盤胞移植の臨床成績の比較
（1998 年 1 月～2008 年 12 月；39 歳以下，ART 3 回未満，Day 3 で良好胚 1 個以上）

	分割期 1 個移植	分割期 2 個移植	胚盤胞 1 個移植	胚盤胞 2 個移植
移植周期数	68	807	469	290
平均年齢（歳）	33.9	33.4	33.3	33.6
臨床的妊娠率（%）	29.4（20/68）	54.4（439/807）	56.7（266/469）	68.6（199/290）
着床率（%）	29.4（20/68）	36.0（581/1614）	56.7（266/469）	49.8（289/580）
多胎妊娠率（%）	5.0（1/20）	32.8（144/439）	1.9（5/264）	46.2（92/199）
流産率（%）	20.0（4/20）	17.8（78/439）	19.3（51/264）	14.6（29/199）
余剰胚凍結可能周期数（%）	24（35.3）	309（38.3）	331（70.6）	108（37.2）
凍結・融解胚移植周期数	16	125	135	30
臨床的妊娠率（%）	56.3（9/16）	43.2（54/125）	63.0（85/135）	46.7（14/30）
累積妊娠率（%）（採卵当たり）	42.6（29/68）	61.1（493/807）	73.6（357/485）	73.4（213/290）
累積多胎妊娠率（%）（採卵当たり）	3.4（1/29）	31.6（156/493）	4.2（15/357）	45.5（97/213）

胚盤胞移植どちらが有効であるのかを後方視的に検討した（**表 2**）．1999 年 1 月から 2008 年 12 月までに，当院にて体外受精（IVF）あるいは卵細胞質内精子注入法（ICSI：顕微授精）施行後に新鮮胚移植を行った 39 歳以下で採卵回数 2 回以下の周期のうち，形態良好な分割期胚が 1 個以上観察された周期を対象とした．なお，1 個移植周期には新鮮胚移植周期に eSET を施行し，妊娠不成立のため凍結・融解周期では 2 個移植を患者が希望した周期も累積妊娠に含めてある．胚盤胞は**表 3**に示した fair 胚以上の胚盤胞を急速ガラス化法にて凍結保存した．

新鮮分割期胚 1 個移植では，凍結融解移植周期を合わせた採卵当たりの累積妊娠率でも 42.6% と eSET を積極的に推奨できる結果ではなかった．新鮮分割期胚 2 個移植あるいは新鮮胚盤胞 1 個移植，2 個移植では臨床的妊娠率も 50% 以上，凍結融解胚移植を含めた採卵当たり

表3 胚盤胞の評価法

評価		評価基準
good	A	内細胞塊 (inner cell mass：ICM) が密で，栄養芽層 (trophoectoderm：TE) も均一な単層を形成. fragmentation が存在しない
	A'	ICM, TE は密であるが，やや均一性に欠け 10％以下の fragmentation が存在する
fair	B	ICM, TE がやや希薄で均一性に欠け，20％以下の fragmentation が存在する
	B'	ICM, TE がやや希薄で均一性に欠け，30％以下の fragmentation が存在する

の累積妊娠率も60％以上と良好な結果が得られているが，累積多胎妊娠率は単一胚移植した周期では5％以下であるのに対し，2個移植周期では30％以上と高率であった．

これらのことからも，妊娠率を維持しながら多胎妊娠を防ぐeSETは胚盤胞で行うことが有用であり，特に余剰胚胚盤胞が凍結できる周期においては，できるだけ2個移植を避け余剰胚盤胞は凍結保存し，妊娠不成立の場合に凍結融解胚盤胞移植を行うことにより移植周期当たり高率な妊娠率を維持しつつ，多胎妊娠率も低率にできると期待できる．eSETを導入するためには，余剰胚の凍結技術が必須であることは明らかであり，胚の生存率などの利点から急速ガラス化法などの導入が必要である．

単一胚移植の今後の展望

ARTの今後進むべき方向として，妊娠率を維持しながら多胎妊娠に伴う周産期異常，新生児異常の減少および周産期医療費の軽減を目指すためにも，医療者は多胎妊娠の問題点と単一胚移植の利点をわかりやすく，患者サイドに説明する必要がある．さらに，単一胚移植を成功させるために，形態良好なviabilityの高い胚をつくるための適切な卵巣刺激や，培養液の選択，培養法，移植胚の選択，適切な胚移植法の改善など，さらなる生産率の向上や品質管理 (QC)，品質保証 (QA) を充実させ，双胎を含めた多胎妊娠を減少させる努力が必要であろう．

文献

1) Adamson D, Baker V. Multiple births from assisted reproductive technologies: a challenge that must be met. Fertil Steril. 2004; 81: 517-22.
2) Pinborg A, Loft A, Schmidt L, et al. Morbidity in a Danish National cohort of 472 IVF/ICSI twins, 1132 non-IVF/ICSI twins and 634 IVF/ICSI singletons: health-related and social implications for the children and their families. Hum Reprod. 2003; 18: 1234-43.
3) Lukassen HGM, Schnbeck Y, Adang EMM, et al. Cost analysis of singleton versus twin pregnancies after in vitro fertilization. Fertil Steril. 2004; 81: 1240-6.
4) Gerries J, De Sutter P, De Neubourg D, et al. A real-life prospective health economic study of elective single embryo transfer versus two-embryo transfer in first IVF/ICSI cycles. Hum Reprod. 2004; 19: 917-23.
5) Martikainen H, Tiitinen A, Tomas C, et al. One versus two embryo transfer after IVF and ICSI: a randomized study. Hum Reprod. 2001; 16: 1900-3.
6) Kuramoto T, Boediono A, Egashira A, et al. Selected single blastocyst transfers maintained pregnancy outcome and eliminated multiple pregnancies. Reprod Med Biol. 2004; 3: 13-8.
7) Papanikolaou EG, Camus M, Kolibianakis EM, et al. In vitro fertilization with single blastocyst-stage versus single cleavage-stage embryos. N Engl J Med. 2006; 354: 1139-46.
8) Ryan GL, Sparks AET, Sipe CS, et al. A mandatory single blastocyst transfer policy with educational campaign in a Unite States IVF program reduces multiple gestation rates without sacrifi-

cing pregnancy rates. Fertil Steril. 2007; 88: 354-60.
9) Styer AK, Wright DL, Wolkovich AM, et al. Single-blastocyst transfer decrease twin gestation without affecting pregnancy outcome. Fertil Steril. 2008; 89: 1702-8.
10) Papanikolaou EG, Camus M, Fatemi HM, et al. Live birth rate is significantly higher after blastocyst transfer than after cleavage-stage embryo transfer when at least four embryos are available on day3 of embryo culture. A randomized prospective study. Hum Reprod. 2005; 20: 3198-203.

多嚢胞卵巣の卵子

福田 淳

　2007年に，日本産科婦人科学会で日本における多嚢胞卵巣症候群（polycystic ovary syndrome：PCOS）の診断基準が改定された．それによりPCOSの特徴として，内分泌学的には高LH血症以外に高アンドロゲン血症，高インスリン血症を重視することになった．しかしながら，原因論について明らかにされたわけではなく，その病態も多様であり，治療法の選択やその反応性についても多様化が認められる．

　挙児希望のあるPCOS症例では，一般的にクロミフェンによる排卵誘発を行うが，実地臨床上それに反応しないクロミフェン抵抗性の重症例が問題になる．一般的には，次のステップとして卵胞刺激ホルモン（FSH）療法が選択されるが，FSH療法ではその有効閾値が狭いために，まったく反応しないか，数多くの卵胞が発育してしまうか，のいずれかで，いわゆるall or nothingの状態になる場合が多い．このことが，PCOSにおける多胎や卵巣過剰刺激症候群（ovarian hyperstimulation syndrome：OHSS）のリスクを上昇させる主因となっている．それを回避するために，FSH療法で治療困難な症例では腹腔鏡下卵巣多孔術や体外受精（in vitro fertilization：IVF）などに切り替えられる場合が多い．

　本稿では，このような状況を背景にしてIVF治療を行った場合のPCOS症例の特徴，特に卵子の特徴について概略する．OHSSはヒト絨毛性性腺刺激ホルモン（hCG）により増悪することが知られているため，最近ではhCGを投与せずに採卵し体外で培養する体外成熟（in vitro maturation：IVM）を行う施設もある．IVMについては他項（in vitro maturation法）を参照されたい．

多嚢胞卵巣における卵子

　PCOS症例におけるIVFでは，調節卵巣刺激法（controlled ovarian stimulation：COS）が問題になる．多くの場合，クロミフェン抵抗性の重症例であるため，いわゆるmild inductionあるいはminimal inductionが困難である．

　一般的なGnRH antagonist-FSHによるCOSでは，OHSSのリスクが高くなるため排卵誘発法や予防法にさまざまな検討がなされている．高LH血症，高アンドロゲン血症を事前に改善しておく目的で，GnRH agonistのlongあるいはultra long法を併用，メトホルミンの同時投与，などが報告されている．実際のCOSでは，recombinant FSH-GnRH antagonist法でOHSSの頻度が低下すると報告されている．そのような努力によっても，実際には適正な卵胞数に調節することは困難で，治療のキャンセル，hCGを投与しないIVM法，全胚凍結などによりOHSSのリスクを回避することになる．

　このような状況でPCOS症例にIVFを行った場合，卵胞数が多くOHSSのリスクが高いわりに採卵数が少ない，あるいは変性卵が多い印象があり，一般的にPCOS症例の卵の質は低下していると表現されることが多い．実際にPCOS症例に対するIVF治療の特徴についてはいくつかの報告[1-4]が出されている．それらをまとめると，PCOSの卵子の質は低下しているとの報告が出されている一方で，そのほとん

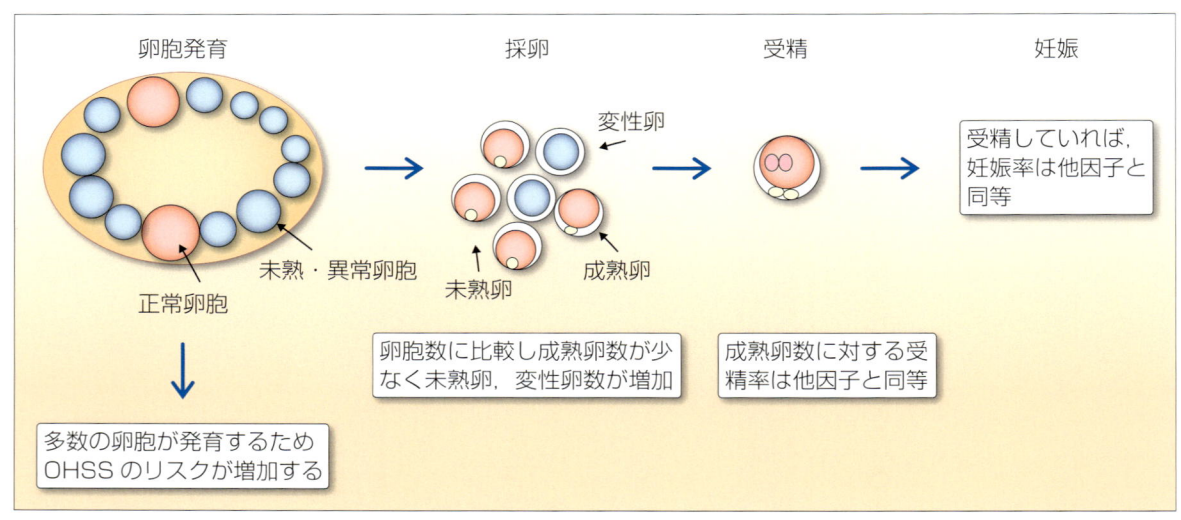

図1　PCOS症例に対する体外受精治療の特徴

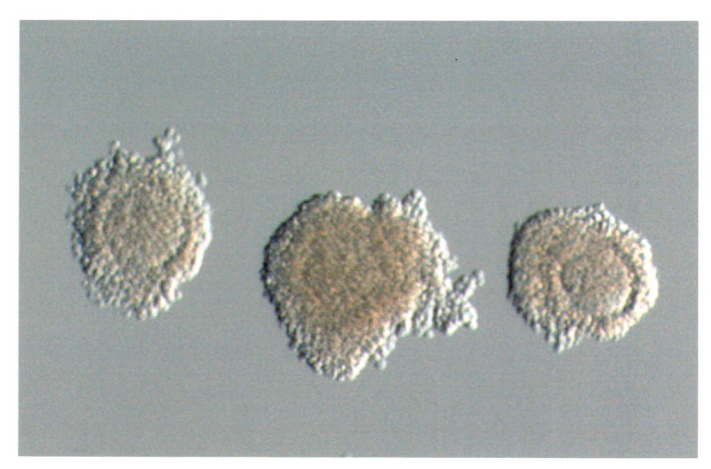

図2　PCOS症例で採取された未熟卵

どは他の因子と比較して妊娠率，流産率は差がないとするものである．この矛盾する結果の原因について，卵胞数，採卵数，受精率，妊娠率，流産率などを詳細に検討していくと，およそ図1のようにまとめることができる．その特徴を箇条書きすると，

①卵胞数のわりに成熟卵が少ない，
②成熟卵であれば受精率に差はない，
③受精すれば妊娠率・流産率に差はない，
④OHSSの頻度は上昇する，

ということになる．

PCOS症例におけるIVFの最大の特徴は，卵胞数のわりには成熟卵が少ないことである．実際の臨床では，穿刺数のわりに採卵数が少ない，媒精する症例では採卵数のわりに翌日の受精数が少なく変性卵が多い，卵細胞質内精子注入法（ICSI：顕微授精）症例では未熟卵，変性卵が多い，といった印象となる（図2）．このことが，すなわちPCOS症例では卵の質が低下するとの報告になっていると考えられる．

一般に，高齢者に代表される卵の質の低下は染色体異常，アポトーシスに起因する遺伝子異常，ミトコンドリア電位の異常など，卵子そのものの異常であり，それにより妊娠率の低下，流産率の上昇がもたらされる．しかしPCOS症例では，少数でも成熟卵があれば妊娠率や流産率に影響を与えていないことから，成熟卵自体に特徴的な細胞質や核の異常は認められないものと考えられる．すなわち，PCOS症例のいわゆる卵の質の低下は卵子そのものの異常では

なく，卵胞発育過程における未熟卵，変性卵の多さに起因している．

卵胞数のわりに成熟卵が少なくなる原因としては，

①高アンドロゲン，高インスリン環境で卵胞発育の協調性が悪く，成熟卵と未熟卵が混在する．

②いったん閉鎖した卵胞が再度立ち上がっている．

③OHSS回避のために早めにhCG投与している．

などが考えられる．

それでは，はたしてPCOS症例に特徴的である高アンドロゲン，高インスリン環境が卵胞発育に影響を及ぼしているのであろうか．それについて，臨床的には高アンドロゲン血症の有無でのIVF成績の比較[5]，多囊胞はあるがホルモン的に正常な症例とPCOS症例との比較[6]，body mass indexとIVF成績の相関[7]，などを検討した報告が出されているが，いずれも大きな差はなく直接的な因果関係は認められていない．

一方，卵胞内でのアンドロゲンについての報告をみると，PCOS症例では成熟卵子を含む卵胞液に比較し，未熟卵子を含む卵胞液内のテストステロン濃度が有意に高かったと報告[8]されており，なんらかの因果関係があると推測している．基礎的には，アンドロゲンは初期卵胞発育において，一次卵胞の増加，アポトーシス抑制作用が報告されており，少なくとも一次卵胞発育にはむしろ重要な役割を担っているとの報告[9,10]が多い．しかしながら，アンドロゲンが過剰になった場合や，卵胞発育後期における影響については報告がほとんどなく，その作用は不明である．

このように，臨床的，基礎的には報告がさまざまで，現在のところPCOS症例において，その特殊なホルモン環境が卵胞発育にどのような影響を与えているか不明であり，今後さらなる検討が必要である．

文献

1) Kodama H, Fukuda J, Karube H, et al. High incidence of embryo transfer cancellations in patients with polycystic ovarian syndrome. Hum Reprod. 1995; 10: 1962-7.
2) Plachot M, Belaisch-Allart J, Mayenga JM, et al. Oocyte and embryo quality in polycystic ovary syndrome. Gynecol Obstet Fertil. 2003; 31: 350-4.
3) Hwang JL, Seow KM, Lin YH, et al. IVF versus ICSI in sibling oocytes from patients with polycystic ovarian syndrome: a randomized controlled trial. Hum Reprod. 2005; 20: 1261-5. Epub 2005 Feb 10.
4) Ludwig M, Finas DF, al-Hasani S, et al. Oocyte quality and treatment outcome in intracytoplasmic sperm injection cycles of polycystic ovarian syndrome patients. Hum Reprod. 1999; 14: 354-8.
5) Lainas TG, Petsas GK, Zorzovilis IZ, et al. Initiation of GnRH antagonist on Day 1 of stimulation as compared to the long agonist protocol in PCOS patients. A randomized controlled trial: effect on hormonal levels and follicular development. Hum Reprod. 2007; 22: 1540-6. Epub 2007 Mar 8.
6) Esinler I, Bayar U, Bozdag G, et al. Outcome of intracytoplasmic sperm injection in patients with polycystic ovary syndrome or isolated polycystic ovaries. Fertil Steril. 2005; 84: 932-7.
7) McCormick B, Thomas M, Maxwell R, et al. Effects of polycystic ovarian syndrome on in vitro fertilization-embryo transfer outcomes are influenced by body mass index. Fertil Steril. 2008; 90: 2304-9. Epub 2008 Jan 14.
8) Teissier MP, Chable H, Paulhac S, et al. Comparison of follicle steroidogenesis from normal and polycystic ovaries in women undergoing IVF: relationship between steroid concentrations, follicle size, oocyte quality and fecundability. Hum Reprod. 2000; 15: 2471-7.
9) Vendola K, Zhou J, Wang J, et al. Androgens promote oocyte insulin-like growth factor I expression and initiation of follicle development in the primate ovary. Biol Reprod. 1999; 61: 353-7.
10) Webber LJ, Stubbs S, Stark J, et al. Formation and early development of follicles in the polycystic ovary. Lancet. 2003; 362: 1017-21.

胚移植の時期

古井憲司

 1978年, イギリスでSteptoeとEdwardsが, ヒトで世界初の体外受精・胚移植を成功させた. このとき, 胚移植の時期はday 3で, 8細胞期胚を移植したという[1]. 日本では1983年に東北大学の鈴木らが報告したが, このときにはday 2に4細胞期胚を移植した[2]. 現在, 不妊治療として体外受精・胚移植は広く行われ, 定着した感がある. しかし胚移植の時期に関しては, day 1からday 6まで, ときにはday 7での胚移植についての報告があるが[3-7], 明確な指標があるとは言いがたく, おのおのの施設が, おのおのの考えに基づいて判断しているのが現状であろう.

 本稿では, 当院での成績を提示しながら, 胚移植の時期について, 文献的考察を加えつつ概説する.

当院での胚移植時期の推移

 当院では, 2001年まではday 2胚移植が主体であったが, 2002年に入るとday 3胚移植が中心となり, 2002年後半以降は胚盤胞移植が主体となっている.

 当院でのday 2胚移植, day 3胚移植, 胚盤胞移植における妊娠率を図1に示す. 胚移植当たりでは, 胚盤胞移植の妊娠率が有意に高率であった. 採卵当たりでも有意差はないが, 胚盤胞移植の妊娠率が高い傾向にあった.

 胚盤胞移植の問題点として, 一絨毛膜性多胎の発生が報告されているが[8], 当院では一絨毛膜性双胎の発生率は, day 3胚移植で0.56％, 胚盤胞移植で0.66％と有意差はなかった. また

もう一つの問題点として, 胚盤胞に到達せず胚移植がキャンセルとなることがあるが, day 3における胚の質が良質であれば, キャンセル率も低く胚盤胞移植における妊娠率が有意に高いと報告されている[9]. day 3での正確な胚評価も重要であると考えられる.

胚の評価

 筆者らの施設では, Veeck分類[10]で分割期胚（day 2～3）の評価を行ってきたが, 胚盤胞移植を行うようになるにつれ, Veeck分類と胚盤胞到達率が必ずしも相関しないことを経験した. そこで筆者らは, より正確な胚評価を行うために, 割球数, フラグメンテーションの割合, 割球の均一性の3因子による, 新しくかつ簡明な分割期胚の評価法を考案し[11], さらにスコア化（F Score）した（表1）[12]. このF Scoreと胚盤胞到達率の間には有意な相関を認めた（図2）.

day 3胚移植の限界

 このスコアは胚盤胞到達率, 妊娠率をよく反映していたが, やはりday 3とday 5での評価に差異を感じることがある. そこでこのスコアの有効性を再評価した.

 2007年に施行した体外受精症例172周期について, day 3で同一胚においてVeeck分類とF Scoreの双方で評価をした. 症例ごとにVeeck分類で最良な胚（X1）, F Scoreで最良な胚（Y1）を選択した. これらの一致率を検討

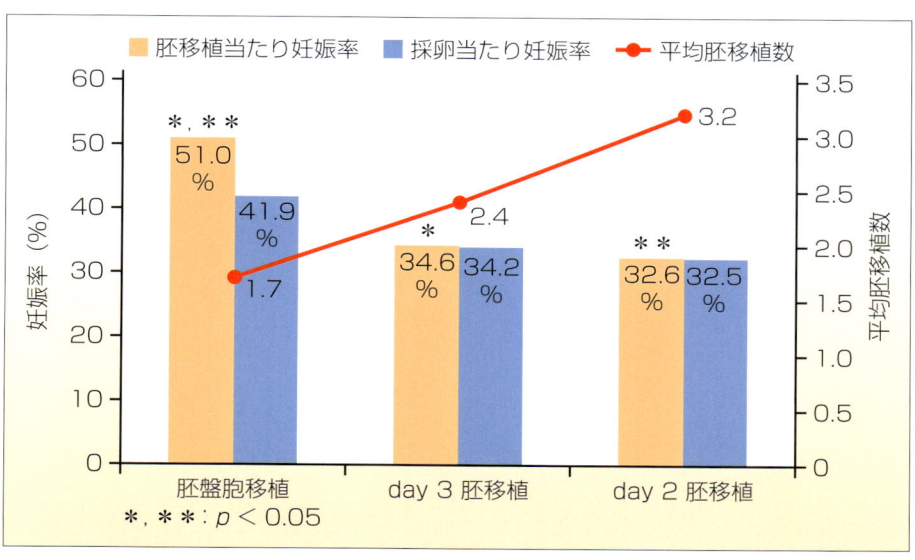

図1 胚移植時期別の妊娠率と平均胚移植数

表1 day 3 胚のスコア（F Score）

1）割球数によるスコア	
≦ 3 cell	0 point
4 cell	1 point
5 cell, 6 cell	2 point
≧ 7 cell	3 point
2）fragmentation によるスコア	
≧ 50%	0 point
< 50%	1 point
3）割球の大小不同の有無によるスコア	
大小不同（＋）	0 point
大小不同（－）	1 point

上記の1），2），3）の合計点数を胚のスコアとする．
≦ 3 cell は，fragmentation の割合，割球の大小不同の有無にかかわらず 0 point とする．

したところ，X1 と Y1 が一致した割合は52.5％であり，半数近くの症例で胚評価がVeeck 分類と F Score では異なっていた．さらに単一胚盤胞移植を行った50周期において，day 3 の時点で最も良好と判断された胚（X1，Y1）が実際に胚盤胞移植された割合を比較すると，X1，Y1 の移植率は26.0％と30.0％であり，有意差はなかったが，F Score で評価した場合で高率であった．また，単一胚移植で妊娠した症例について検討すると，Y1 を胚移植した割合は41.1％であった．一見，高くないように思われるが，胚移植はされなかったが良好胚盤胞に到達し凍結保存されたものが30.4％あり，計71.5％は十分に妊娠可能な胚である

と思われた．Y1 のうち残りの 28.6％は胚盤胞に到達しなかったもの，あるいは到達したが凍結には不適な不良胚盤胞であった．Y1 が胚盤胞に到達しなかった割合（17.9％）は，X1 のそれ（35.7％）と比較すると有意に低率であった（図3）．

以上より，実質的に day 3 と day 5 での評価が一致しないと考えられるものが F Score でも28.6％あり，day 3 の胚の評価法については今後さらなる改善が必要と考えられるが，day 3での評価の限界も感じざるをえない結果であるとも思われた．

今後の検討課題

筆者らの胚スコア（F Score）は，Veeck 分類に比べてよりよい評価法であるが，28.6％の症例で day 3 と day 5 での胚評価に不一致がみられた．これらは，仮に day 3 に移植していたら妊娠していない可能性が高く，day 3 の胚評価法については今後さらなる改善が必要であると考えられるとともに，day 3 での評価の限界を考えさせられる結果であった．やはり胚盤胞までの培養が胚の選別に有利であると考えられた．しかし，胚盤胞に到達せずに胚移植がキャンセルとなる症例についての対策も必要である．

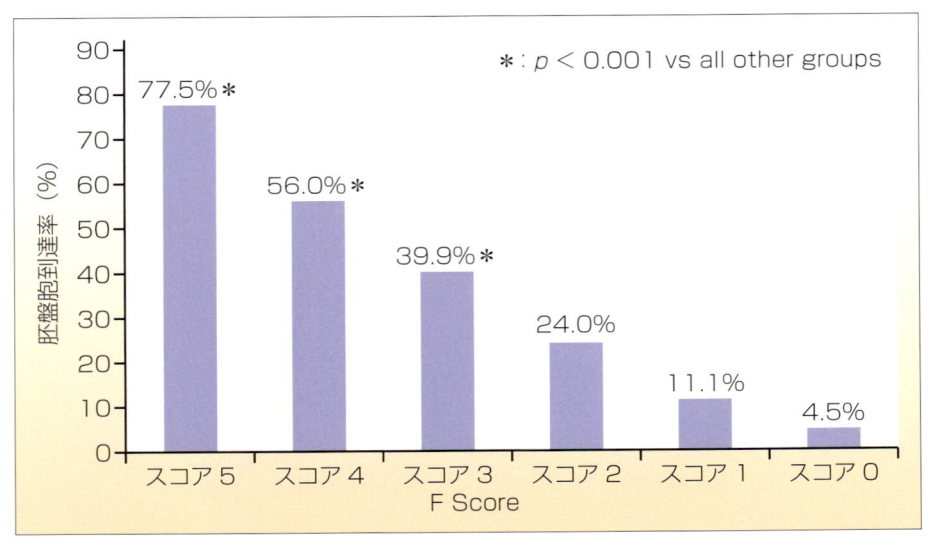

図2 F Score と胚盤胞到達率との関係

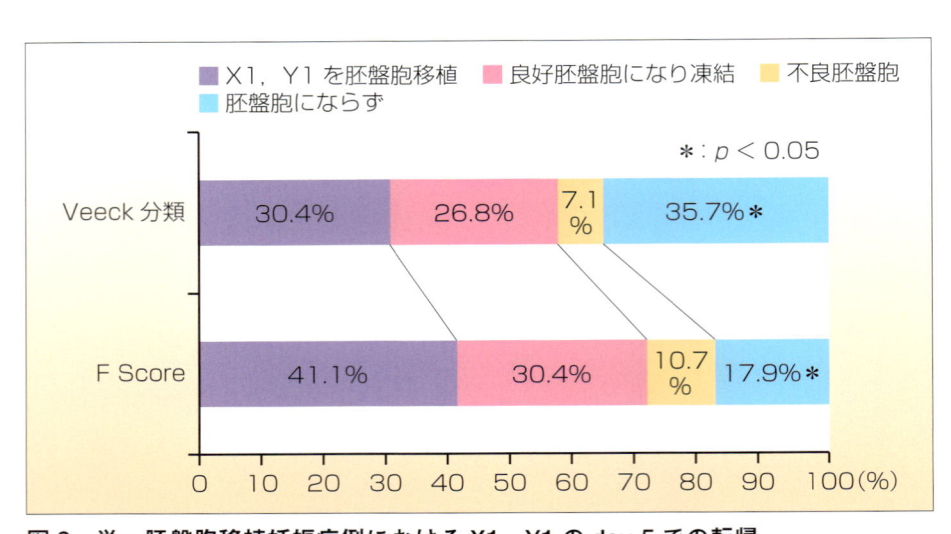

図3 単一胚盤胞移植妊娠症例における X1, Y1 の day 5 での転帰
day 3 において Veeck 分類で最も良好な胚 (X1), 同一症例において F Score で最も良好な胚 (Y1).

少数の胚しか得られなかった症例については, day 2 で胚移植をしたほうがよいという報告もあり[13], 症例ごとに胚の数, その質について配慮すべきであると考えられる.

また, 胚の長期培養による影響についても考慮する必要がある. 受精から分割期胚, そして胚盤胞への成長の過程でエピジェネティックな遺伝子発現制御機構に混乱が生じる可能性があると言われており, 動物実験で, 同一の個体にもかかわらず, 異なる培養環境のもとで発育させると胚盤胞での遺伝子の発現が異なっていたという報告もある[14].

これらの問題点に関しては今後の検討課題であると思われる.

文献

1) Steptoe PC, Edwards RG. Birth after the reimplantation of a human embryo. Lancet. 1978; 2: 366.
2) 鈴木雅州, 星 和彦, 星合 昊, ほか. 体外受精・胚移植により受精・着床に成功した卵管性不妊症の一例. 日本不妊学会雑誌. 1983；28：439-43.
3) Jaroudi K, Al-Hassan S, Sieck U, et al. Zygote transfer on day 1 versus cleavage stage embryo transfer on day 3: a prospective randomized trial. Hum Reprod. 2004; 19: 645-8.
4) Martikainen H, Orava M, Lakkakorpi J, et al. Day 2 elective single embryo transfer in clinical practice: better outcome in ICSI cycles. Hum Reprod. 2004; 19: 1364-6.

5) Tao J, Tamis R, Fink K, et al. The neglected morula/compact stage embryo transfer. Hum Reprod. 2002; 17: 1513-8.
6) Shapiro BS, Richter KS, Harris DC, et al. A comparison of day 5 and day 6 blastocyst transfers. Fertil Steril. 2001; 75: 1126-30.
7) Sagoskin AW, Han T, Graham JR, et al. Healthy twin delivery after day 7 blastocyst transfer coupled with assisted hatching. Fertil Steril. 2002; 77: 615-7.
8) Unger S, Hoopmann M, Bald R, et al. Monozygotic triplets and monozygotic twins after ICSI and transfer of two blastocysts: case report. Hum Reprod. 2004; 19: 110-3.
9) Blake D, Farquhar CM, Johnson N, et al. Cleavage stage versus blastocyst stage embryo transfer in assisted conception. Cochrane Database Syst Rev. 2007; CD002118.
10) Veeck LL. Oocyte assessment and biological performance. Ann NY Acad Sci. 1988; 541: 259-74.
11) Nomura M, Iwase A, Furui K, et al. Preferable correlation to blastocyst development and pregnancy rates with a new embryo grading system specific for day 3 embryos. J Assist Reprod Genet. 2007; 24: 23-8.
12) 古井憲司, 野村昌男, 北川武司, ほか. Day 3 分割期胚の新しい評価法の検討. 日本受精着床学会雑誌. 2007；24：114-9.
13) Shen S, Rosen MP, Dobson AT, et al. Day 2 transfer improves pregnancy outcome in in vitro fertilization cycles with few available embryos. Fertil Steril. 2006; 86: 44-50.
14) Rizos D, Lonergan P, Boland MP, et al. Analysis of differential messenger RNA expression between bovine blastocysts produced in different culture systems: implication for blastocyst quality. Biol Reprod. 2002; 66: 589-95.

hCGによるLH活性の役割

Johan Smitz

FSHとの併用におけるLH活性

　黄体化ホルモン（LH）が主席卵胞の発育の最終段階を保持するうえで果たす特異的な役割や，黄体の継続にかかわる役割は，動物モデルやヒトの自然周期における卵胞形成に関する研究によって確立されたといえる．LHなくしては，いかなる生殖機能も機能しない（図1）．最近の文献では，LHの値が低すぎても高すぎても妊娠転帰の不良と関連すると指摘されているが，卵胞刺激ホルモン（FSH）との併用におけるLH活性がどの程度必要であるかについては，厳密には明らかにされていない．

　生殖器系の代理機能性により，LHやエストラジオール産生が欠乏している場合でも，ある程度までは卵胞発育や受精可能な卵を得ることが可能である．しかしながら，LH活性は少量でも，FSHに誘発される卵胞発育の際に有用である．すなわち，LH活性によって健常な卵胞数が増加し，最小限のエストロゲンで子宮内膜が正常に形成される（図2）．

　LH活性が過剰な場合，卵胞閉鎖や早期減数分裂再開により卵胞の成熟に有害な作用を引き起こすことがある．LHの作用には天井効果があるという概念に基づき，最近の研究では，排卵誘発治療で発育卵胞数を制限するためにLHの作用を利用するという新たな方向性が報告された．

　高度生殖補助技術（ART）において過排卵刺激は，主に体外受精（IVF）を効率的に進めていくために，下垂体のダウンレギュレーションとの併用で依然として行われている．性腺刺激ホルモン放出ホルモン（GnRH）アゴニストが性腺刺激ホルモンの機能を一過性に停止させることにより内因性LHの増加を抑制することは以前から知られている．しかしながら，性腺刺激ホルモン製剤の投与により誘発される内因性LHが，付加的に抑制効果を発揮するかどうかについては解明されていない．遺伝子組換えFSH製剤（r-FSH）あるいはヒト下垂体性性腺刺激ホルモン製剤（hMG）を注射すると，LHの分泌がすみやかに減少する．この反応が迅速であることは，FSHが下垂体に直接作用することを示唆している．この作用機序の重要な点は，GnRHアナログによる脱感作後にLH分子が血中に残存していたとしても，150IU以上のFSHを投与すると内因性LHの産生がさらに抑制されることがあることである．

HP-hMGを用いた検討

　では，GnRHアゴニストを用いたプロトコールで治療され有効であった患者の多くで，LHの欠乏そのものが特記すべき事項であったのだろうか．

　そこで，内因性LHを制御された患者に対して，外因性LHの生物活性の影響を正確に把握するために，高純度ヒト下垂体性性腺刺激ホルモン製剤（HP-hMG；Menopur®，フェリング・ファーマシューティカルズ）を用いて検討した．HP-hMGは，FSH活性と，ヒト絨毛性性腺刺激ホルモン（hCG）を主体として少量のLHのみを含有するLH活性を有する．したがっ

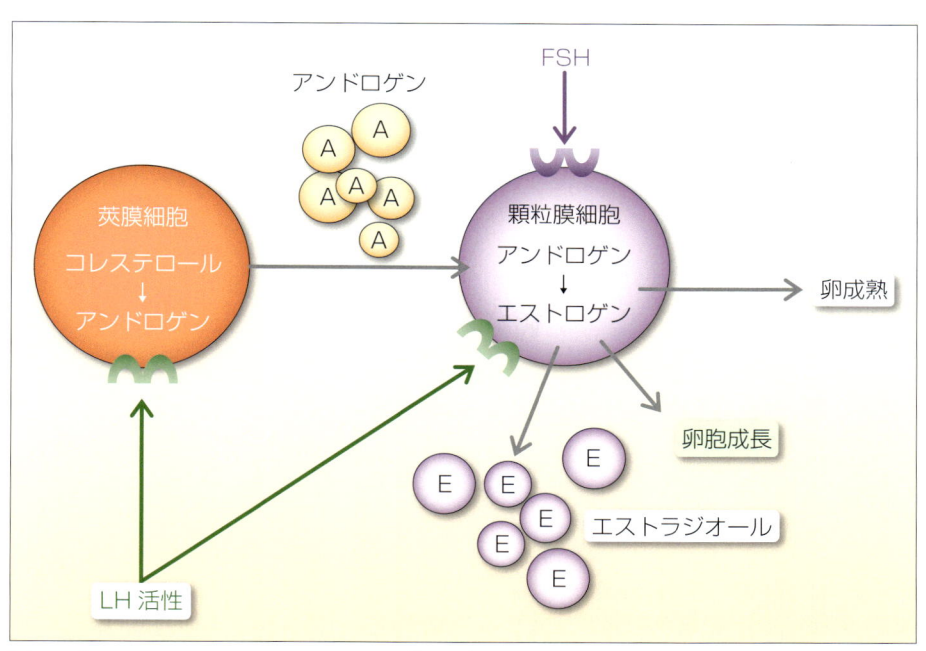

図1 "two-cell, two-gonadotrophin" 理論
(Kobayashi M, et al. J Endocrinol. 1990; 126: 483-8; Lévy DP, et al. Hum Reprod. 2000; 15: 2258-65)

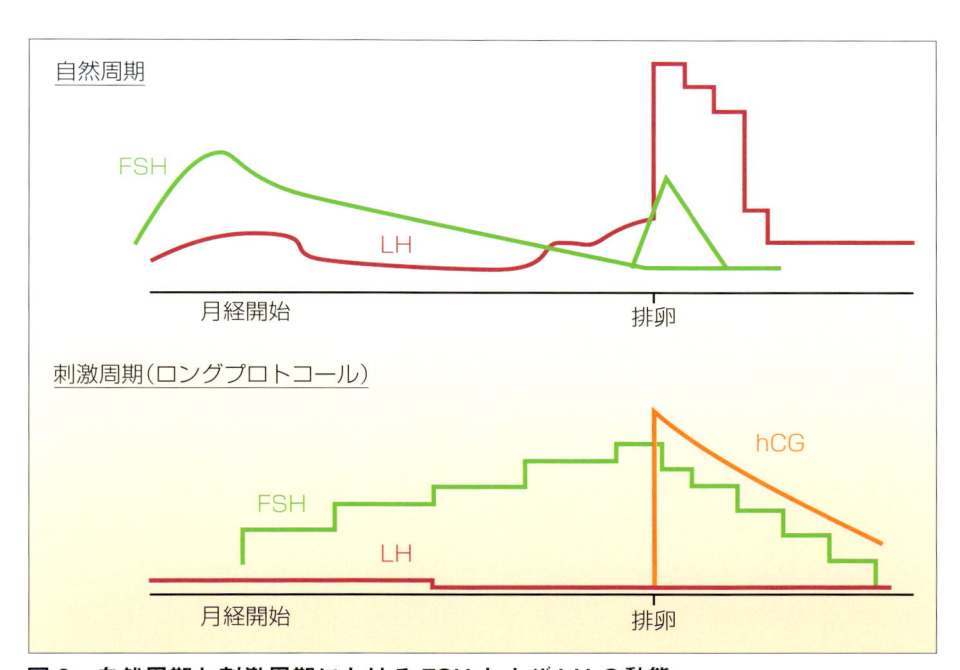

図2 自然周期と刺激周期における FSH および LH の動態

て，外因性 LH は hCG 由来であり hCG に特異的なモノクローナル抗体を用いた免疫測定法で，内因性 LH は LH そのものであるため LH に特異的なモノクローナル抗体を用いた免疫測定法でそれぞれ定量し，臨床転帰の相関を検討した．

LH 活性の必要性に関する問題は，すでに10年以上前から ART 患者を対象とした第Ⅲ相臨床試験によって提示されており，最近では臨床転帰に対する血中 LH 濃度の予測値に関する詳細な解析でも問題とされている．両試験ともに，結論として，血中 LH 濃度でトリプトレリンによる脱感作後の r-FSH に対する反応を予測することはできなかった．前者ではさらに，

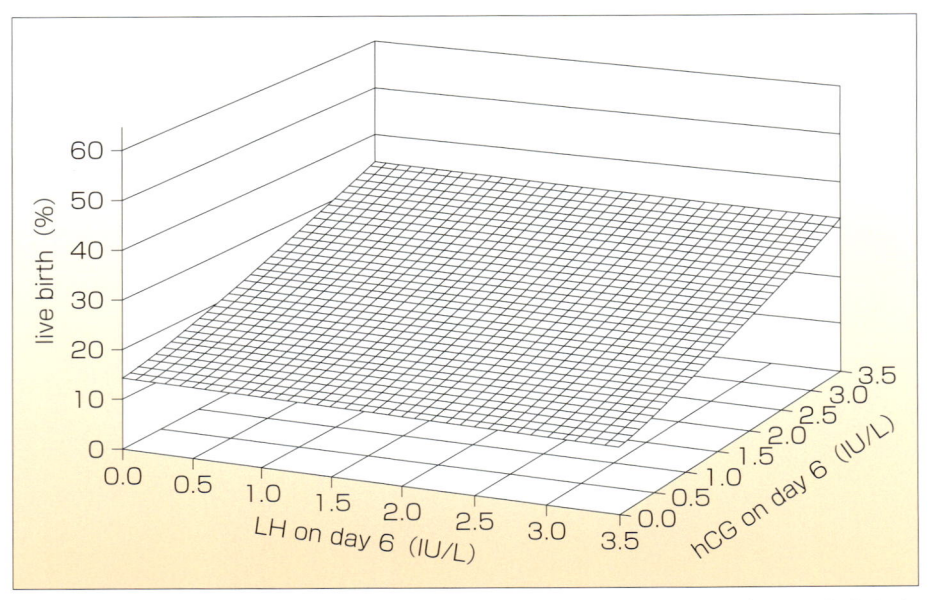

図3 MENOPUR®投与開始から6日目の血中におけるLHおよびhCG濃度と出生率の相関

(Arce J-C, Smitz J. 投稿中)

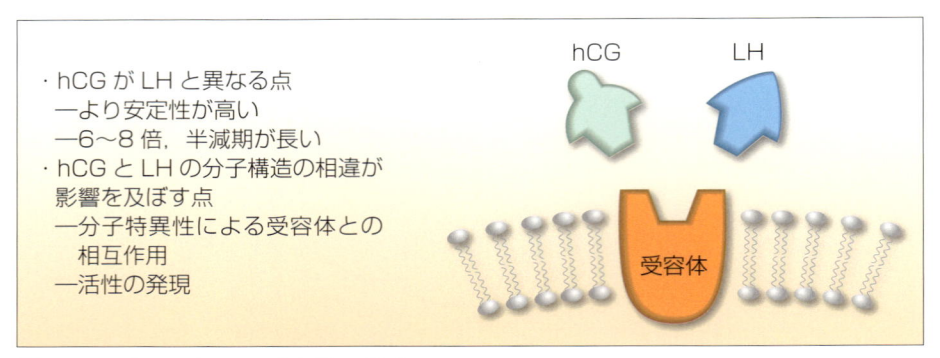

図4 LHおよびhCG受容体の働き

・hCGがLHと異なる点
　―より安定性が高い
　―6～8倍，半減期が長い
・hCGとLHの分子構造の相違が影響を及ぼす点
　―分子特異性による受容体との相互作用
　―活性の発現

血中LH濃度と妊娠率との間に相関が認められていないことがわかった．つまり，免疫測定法で血中LH濃度を測定することでは，LHの分泌が減少している患者を同定できないため，FSHに加えてLHを必要とする患者を特定できないといえる．

HP-hMGを用いた3件の大規模臨床試験（EISG Study，MERiT® Studyおよびベルギーにおける無排卵のPCO患者に関する研究）では，hCGの半減期が長いため，治療の質が著しく向上することが観察された．

卵巣刺激を行った患者の投与6日目の血中hCG濃度は，高品質胚の獲得数，妊娠率および出生率の増加と有意に正の相関が認められた（図3）．逐次重回帰分析を行ったところ，血中hCG濃度はLHの基礎値に依存せず，臨床転帰に好影響を与えることを示した．HP-hMGを用いたIVF治療では，胚の質のスコアおよび「子供を抱いて家に帰れる割合（take home baby rate）」と患者の血中hCG濃度の間には相関がみられた．これらの所見にかかわる分子機構については今後の研究課題である．

LHとhCGの半減期の違いのほかに，LHとhCGおよびLH受容体（LHR）の間に分子間相互作用における相違がある可能性がある（図4）．Leydig細胞と黄体化顆粒膜細胞に関する in vitro の実験では，hCGとLHR間のより強力な"不可逆性"の結合が示された．このこと

は，LHとhCGではそれぞれの糖鎖が三次元構造でわずかに変化しているため，LHRとの結合様式が異なるからではないかと考えられる．

これらの分子がLHRに適合してとどまることにより，LHRの下流の分子事象において異なるカスケードを誘導し，LHRの代謝における違いをもたらしている可能性がある．卵胞画分外に，hCGは結合できるがLHは結合できない受容体があるかどうかについて，さらに研究し，解明する必要がある．たとえば，LHRのエクソン10における変異では，本来のLHの効果は完全に無効であるにもかかわらず，hCGは依然としてLHRを有効に刺激していることが動物実験で示されている．MERiT® Studyでは，37歳が上限であるが，HP-hMGに含まれるhCGがすべての年齢の患者で，内因性のLH濃度とは無関係に出生率を有意に上昇させていることが示されている．

生殖器官におけるさまざまな段階でhCGが誘導する基礎的な生化学的作用を解明するため，hCGがLHより優れた有用性を示す根拠となる作用機序について，現在，研究が進められている．

（日本語訳：山北珠里）

参考文献

1) Balasch J, Miro F, Burzaco I, et al. The role of luteinizing hormone in human follicle development and oocyte fertility: evidence from in-vitro fertilization in a woman with long-standing hypogonadotrophic hypogonadism and using recombinant human follicle stimulating hormone. Hum Reprod. 1995; 10: 1678-83.
2) Chappel SC, Howles C. Reevaluation of the roles of luteinizing hormone and follicle-stimulating hormone in the ovulatory process. Hum Reprod. 1991; 6: 1206-12.
3) The European and Israeli Study Group on Highly Purified HMG versus recombinant FSH. Efficacy and safety of highly purified menotrophin versus recombinant follicle-stimulating hormone in in vitro fertilization/intracytoplasmic sperm injection cycles: a randomized comparative trial. Fertil Steril. 2002; 78: 520-8.
4) Hillier SG. Current concepts of the roles of follicle stimulating hormone and luteinizing hormone in folliculogenesis. Hum Reprod. 1994; 9: 188-91.
5) Loumaye E, Engrand P, Howles CM, et al. Assessment of the role of serum luteinizing hormone and estradiol response to follicle-stimulating hormone on in vitro fertilization treatment outcome. Fertil Steril. 1997; 67: 889-99.
6) Pakarainen T, Zhang FP, Nurmi L, et al. Knockout of luteinizing hormone receptor abolishes the effects of follicle-stimulating hormone on preovulatory maturation and ovulation of mouse graafian follicles. Mol Endocrinol. 2005; 19: 2591-602.
7) Shoham Z. The clinical therapeutic window for luteinizing hormone in controlled ovarian stimulation. Fertil Steril. 2002; 77: 1170-7.
8) Sullivan MW, Stewart-Akers A, Krasnow JS, et al. Ovarian responses in women to recombinant follicles-stimulating hormone and luteinizing hormone (LH): A role for LH in the final stages of folllicular maturation. J Clin Endocrinol Metab. 1999; 84: 228-32.
9) Andersen AN, Devroey P, Arce J-C. Clinical outcome following stimulation with highly purified hMG or recombinant FSH in patients undergoing IVF: a randomized assessor-blind controlled trial. Hum Reprod. 2006; 21: 3217-27.
10) Platteau P, Andersen AN, Balen A, et al. Menopur Ovulation Induction (MOI) Study Group. Similar ovulation rates, but different follicular development with highly purified menotrophin compared with recombinant FSH in WHO Group II anovulatory infertility: a randomized controlled study. Hum Reprod. 2006; 21: 1798-804.

卵管環境を左右する因子

髙野　昇

　卵管は，単なる細長い管であるが，卵子，精子，受精卵の"通り道"の役割だけでなく，両性配偶子に対して，受精卵の初期発生に最適な環境を提供する機微かつ不可欠な妊孕過程の一端を担っている．しかし，種々の要因により"卵管環境"は障害されやすく，妊孕能力の低下が生ずる．

卵管環境を左右する因子（図1）

1．卵管の構成上の因子

1）ヒト・卵子の取り込み機構

　詳細なメカニズムについては，なお明らかでないが，げっ歯類（マウスやラットなど）のように卵巣が卵管で袋状（ovarian burusa）に取り囲まれた状態でなく，卵巣と卵管が離れていて，些細な異常，卵管周囲癒着，腹腔内環境異常なども卵子の取り込みに支障を起こしやすい構造である．

2）卵巣・子宮腫瘤などによる影響

　卵管は子宮・卵巣両動脈の支配下にある．卵巣・子宮腫瘤などの存在は，大きさ，位置によっては卵管に虚血発生や，卵管環境などに影響し，機能低下が起こる可能性が考えられる．

3）卵管各部の役割

　卵管采部は卵子の取り込み，膨大部は受精の場であり，各部ともそれぞれ受精卵の発育に最適な環境を提供するが，詳細な役割分担までは明らかでない．

　1966年，顕微鏡下手術（microsurgery）が婦人科領域にも導入され，かつて避妊法として多用されていた卵管結紮術後の妊娠希望例をはじめとして卵管性不妊に広く応用され，好成績が得られている．

　卵管各部の妊娠成立に必要な術後の残存卵管の限界は明確でないが，当時の治験例の報告によると，采部の消失例では開口術（salpingostomy）後，疎通性は得られても妊娠は絶望的で，卵管子宮内移植術（uterotubal implantation）では30〜50％に妊娠成立，卵管膨大部では欠損の程度にもよるが妊娠例の報告がみられ，卵管峡部については2cm以上欠損していても良好な正常妊娠の成立が確認され，少なくとも峡部・間質部は妊娠成立に不可欠な部位ではなく，顕微鏡下手術の多くの臨床例の成績から推察すると，卵管采部を除き卵管各部とも，予想以上に機能に余力があるものと考えられる．

4）卵管再生能力

　卵管虚血傷害モデルを用いての検討によると，卵管上皮にはダイナミックにリモデリングを行っている可能性があり，卵管の虚血はホルモン作用の減弱や増殖因子の欠乏，酸素ストレスなどの種々の病態，組織障害を引き起こす．虚血による細胞死は月経，分娩時にもみられ，卵管性不妊においてもダイナミックにリモデリングがみられるが，卵管性不妊では，卵管上皮の傷害と二次性の卵管間葉系の肥大や線維化によって起こる機能不全がかかわっているとの研究結果[1]がある．なお，卵管鏡による観察で，卵管各部（峡部，膨大部，采部）の疎通性，上皮の性状・血管走行と増強，癒着の4つの状態を点数化した評価によって，温存すべき卵管か

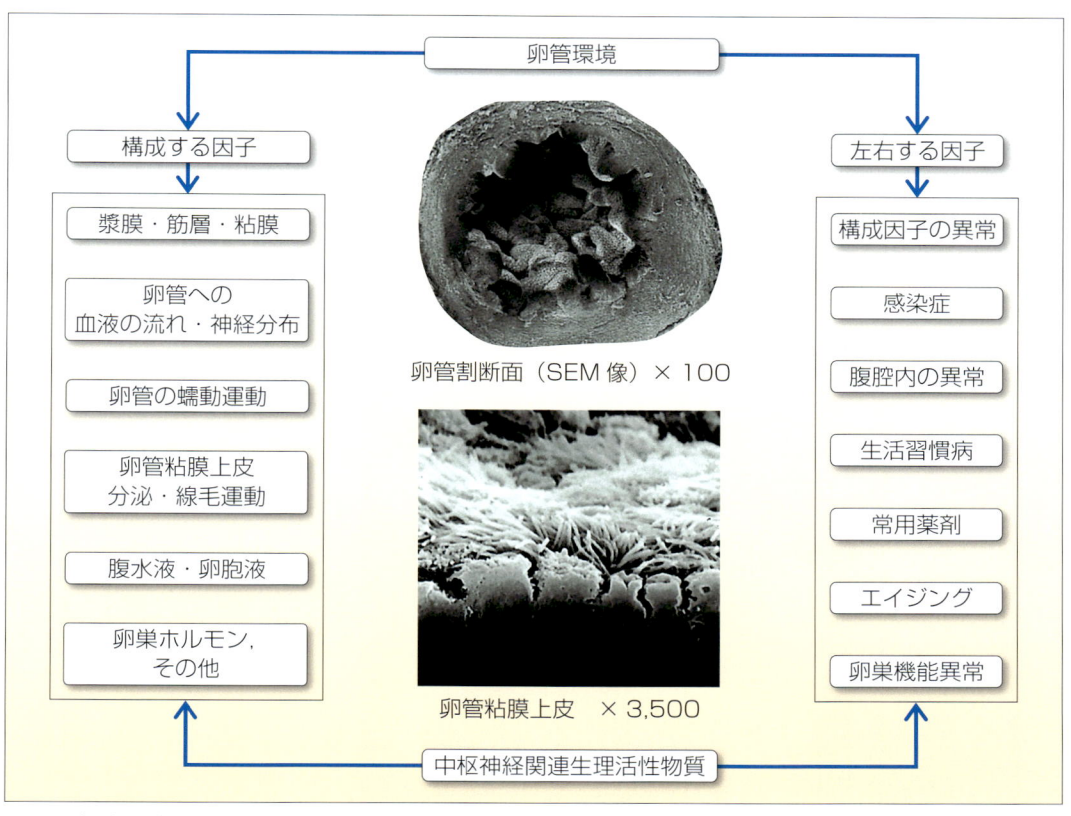

図1 卵管環境を構成する因子と環境を左右する因子

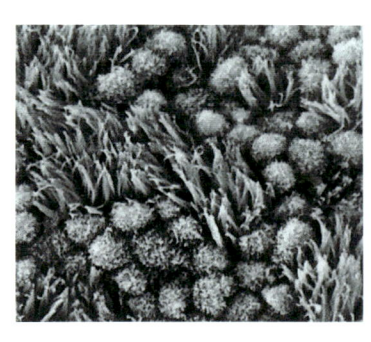

図2 症例1：正常例
39歳，1回経産．卵管結紮術後の復元手術を希望して来院．端々吻合術施行，半年後に妊娠成立．端々吻合部のSEM像，×3,000

否かが判断可能との研究結果[2]もある．

筆者が経験した症例として，いずれも妊娠不成立，不良（重症）と判断した粘膜上皮（卵管留症）（図3, 4）と，妊娠成立した卵管結紮術後の端々吻合術例の正常卵管上皮と考えられる症例（図2）を提示したが，妊娠の可能性や正常への回復範囲の判断には，粘膜上皮の状況に加え，さらに不妊原因の究明や不妊期間などの臨床経過，卵管全体の所見も加えた，多くの症例経験が必要である．

なお近年では，さらなる超音波機器の開発，高感度の妊娠反応などの応用によって早期の子宮外妊娠の発見が可能であり，早期のメトトレキサート（MTX）投与，および低侵襲の内視鏡応用による卵管性不妊への対応や予防が可能な時代でもある（図5, 6）．

2．感染症

近年，性交渉の低年齢化，ピルの普及などによる性行為感染症（STD）の増加傾向がみられ，なかでもクラミジア，淋菌が不妊原因として問題になっている．淋菌の場合には症状が早期に発現するが，クラミジアは自覚症状に乏しく，無治療のまま放置されることが多く，比較的多くみられる隠れた卵管性不妊の原因である．

クラミジアは子宮頸管炎から上行性に，卵管

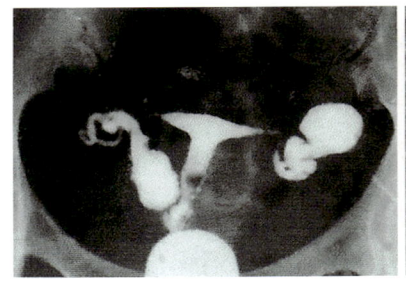

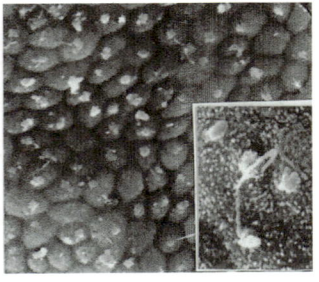

図3 症例2：卵管留水腫→卵管開口術例
31歳．挙児を希望して来院（不妊期間5年）．卵管采部不明．十字切開・反転縫合，開口術施行，3カ月後再閉塞，妊娠不成立．左：HSG像，右：開口部SEM像，×2,000

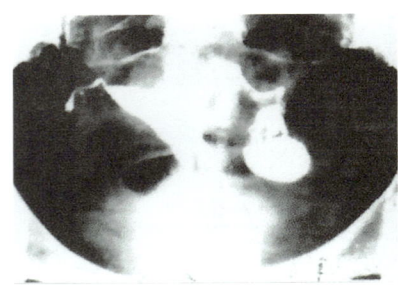

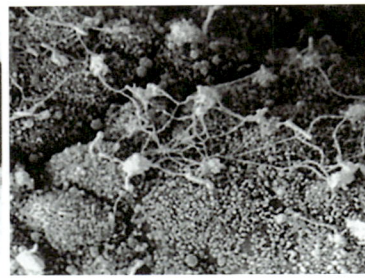

図4 症例3：卵管留水腫→卵管開口術例
29歳．挙児を希望して来院（不妊期間5年）．卵管膨大部壁薄く，卵管采部不明．十字切開・反転縫合，開口術施行，妊娠不成立．左：HSG像，右：開口部SEM像，×3,000

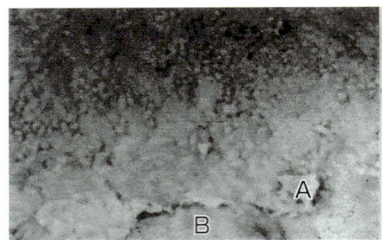

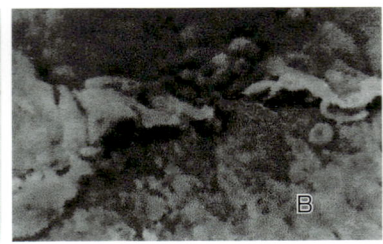

図5 症例4：子宮外妊娠例
摘出標本（着床部のSEM像；右は拡大像）．A：妊卵着床部，B：粘膜剥離部位．妊卵着床部位の粘膜上皮剥離の自然修復は可能か．

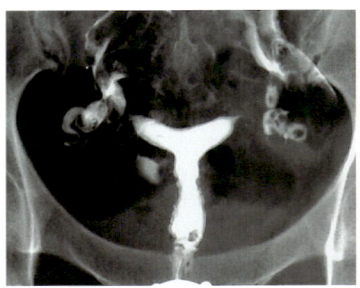

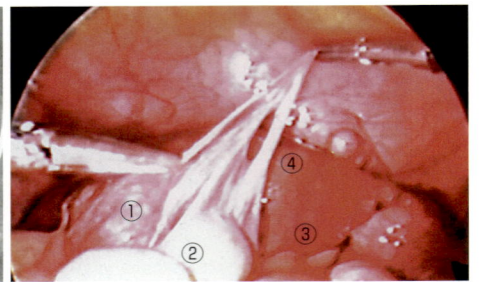

図6 症例5：子宮外妊娠（MTX治療）→腹腔鏡下卵管周囲剥離術後→妊娠成立例
左：造影剤注入終了5～10分後のHSG像．右：腹腔鏡下癒着剥離術施行時．①卵管，②卵巣，③子宮，④癒着像．
34歳時，子宮外妊娠（MTX治療）．35歳時，挙児を希望して来院．HSGの所見から，両側卵管とも卵管妊娠の既往を疑う所見はないが，腹腔拡散限局像より卵管周囲の癒着を疑い腹腔鏡下剥離術を施行．その後は無処置で妊娠成立，正常分娩となる．

上皮の細胞質に封入体をつくって線毛細胞を破壊するが，さらに波及すると卵管間質部の線維化・硬化を起こして受精卵の発育・移送に支障をきたす．そしてさらに卵管内腔の狭窄や卵管閉塞をきたし，炎症が腹腔に及べば卵管周囲にフィルム・膜様の癒着を形成し，卵子の取り込みにも支障を生ずるようになる（図7）．

性感染症のほか，国民病と言われた肺結核は近年増加傾向がみられ，初期感染の20％ほどに卵管炎を発症し，卵管性不妊となるとも言われている（図8）．なお，虫垂突起炎，腹部開腹手術後の腹膜炎の波及なども卵管性不妊因子となる．既往歴聴取に際しては，性行為感染症も含め肺結核などにも注意が必要である．

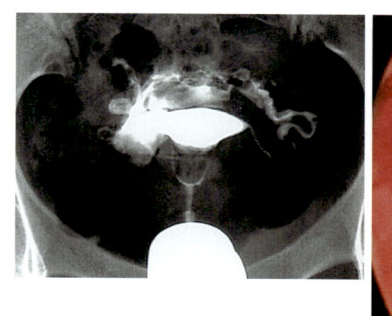

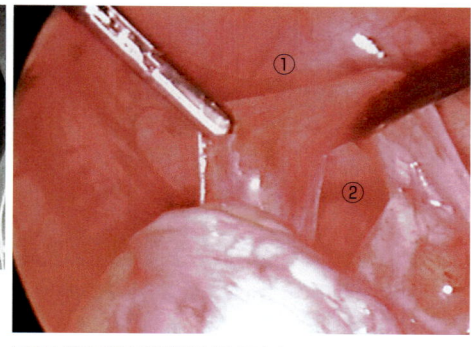

図7 症例6：クラミジア感染→腹腔鏡下剥離術後妊娠例
左：造影剤注入終了5～10分後のHSG像．右：腹腔鏡下癒着剥離術施行時．①卵管，②膜様癒着．
28歳時，挙児を希望して来院（不妊期間6年）．26歳時に子宮内膜症の診断でダナゾールの投与を受け，27歳時にチョコレート嚢胞破裂で緊急手術を受ける（術式不明）．HSG像から，両側卵管とも蛇行するが造影剤はスムーズに卵管を通過．しかし卵管周囲に腹腔拡散不良像を認めたため腹腔鏡下剥離術を施行．術後次週期に妊娠成立，正常分娩となる（IgG 2.79, IgA 1.30）．

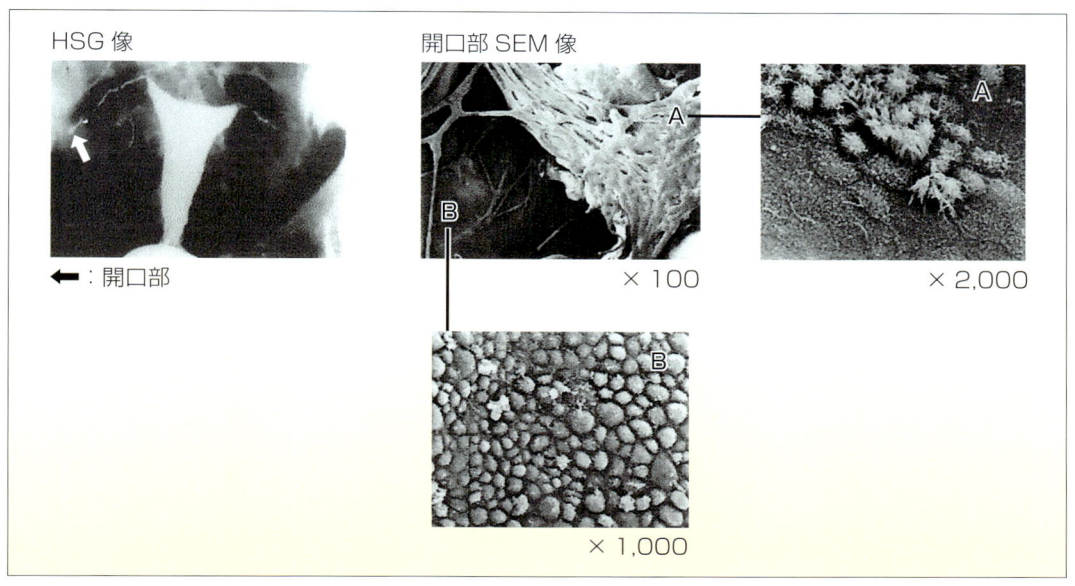

図8 症例7：肺結核の既往があり結核性卵管炎が疑われた症例
29歳．挙児を希望して来院（不妊期間4年）．卵管陰影，両側とも錆釘様で，疎通性なし．本人の希望もあり，右卵管膨大部と思われる部位に開口術を施行．3カ月後のHSGにて疎通性を認めたものの再閉塞．妊娠不成立．開口部の粘膜上皮に種々のタイプの粘膜上皮像が観察された．

不妊症スクリーニングとしての頸管分泌液を用いたクラミジア抗原（菌体）検査では，陰性であっても抗体価の検討も含めての対応が望まれる．

3．腹腔内の異常（子宮内膜症，腫瘍など）

1）子宮内膜症

子宮内膜症は，不妊患者の30～60％と高率にみられる不妊因子で，その要因として，癒着による卵巣・卵管機能障害，プロスタグランジン，サイトカインなどによる腹腔内の環境異常があげられている．

一般的に，子宮卵管造影法（HSG），超音波検査，その他，不妊症検査スクリーニングで特に異常がなければ，HSG後の妊娠を期待して半年経過後，妊娠不成立であれば腹腔鏡検査を施行し，異常があれば原因因子を除去し，その状況によっては年齢も考慮したうえで体外受精を選択することが望ましい．

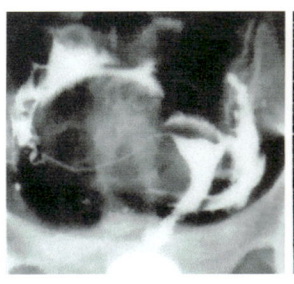

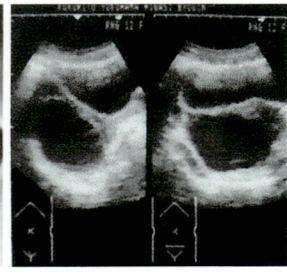

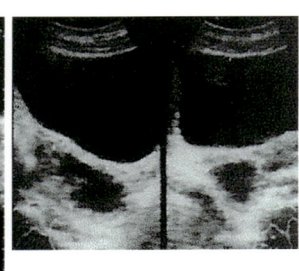

図9 症例8：チョコレート嚢胞→嚢胞穿刺・内容除去エタノール注入治療後→妊娠成立例
左：造影剤注入終了5〜10分後のHSG像．中央：外来時の超音波像．右：穿刺吸引・エタノール注入治療後の超音波像．
27歳．下腹部痛．挙児を希望して来院（不妊期間2年）．超音波にて右チョコレート嚢胞（径約8 cm）を認め，希望により超音波下穿刺・エタノール注入療法を施行．治療後，卵管環境（卵管延長，内腔狭小）改善が妊娠成立要因の1つと考えられる．

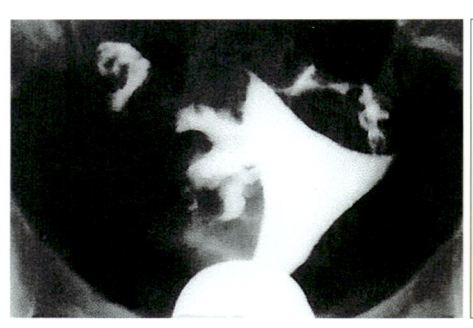

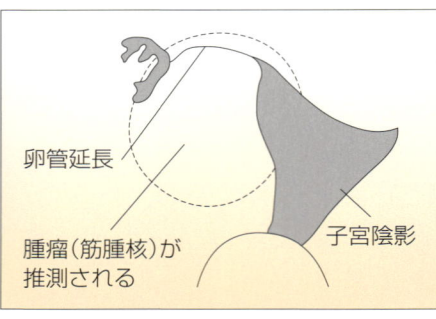

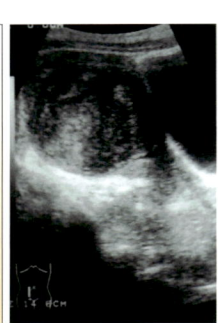

図10 症例9：子宮筋腫（卵管牽引・延長）による卵管機能低下が疑われた症例
左：HSG像．中央：HSG像の解説図．右：超音波像．
27歳．1回経産．挙児を希望して来院（不妊期間2年）．子宮はやや右に変位し，子宮右側壁に，超音波にて約8 cm大の筋腫核を認める．核出術を施行し，その半年後に妊娠成立．

2）卵巣腫瘍（チョコレート嚢胞，皮様嚢腫など），子宮筋腫

卵巣腫瘍（チョコレート嚢胞，皮様嚢腫など）や子宮筋腫では，その大きさ，位置によっては当然，卵管に血流障害が生じ，卵管の線維化・壁肥厚，ヒダの短縮などが発生し，卵管内の環境の異常や機能低下が予想される．4 cm以上の嚢胞は摘出が適当とされている（図9, 10）．

4. 生活習慣からの影響

生殖年齢の女性では，肥満によって月経異常の発生や，流産，妊娠高血圧症候群，妊娠糖尿病などの発症率が上昇することが知られている．

また，喫煙については，女性喫煙者は20〜30歳に多く，その喫煙率はほぼ15％と言われ，妊娠，胎児，さらには生殖機能への影響が問題となる．すなわち，ニコチンをはじめとする血管収縮作用物質などによって卵管上皮の線毛機能や，卵管平滑筋収縮，卵子の取り込みなどの機能に悪影響を及ぼすことが知られている．なお，疫学的には喫煙女性が不妊症になる危険率は1.6％（96％信頼区間1.34〜191）と有意に上昇し，体外受精の治療成績においても，喫煙女性では有意な妊娠率低下と妊娠成立までの期間が約2カ月も長期化するとの報告[3]もある．

さらに，たとえば抗うつ薬や抗リウマチ薬のなかには種々の副作用があり，また胃腸薬（胃粘膜細胞ヒスタミンH_2受容体遮断薬など）なども卵管性不妊因子になりかねないので，それらの服用如何について注意が必要である．

5. エイジング

加齢に伴う妊孕能の低下は，晩婚化の今日，不妊診療に大きな問題となっている．

生殖能力は30歳代後半から次第に低下し，

40歳以上の排卵の半数に異常や，形態学的に正常と思われる胚でも加齢婦人の場合は40％以上に異数性（aneuploidy）が認められ，着床障害の最大の原因との報告[4]がみられる．

染色体異常発生の要因としては，加齢によるホルモンバランスの異常，卵子数の減少，卵胞周囲の血行障害，染色体の凝集・脱凝集の異常などがあげられている．当然のことながら，卵管の卵の受け入れ対応，卵管環境・機能にも影響が及ぶことは必至と考えられる．

卵管機能評価法と卵管性不妊への対応

古くから卵管性不妊因子の検査法として行われている通気，通水，子宮卵管造影法（HSG）は，今なおルーチン検査として応用されている．これらの検査法の組み合わせやその評価法の工夫などによって診断率の向上[5]がみられてはいるものの，HSGは造影剤の陰影像からの，通水・通気検査は通水・通気圧などからの判断であり，卵管の機能や卵管環境を詳細に検討するには限界がある．

近年，医療機器の進歩に伴い，子宮鏡下選択的通水・造影法[6]や，疼痛出現の少ない，X線被曝のない超音波造影剤（レボビスト®）を用いた超音波下卵管造影法が[7]，さらには微細な卵管内視鏡とこれを安全に卵管内に導くカテーテルを組み合わせ，経腟的，経腹的（腹腔鏡下）に卵管内部の病態を観察してスコア化し，判定，治療，ならびに治療方針の一助としている卵管鏡検査法[2]などが開発されている．また，卵管鏡下卵管形成術システム（falloposcopic tuboplasty：FT）の開発によって，卵管内全域の観察や低侵襲での卵管通過障害の治療も可能となり，大きな効果[8]がみられている．しかし，機微な卵管機能の解明，その機能評価への検討には，なお課題が残されている．

自然妊娠成立に優るものはなく，単に卵管性不妊への対応にとどまらず，完全かつ安全な卵管の代理としての体外受精法の確立にもつながる"卵管機能・卵管機能評価法"へのさらなる研究・開発が望まれる．なお，晩婚化に伴う妊孕能低下への対策はもちろんのこと，性感染症や，子宮内膜症，卵巣・子宮腫瘍，子宮外妊娠の手術などの不妊因子発生予防にも心がけるとともに，施設間には診療機器整備に格差もあり，各施設間の連携を密にした不妊診療体制づくりが強く望まれる．

文献

1) 岡崎光男，石丸忠夫．虚血卵管上皮傷害のアポトーシスと再生機構．産婦人科の実際．2001；50：651-8.
2) 澤田富夫．不妊における卵管鏡の診断的意義．鈴木秋悦編．今日の不妊診療．医歯薬出版．2004. p84-90.
3) 青木陽一．妊娠，生殖機能，そして婦人科悪性腫瘍に対する喫煙の有害性．総合臨床．2001；57：2176-80.
4) 中岡義晴．エイジングと配偶子，受精卵の染色体異常．臨産婦．2006；60：1356-61.
5) 高野 昇．妊孕性向上のための卵管機能検査の展開．産婦人科治療．2006；93：269-75.
6) 長田尚夫．卵管異常の検査．産婦人科の治療．2000；80：819-23.
7) 吉田耕筰．Levovistを用いたHyCoSy後の妊娠，ヨード系造影剤との比較．日独医法．2002；48：295-305.
8) 末岡 浩．卵管鏡検査．産婦人科の治療．2007；56：727-31.

ICSIにおける胚破損

山下正紀　岩山 広

近年,卵細胞質内精子注入法(ICSI;顕微授精)は男性不妊の枠組みを超えて,確実に受精卵を得るための受精法としても,その適用は拡大されてきている.ICSIは,マイクロピペットによる卵細胞膜の穿破および卵細胞質への穿刺という過程を伴い,卵子を変性させることが少なからず認められ,侵襲的であることは明白である.本稿では,卵子にとってより非侵襲的なICSIを施行するための当院の取組みについて解説する.

piezo-ICSI

piezo-ICSIは,生存率および受精率の高さと再現性の高さにより,当初,技術的に困難であったマウスのICSIを可能とした[1].ヒトの臨床においても,その侵襲性の低さは報告されており[2],筆者らも同様な臨床結果を得ている(図1).

また,conventional-ICSIでは,経験による部分が大きかった,精子の不動化,透明帯の貫通および卵細胞膜の穿破といった操作が機械的に標準化されていることから,習熟性が早く,術者間の成績の差が小さいことも特徴の1つである.

インジェクションピペットの外径

インジェクションピペットの外径の最小化の

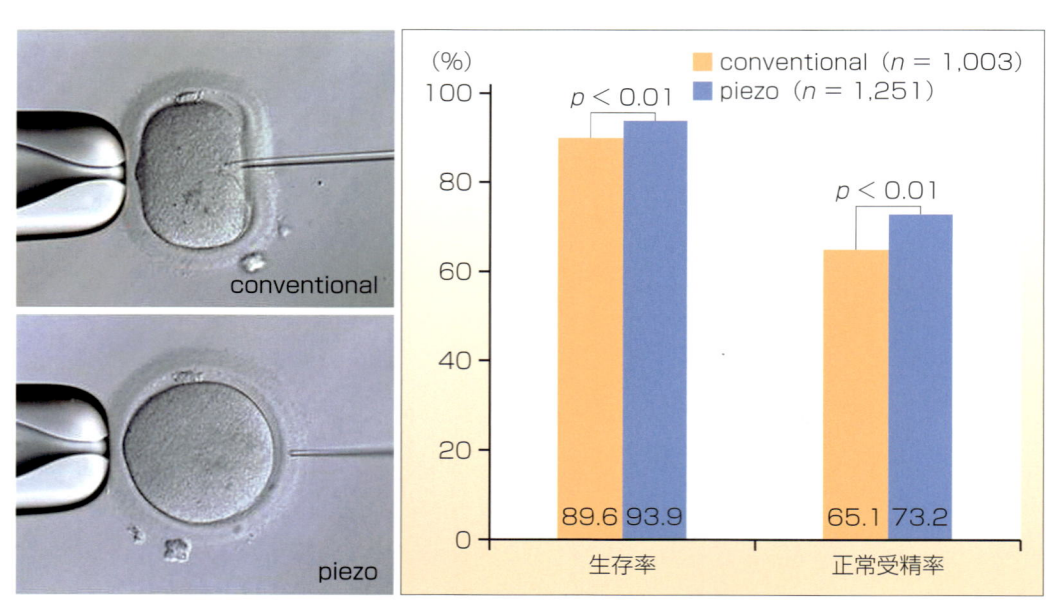

図1　異なるマニピュレーションシステムがICSI後の生存率および受精率に及ぼす影響
　透明帯の貫通は,conventional-ICSIで卵子が大きく変形するのに対して,piezo-ICSIはまったく変形しない.

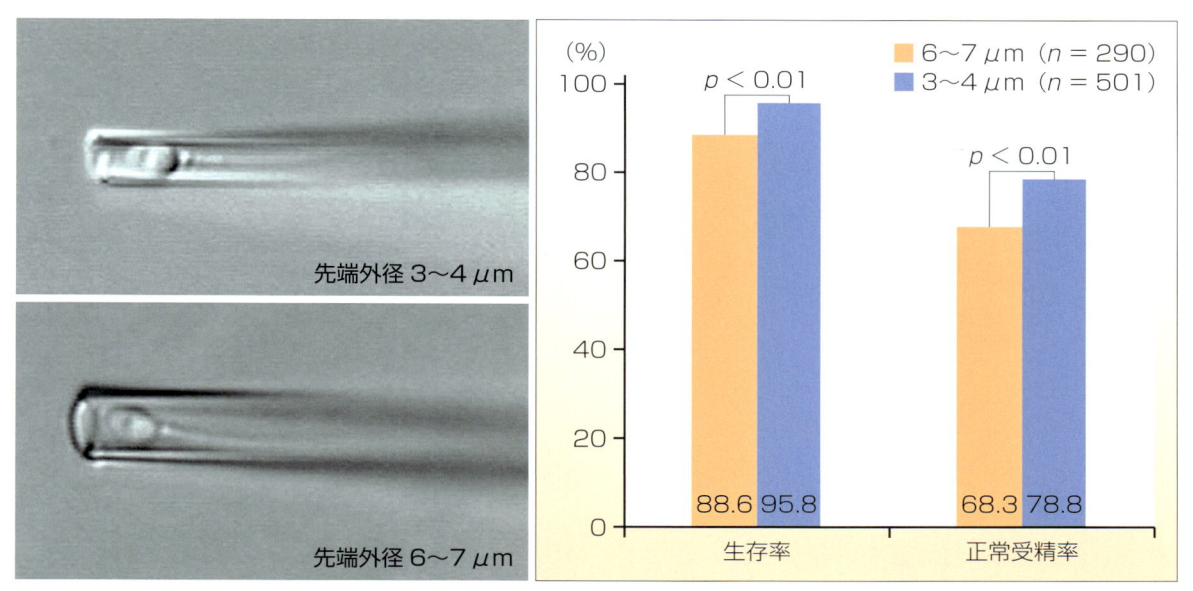

図2　ピペット外径がICSI後の生存率および受精率に及ぼす影響

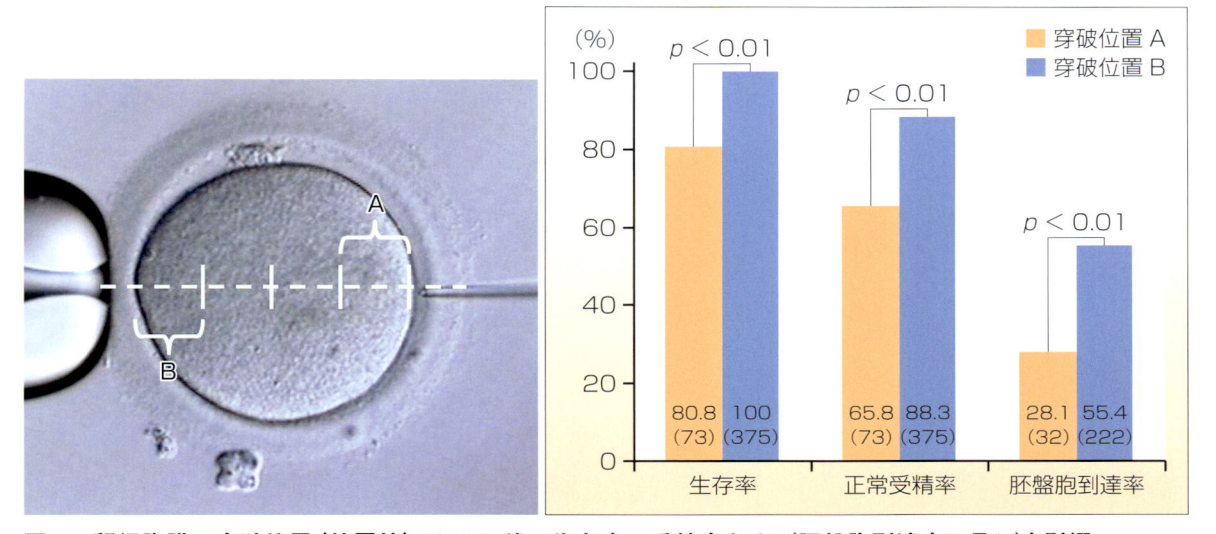

図3　卵細胞膜の穿破位置（伸展性）がICSI後の生存率，受精率および胚盤胞到達率に及ぼす影響
穿破位置A：穿刺点から卵子直径の1/4以下の位置でピエゾパルスなしで穿破．
穿破位置B：穿刺点から卵子直径の3/4以上の位置でピエゾパルスありで穿破．

利点として，まず，卵細胞膜の穿刺孔を小さくし回復を容易にすることがあげられる．次に，精子とともに注入されるポリビニルピロリドン（PVP）や培養液を最小限に抑えることがあげられる．

過度のPVPの注入は細胞質内の浸透圧を上昇させ，また，培養液は塩類組成の違い（細胞内K^+-rich，培養液Na^+-rich）から卵細胞質内の恒常性を乱す．最小化ピペット（外径3〜4μm）の使用は，従来のピペット（外径6〜7μm）と比較して，生存率および正常受精率に有意な改善をもたらした（図2）．

卵細胞膜の伸展性

ピペットの挿入時に確認のできる卵子の性質として，卵細胞膜の伸展性がある．筆者らの検討では，膜の穿破位置により，生存率，正常受精率および胚盤胞到達率に有意な差異が生じた（図3）．つまり，卵細胞膜の伸展性が良好な卵子ほど，ICSI後の生存性，受精能および胚発生能が良好であることが示唆された．穿刺

点からの穿破位置が浅いほど卵細胞膜の修復が遅くなることが報告されており[3]，細胞外液の流入により卵細胞内の恒常性が大きく乱されることで，ICSI後の生存性および胚発生能が低下するものと思われる．しかし，筆者らは，そのような卵子に最小化ピペットを用いることで生存性が大幅に改善されるという知見を得ている[4]．

卵子の生存性からみた ICSI の限界

筆者らは，ICSIでは高率に卵子が変性し，まったく受精卵の得られない症例において，ピペット穿刺の必要のない囲卵腔内精子注入法（SUZI）および透明帯部分切開法（PZD）を適用することで，受精卵が得られ妊娠が成立し健児を得るという経験をした[5]．このことは，ICSIが卵子の受精能や発生能を損なわせるだけでなく，極端な場合，致死的な手技となりうることを示している．

現在，ICSIは，採卵数の少ない症例などにおいては積極的に適用される傾向にあるが，卵子にとって侵襲的であることを忘れてはならない．今後，マニピュレーションシステムやピペット形状，また卵子操作溶液や精子注入溶液，さらには卵細胞膜の性質に応じた精子注入法についての改善が進み，より侵襲性の低いICSIが開発されることが望まれる．

文献

1) Kimura Y, Yanagimachi R. Intracytoplasmic sperm injection in the mouse. Biol Reprod. 1995; 52: 709-20.
2) Yanagida K, Katayose H, Yazawa H, et al. The usefulness of a piezo-micromanipulator in intracytoplasmic sperm injection in humans. Hum Reprod. 1998; 14: 448-53.
3) 柳田　薫，佐藤　章．ICSIのコツ．J Mamm Ova Res. 2004；21：61-4.
4) 岩山　広，是兼真子，原　隆夫，ほか．高齢不妊患者（40歳以上）におけるICSI：インジェクションピペットの最小化は生存率，正常受精率および分割率を改善させる．第26回日本受精着床学会学術講演会抄録．2008．p178.
5) 山下正紀，岩山　広，是兼真子，ほか．細胞膜が伸展せず卵変性が多発する1症例における種々の顕微授精手技の検討．日本受精着床学会誌．2009；26：222-6.

ヒト生殖医療のための新しい卵子培養ならびに卵子評価システム

乾 裕昭　水野仁二　赤石一幸　渡邉百合

1978年，イギリスで世界最初のIVFが成功を収め，不妊治療に画期的な進歩をもたらした[1]．しかし，in vitroでの受精・培養法はその後シャーレからマイクロドロップ法に移行したが，依然として卵管や子宮内の環境とはかけ離れた環境である．また，多胎防止のため受精卵の品質評価は依然として形態観察が中心である．今後，高い妊娠率とtake home baby率を得るためにはなんらかのブレイクスルーが望まれる．

このための方策として，第一に受精卵をできる限りin vivoに近い状態で培養するシステム[2]，第二に選択的単一胚移植（e-set）[3]で重要となる非侵襲的，かつ客観的なヒト受精卵の品質評価システム（ハプティック理論を基につくられた微小超音波システム；マイクロタクタイルセンサ）[4,5]の研究開発が行われている．本稿では，これら2つのシステムの基本コンセプトと臨床応用成果について概説する．

新しい卵子培養システム：マイクロデバイスの基本コンセプトと臨床応用成果

近年の工学系マイクロテクノロジーの進歩は目覚ましいものがあり，再生医療領域ではすでに軟骨[6]，皮膚[7]の再生は臨床応用され始めた．しかしながら，現在主流の卵子培養法は体内とはかけ離れた環境である．

胚細胞がin vivoから不完全なin vitroの環境に移されると，ただちにさまざまなストレスが加わり劣化が始まるものと考えられる．そこで，筆者らはin vivoを再現するために，微小環境と共培養機能を備えたデバイスを開発した．本研究で用いたマイクロデバイスの基本構造[2,8,9]は，高いガス透過性を有する素材PDMS（polydimetylsiloxane）により躯体を成型し，中間部に共培養のための膜を挟み込む構造とし，微小環境下で酸素などのガス濃度の安定をも保ち，従来の培養法に比しin vivoに近い，いわゆる半生体環境である．

本マイクロデバイスは，卵管と起源を同じくする子宮内膜細胞と共培養することで，その間質由来の細胞はEGF，IGF，VEGFなどの成長因子，IL-6，IL-8などのサイトカインを分泌しており[10,11]，これらはautocrineとparacrineの作用により，ヒト卵の分割と着床などに関与[12]しているとも考えられる．マウスを用いた体外受精マウスエンブリオアッセイ（IVF-MEA）による基礎実験では，Day 3にてhatching blastocyst以上に発育した胚が，マイクロデバイス群ではコントロールのマイクロドロップ群に比し多く，約12時間の胚発育促進効果が認められ，in vivoの発育速度とほぼ同等であった[2]．

本項では，in vivoをin vitroでmimicするために新しく開発したマイクロデバイスの基本コンセプトと臨床応用成果について概説する．本研究は院内および東京大学医学系研究科・医学部の倫理審査委員会の承認，ならびに日本産科婦人科学会への研究申請を経て，ヒト受精卵の使用にあたっては倫理と安全性を最重要視し，研究開発に取り組んだ．

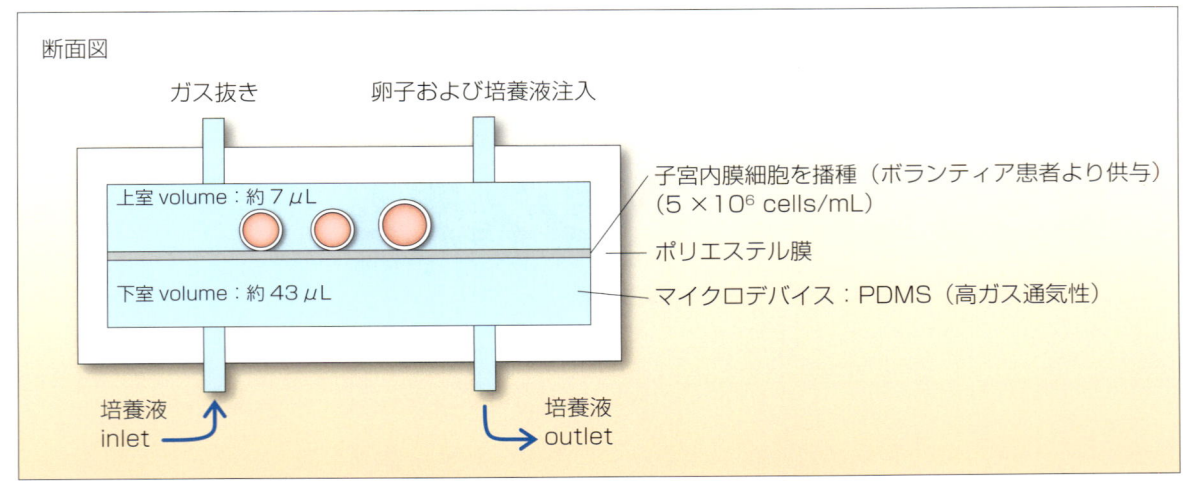

図1 マイクロデバイスの構造および特徴
特徴：①ガス透過性，②微小環境，③共培養．

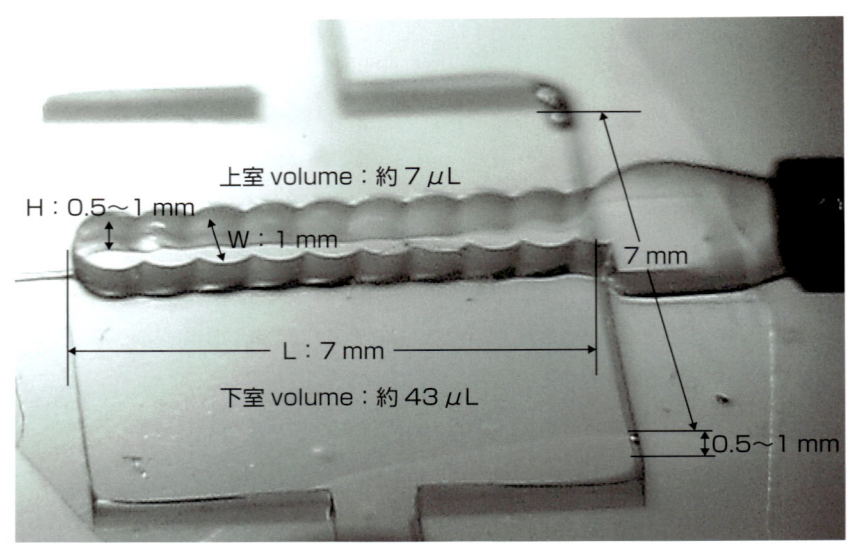

図2 マイクロデバイスの実体顕微鏡写真

1. 基本コンセプト

マイクロデバイス[2,9]の構造は図1のように，inlet tube と outlet tube，ガス抜き tube と卵子および培養液注入 tube よりなっている．培養部は上下の2室よりなり，マイクロデバイスの内部にはポリエステル膜を埋め込み共培養できる構造とした．中央のポリエステル膜上には子宮内膜細胞を播種し培養に供した．マイクロデバイスの培養部の総体積は $50\,\mu L$，サイズは受精卵を格納する上室は $1\,mm \times 7\,mm \times 1\,mm$（容積約 $7\,\mu L$），培養液を満たす下室は $7\,mm \times 7\,mm \times 0.876\,mm$（容積約 $43\,\mu L$）とした（図1, 2）．

ヒト子宮内膜細胞は，インフォームドコンセントを得たボランティア患者より提供を受け凍結保存した．培養開始3日前に融解し，生存細胞数 $5 \times 10^6/mL$ に調整してマイクロデバイスのポリエステル膜上に播種した．形態的に正常な3症例，22個の2-4細胞期胚をマイクロデバイスとマイクロドロップに無作為に等配分し培養した．培養液は5%臍帯血清（HCS）添加 Global（Life global）を用い，培養条件は $37.0℃$, 5% CO_2, 5% O_2 湿度飽和のインキュベーター内で3日間連続培養し，培養液は2日に一度半量を交換した．Day 5 に胚盤胞到達率と各

表　ボランティア不妊患者別のマイクロデバイス胚盤胞到達率の比較

患者ID	年齢(歳)	不妊原因	マイクロデバイス	コントロール(マイクロドロップ)
Pt.A	37	多嚢胞卵巣	100%（2/2）	0%（0/2）
Pt.B	40	高プロラクチン血症	33.3%（1/3）	33.3%（1/3）
Pt.C	29	male factor 乏精子症	66.7%（4/6）	50.0%（3/6）

胚をGardnerスコアにより分類し，比較検討した．

2．臨床応用成果

ボランティア不妊患者別の胚盤胞到達率を表に示す．3名の患者より22個の卵子の提供を受け，無作為にマイクロデバイスとマイクロドロップに分けて培養した．不妊原因による卵子の品質の優劣はあるものの，マイクロデバイスのほうがコントロールのマイクロドロップに比し高い胚盤胞到達率を示した（各症例有意差なし）．

マイクロデバイスを用いたヒト胚培養試験では，Day 5における胚盤胞到達率には有意差が認められなかったが，コントロール区36.4%（4/11）に比しマイクロデバイス区で63.6%（7/11）と高値を示した．また得られた胚盤胞の品質も，Gardnerスコアによる分類で3AB以上の割合がコントロールのマイクロドロップ区0%（0/11）に比しマイクロデバイス区で36.4%（4/11）と，有意差が認められなかったものの良好であった（図3, 4）．

3．考察ならびに今後の展望

筆者らが開発したマイクロデバイスは，in vivoに近い半生体環境を実現したものであり，ガス透過性の高いPDMSを素材としマイクロテクノロジーを用いることによって，50 μLの微小環境を得た．これに対し，現在広く臨床利用されているマイクロドロップ法は必ずミネラルオイルを用いており，このオイルは原油より生産され，その毒性は無視できない[13]．また，筆者らはプロゲステロン（P_4）がこのオイル中に相当量吸着されることを確認している（未公表データ）．マイクロデバイスを用いることにより，この有用物質の吸着とオイルの毒性の問題は回避できうる．

しかしこれだけではin vivo mimicとは言えず，biological activityを保持しながら培養するために共培養を採用し，成長因子・サイトカインなどの分子レベルでの活性化も同時に必要と思われる．そこで本研究では，ヒト卵管上皮細胞を毎回採取することは困難であり，特に体外受精（IVF）回数が多くなれば患者に与える侵襲も考えられ，むしろMüller管発生の連続的内性器である子宮内膜細胞からの子宮内膜細胞を採取し共培養に供した．なお，筆者らも基礎実験でヒト卵管，子宮内膜ともにEGF，IGF，VEGF，IL-6，IL-8の分泌を確認した．

これら微小環境とガス透過性，共培養の3因子の下にIVFマウス卵子を培養した場合，胚盤胞到達率・総細胞数ともにコントロールのマイクロドロップ培養に比し良好な成績を得ており，3因子が共同して初めて胚盤胞到達時間の短縮と培養成績の向上が得られた[2,9]．

ヒト卵のボランティア3症例，22個の培養ではマウスと同様の結果を得ており，もちろん卵のクオリティに大きく左右されることはあるものの，本マイクロデバイスの使用で少なくともin vitro cultureが微小環境，ガス透過性，各種growth factorによりin vivoに近づいたと考えられ，マイクロデバイスの効果は従来の静置型の培養方法に比し優れていることが判明した（図3, 4）．

これらの結果は，この新しいマイクロデバイス共培養システムがヒト胚発育には生理学的に体内に近い微小環境と各種growth factorの重要性を証明し，本システムがヒトART（生殖

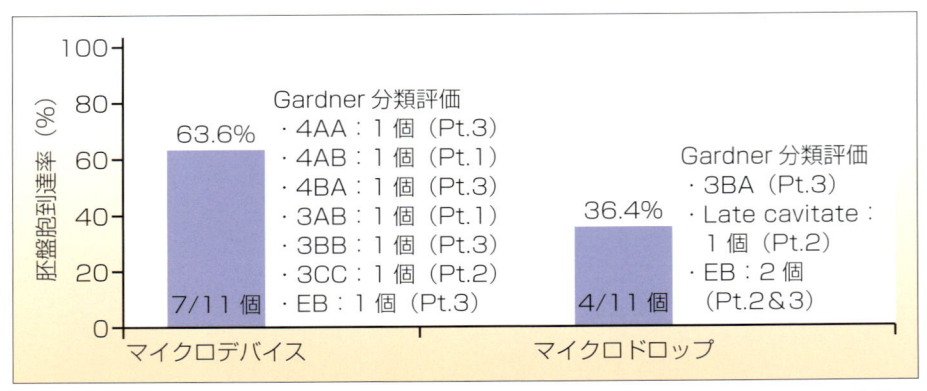

図3 マイクロデバイスヒト胚培養試験：胚盤胞到達率とGardnerスコアの比較

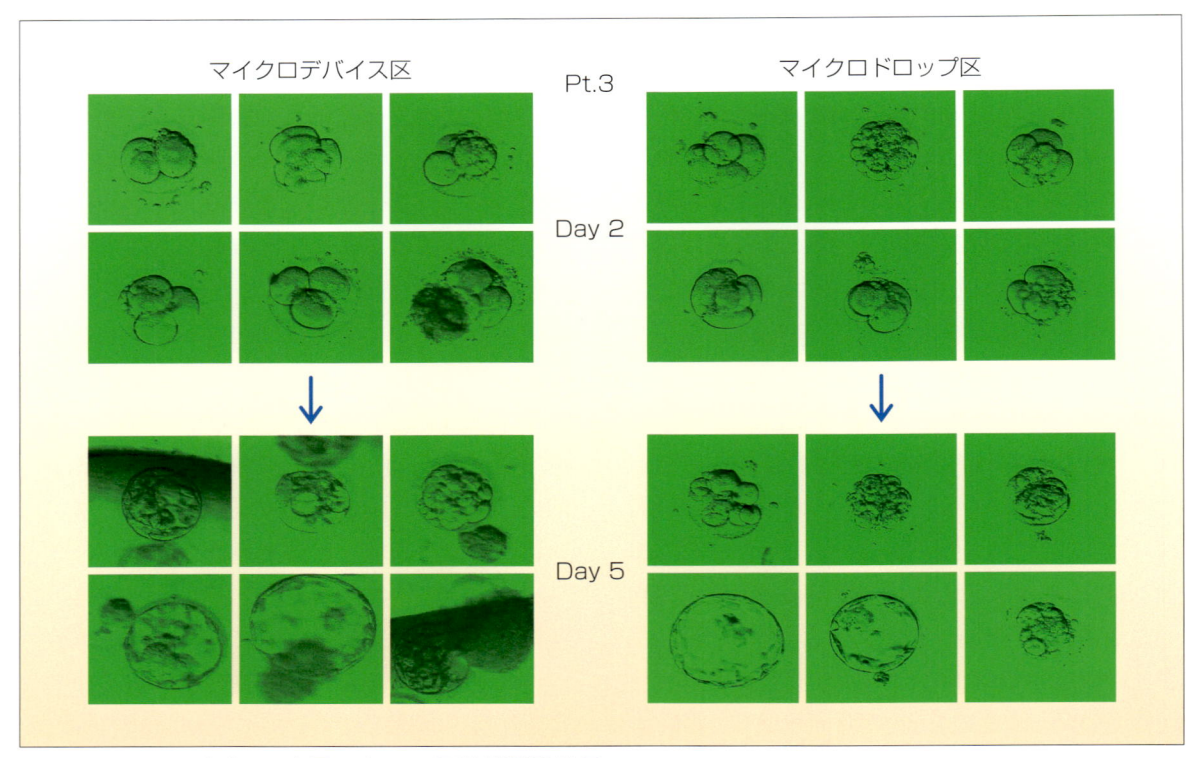

図4 マイクロデバイスを用いたヒト胚培養試験結果

補助技術）のtake home baby率の向上に有効な手段になる可能性を示唆した．本マイクロデバイスは，2008年ESHRE（Spain）のPre-congress course 2 "The human IVF lab in 2008 and beyond" にて，アメリカのBeebeらの培養システム[11]とともに，対比した形でThomas B Poolによって紹介された．

新しい卵子評価システム：マイクロタクタイルセンサ（MTS）の基本コンセプトと臨床応用成果

本項では，客観的・定量的に胚を評価および診断する新しい胚の品質評価システムとして，尾股らのハプティック理論に基づき，村山らによって開発された触覚技術を応用する超高感度な微小超音波センサ（micro tactile sensor：MTS[4,5]）（図5）を用い，臨床応用から得られた知見について解説する．

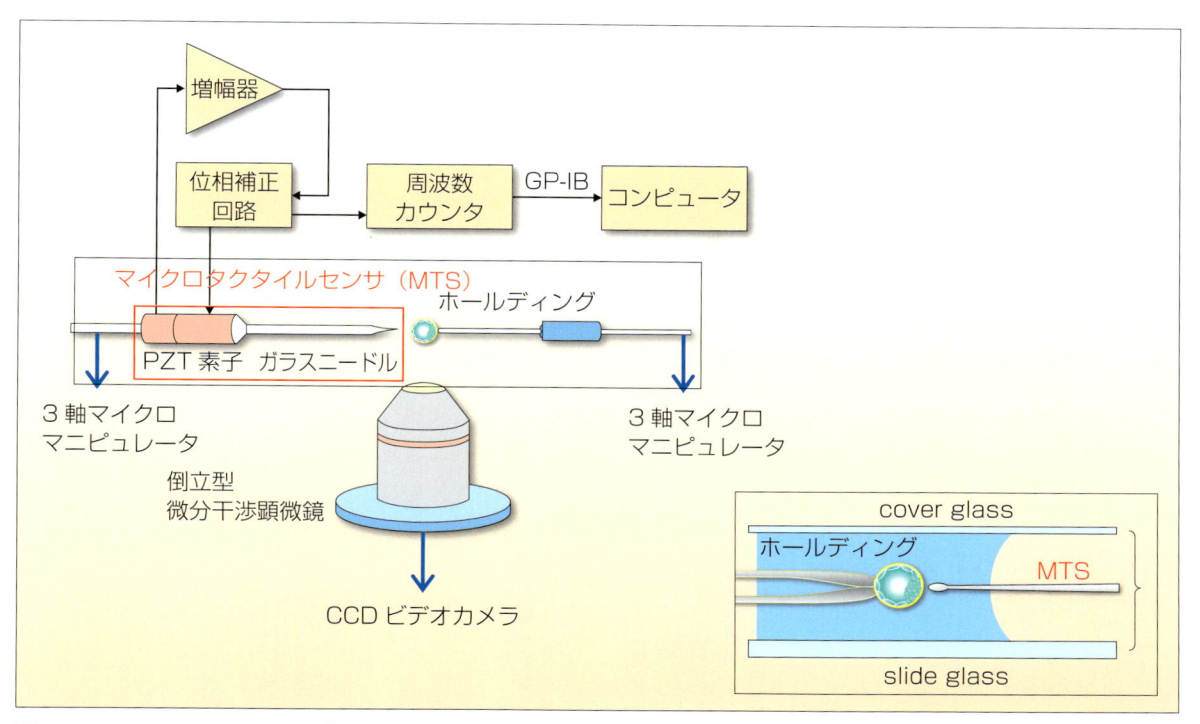

図5 micro tactile sensor を用いた測定方法

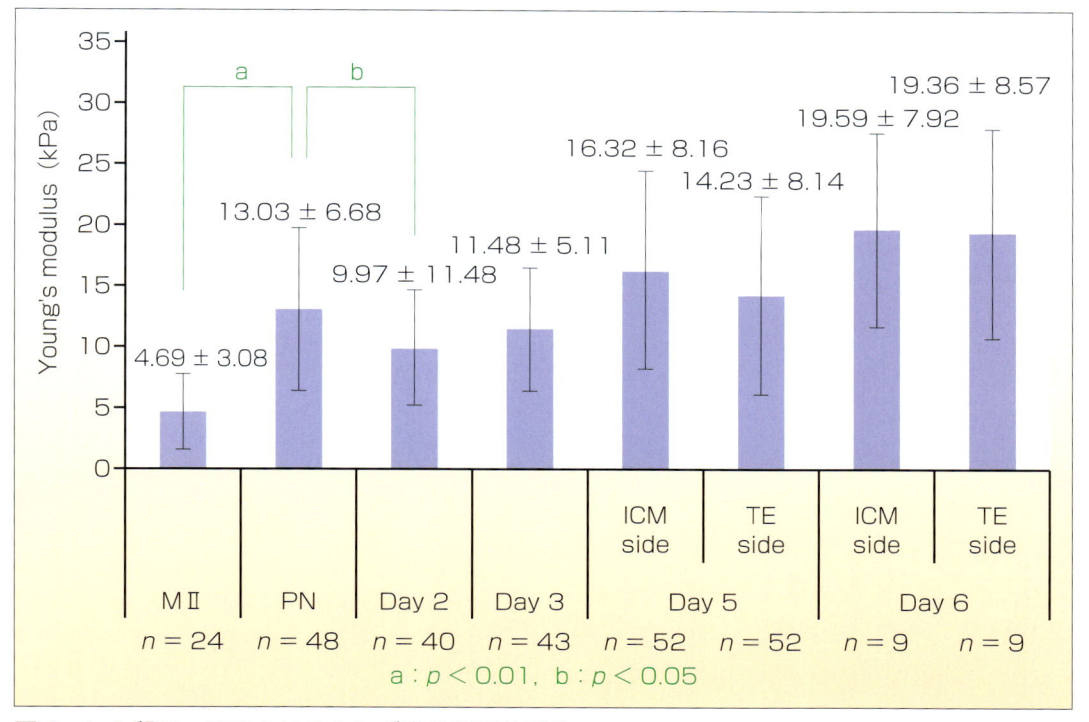

図6 ヒト卵子・胚におけるヤング率の経時的変化

このMTSは，現在使用している超音波断層装置の約1/1,000の微小超音波を発生させ，物質の弾性率（ヤング率）を測定することができる．円筒形ピエゾ素子とガラスニードルを用いて製作され，顕微授精（卵細胞質内精子注入法：ICSI）と同様に倒立顕微鏡に装着して測定を行う．測定はコンピュータ制御下で，MTSと反対側から一定速度でホールディングピペットを近づけ，卵子または胚の透明帯をセンサに接触させる．2，4，6および8％のゼラチンを用い

A：胚胞腔内部から膨らもうと働く力
内圧（膨張圧）
B：透明帯を広げようと引っ張る力
張力
C：内細胞塊の重力エネルギー
細胞塊圧

A＋B＋C＝生物活性圧　　biological activity pressure

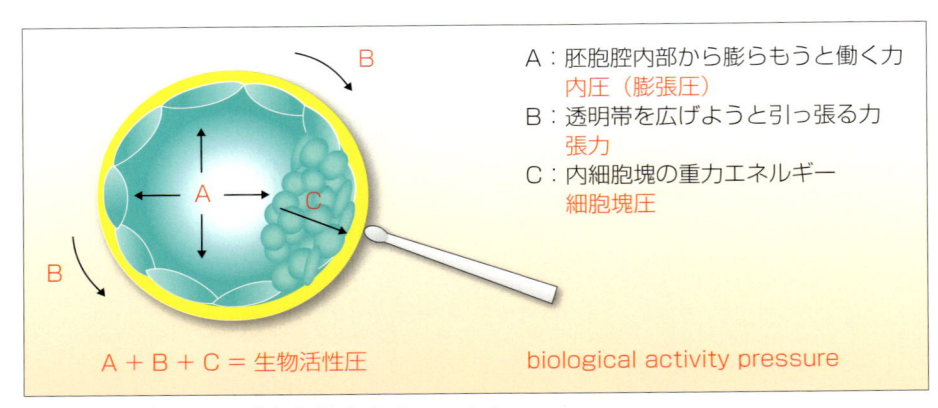

図7　胚盤胞のヤング率を構成するファクター

て校正を行い，ヤング率（kPa：国際単位）を算出した．

マウスでの基礎研究において，卵核胞期（GV）〜胚盤胞期の透明帯弾性率（ヤング率）を測定し，成熟・受精・発生に伴うダイナミックな変化が報告されている[15-17]．2005年11月から2007年7月まで当院でIVFを行った78症例91周期の249個，延べ329個のMⅡ，PN（前核期），Day 2，Day 3，Day 5およびDay 6の測定を行ったところ（図6），MⅡのICSI前のヤング率と比較して，PN確認後のヤング率は有意に上昇した．この結果は透明帯が硬化したことを示している．さらにDay 2のヤング率は，PNのヤング率と比較すると有意に低い値を示し，透明帯の硬化は一過性の現象であると思われる．

また，Day 5，Day 6の胚盤胞では再度ヤング率の上昇を示した．さらに栄養膜細胞（TE）側より内細胞塊（ICM）側でヤング率の高い傾向が認められたが，胚盤胞は透明帯の伸展しようとする張力，内部から膨張しようとする内圧，そして内細胞塊圧の総和（生物活性圧）であると考えられる[18]（図7）．現在，胚盤胞の評価法としてGardner分類[19]が一般的であるが，観察者が胚のグレード判定に苦慮する場合がある．本評価システムでは，胚盤胞の着床胚ヤング率が非着床胚ヤング率より高い傾向にあり[18]，胚盤胞を診断するための客観的基準となり，選択的単一胚移植（elective single embryo transfer：eSET[3]）を行う際に形態評価法と組み合わせることで，妊孕性の高い胚を選択できる可能性があり，有益な評価方法であると思われる．

以上，新規に開発した2つのシステムを筆者らはNew ART Systemと命名し，新ガラス化法[20]・ヒトART用メディウム[21]を加え4つの新技術を総合的に実用化し，流産率の低下および妊娠率とtake home baby率の向上を目指し，研究開発を進めている．

文献

1) Steptoe PC, Edwards RG. Birth after the reimplantation of a human embryo. Lancet. 1978; 2: 366.
2) Ostrovidov S, Mizuno J, Nakamura H, et al. Culturing embryos on endometrium tissue preformed in a microfluidic device: a new tool for ART (assisted reproductive technology). Proceedings of Micro Total Analysis Systems 2005 Conference. 2005. p361-3.
3) Gardner DK, Lane M, Stevens J, et al. Blastocyst score affects implantation and pregnancy outcome: towards a single blastocyst transfer. Fertil Steril. 2000; 73: 1155-8.
4) Murayama Y, Omata S. Fabrication of micro tactile sensor for the measurement micro-scale local elasticity. Sensor and Actuators. 2004; 109: 202-7.
5) Murayama Y, Constantinou CE, Omata S. Micromechanical sensing platform for the characterization of the elastic properties of the ovum via uniaxial measurement. J Biomech. 2004; 37: 67-72.
6) Kotobuki N, Hirose M, Tamaqua Y, et al. Cultured antilogous human cells for hard tissue regeneration: preparation and characterization of mesenchymal stem cells from bone marrow. Artif Organs.

2004; 28: 33-9.
7) Gallico GG 3rd, O'Connor NE, Compton CC, et al. Permanent coverage of large burn wounds with autologous cultured human epithelium. N Engl J Med. 1984; 311: 448-51.
8) Ostrovidov S, Jiang J, Sakai Y, et al. Membrane-based PDMS microbioreactor for perfused 3D primary rat hepatocyte cultures. Biomed Microdevices. 2004; 6: 279-87.
9) Mizuno J, Nakamura H, Maebayashi M, et al. PC controlled micromanipulation system and microfluidic embryo co-culture system for human ART. Proceedings of 12th International Academy of Human Reproduction. 2005. p502-5.
10) Ishiwata I, Tokieda Y, Ishiwata C, et al. Effects of feeder cells (human cancer cell lines) on the development of mouse embryos by co-culture. Hum Cell. 1997; 10: 237-46.
11) Ishiwata I, Tokieda Y, Kiguchi K, et al. Effects of embryotrophic factors on the embryogenesis and organogenesis of mouse embryos in vitro. Hum Cell. 2000; 13: 185-95.
12) Nasu K, Matsui N, Narahara H, et al. Effects of interferon-gamma on cytokine production by endometrial stromal cells. Hum Reprod. 1998; 13: 2598-601.
13) Otsuki J, Nagai Y, Chiba K. Damage of embryo development caused by peroxidized mineral oil and its association with albumin in culture. Fertil Steril. 2009; 91: 1745-9.
14) Raty S, Davis JA, Beebe DJ, et al. Culture in microchannels enhances in vitro embryonic development of preimplantation mouse embryos. Theriogenology. 2001; 55: 241.
15) Murayama Y, Mizuno J, Kamakura H, et al. Mouse zona pellucida dynamically changes its elasticity during oocyte maturation, fertilization and early embryo development. Hum Cell. 2006; 19: 119-25.
16) Nakamura H, Mizuno J, Fueta Y, et al. Development of ovum estimation system for human ART: elasticity evaluation of mouse ICM (EPB) by micro tactile sensor. Fertil Steril. 2005; 84: 331-2.
17) 村山嘉延, 笛田洋一, 中村寛子, ほか. ヒト生殖補助医療技術（ART）のための卵子評価システムの開発Ⅰ―受精前後におけるマウス卵子透明帯の工学的弾性評価. Journal of Mammalian ova Research. 2005；22：113.
18) 乾　裕昭, 赤石一幸, 中村寛子, ほか. マイクロタクタイルセンサを用いたヒト卵の品質評価システム. 日本受精着床学会誌. 2008；25：116-9.
19) Gardner DK, Scoolcraft WB, Jansen R, et al, editors. Towards Reproductive Certainty: Infertility and Genetics Beyond. In vitro culture of human blastocysts. Parthenon Press. 1999. p378-88.
20) 水野仁二, 乾　裕昭, 中村寛子, ほか. ARTのための低毒性・完全無血清ガラス化保存システムの開発：クライオナノホールガラス化コンテナを用いたガラス化保存. 日本受精着床学会誌. 2009；26：32-40.
21) 乾　裕昭, 中村寛子, 水野仁二, ほか. ART完全無血清培養液の開発. 日本受精着床学会誌. 2008；25：23-6.

索引

和文索引

<数字>
1-MeAde　22
2細胞期　70
4細胞期胚　70

<ア>
アーンツ–シュルツの曲線　168
アーンツ–シュルツの法則　168
アポトーシス　49
アミノ酸分析　8
アレル　147
アンドロゲン　179

<イ>
インジェクションピペット　194
インプリンティング　143
インプリンティング症候群　145
インプリント遺伝子　143,148
囲卵腔内精子注入法　196
異数性　193
異数性異常　110
遺伝子組換えFSH製剤　184
遺伝的刷り込み　143
一次卵母細胞　18
一次卵胞　34,41
一絨毛膜性多胎　180
一倍体　18
一過性卵細胞質隆起　96

<ウ>
ウイルス様粒子　32
ウサギ卵管液　8
雲状体　32

<エ>
エイジング　192
エストラジオール　11,42,158
エストロゲン　11,42
エピジェネティクス　143
栄養芽細胞　73,75
塩化ストロンチウム法　124

<オ>
オートクリン機構　52
黄体　46
黄体化顆粒膜細胞　186
黄体化ホルモン　40,184

<カ>
カニクイザル　162
カルシウムイオノフォア法　123
ガラス化保存　119
ガラス化保存法　163,164
下腸管神経叢　49

過排卵誘発　158
顆粒膜細胞　6
顆粒膜細胞層　43
開口術　188
外因性ヒト絨毛性性腺刺激ホルモン　159
外莢膜細胞　43
外縦走筋層　48
核　34
核クロマチン異常　80
核クロマチン構造解析　79
核小体　32
核小体前駆体　98
核成熟　28
活性化　56
滑面小胞体凝集塊　115
感染症　189
緩慢凍結法　119

<キ>
ギャップジャンクション　26
基底膜　43
基底明澄細胞　48
機能性不妊　3
喫煙女性　192
莢膜細胞層　43
極性　73
極体　60
極体の異常　60
筋層　48

<ク>
クラミジア　189
クラミジア抗原（菌体）検査　191
クリステ　75
クロミフェン　177
グラーフ（成熟）卵胞　40,41
空胞　115
屈折体　61,116

<ケ>
ゲノミックインプリンティング　143
血流量　91
結晶様物質　32
顕微鏡下手術　188
顕微授精　61,77,194
原始生殖細胞　17,30
原始卵胞　19,41
減数分裂　18,143

<コ>
コンパクション現象　102
ゴナドトロピン　136
ゴナドトロピンサージ　43
ゴナドトロピン放出ホルモン　44
抗Müller管ホルモン　159
抗うつ薬　192

抗リウマチ薬　192
後期胞状卵胞　41
格子様構造　32
高LH血症　177
高アンドロゲン血症　177
高インスリン血症　177
高所開放迷路　149
高分解能走査電子顕微鏡像　68

<サ>
細胞死　49
細胞質成熟　11,28
細胞質の出し入れ　126
酸化ストレス　90

<シ>
シクロオキシゲナーゼ2　46
子宮外妊娠　7
子宮筋腫　192
子宮頸管炎　189
子宮腫瘤　188
子宮動脈　50
子宮内膜　85
子宮内膜症　191
子宮内膜症病巣除去術　152
自家移植　162
若年癌　161
若年婦人癌患者　166
主席卵胞　43
受精障害　77
受精能獲得　54
受精卵　30,52
受精卵呼吸測定装置　127
受精卵のクオリティ　60
初期胚発生　96
初期胞状卵胞　41
小桿細胞　48
小児女性癌患者　162
小胞体　32,55
上皮成長因子　52
奨膜　48
新鮮胚盤胞移植　174
新鮮分割期胚移植　174
人工授精　3

<ス>
ステロイドレセプター　91
刷り込み変異　145

<セ>
生殖細胞　30
生殖細胞卵管内移植　11
生殖子形成　18
生殖腺刺激ホルモン　22
生殖堤　17
生殖補助技術　60
成熟卵子の大きさ　105

成熟卵子の形態　105
成熟卵胞　20,43
成熟良好卵子　69
成人女性癌患者　161
性行為感染症　189
性腺刺激ホルモン放出ホルモンアゴニスト
　　184
性隆起　17
精子核 DNA　78
精子核クロマチン　77
精子核形成　77
精子核タンパク　77
精子核膨化因子　56
精子型 phospholipase C-ζ　81
精子進入部位　96
精子の受精能　9
精祖細胞　30
赤体　46
接合子　30
先体反応　50,54
線毛細胞　48
選択的単一胚移植　173,197,202
前胞状卵胞発育　40

＜ソ＞
双胎妊娠　173
走査型電子顕微鏡　35
桑実胚　73

＜タ＞
多精子受精　4,10,66
多精子進入卵　5
多胎妊娠　173
多囊胞卵巣症候群　134,152,177
体外受精　12,177
体外受精・胚移植　128
体外成熟　177
体外成熟−体外受精−胚移植　134
体外胚操作　147,148
体外培養装置　95
対立遺伝子　147
第一極体　60
第一減数分裂　18,29,31
第二減数分裂　18,29
脱落細胞　49
単一胚移植　173
単一胚移植法　60
単一胚盤胞移植　147

＜チ＞
チョコレート嚢胞　192
着床　85
着床のメカニズム　85
着床胚ヤング率　202
中心体　32
中枢優先治療　170
調節卵巣刺激法　177

＜テ＞
テストステロン　158,179
デスモゾーム　73
デヒドロエピアンドロステロン　158
電気化学計測　127

電気刺激　126
電子顕微鏡　35

＜ト＞
トランスフォーミング増殖因子
　　52
トリプトレリン　185
凍結融解胚移植　174
透過型電子顕微鏡　35
透明層　34
透明帯　43,55
透明帯弾性率　202
透明帯の厚さ　105
透明帯の異常　61
透明帯部分切開法　196

＜ナ＞
内因性黄体化ホルモン　159
内莢膜細胞　43
内細胞塊　73,147
内縦走筋層　48
内膜厚　89

＜ニ＞
二次卵胞　34,41
二倍体　18
妊孕性　4
妊孕性温存　166

＜ヌ＞
ヌクレオソーム　144

＜ネ＞
粘膜　48

＜ハ＞
肺結核　190
胚スコア　181
胚性ゲノム　73
胚のクオリティ評価　128
胚の呼吸量測定　127
胚の接着　85
胚の染色体異常　112
胚のミトコンドリア呼吸機能　128
胚培養　148
胚盤胞　85,101,147
胚盤胞移植　173,180
胚盤胞到達時間　199
胚盤胞到達率　180,199
胚胞　31
排卵前期卵胞　40
排卵のメカニズム　45
培養卵　35

＜ヒ＞
ヒアルロン酸　25
ヒアルロン酸結合タンパク質　46
ヒストンアセチル化　143
ヒストンテイル　144
ヒト 3 細胞期胚　70
ヒト 8 細胞期胚　70
ヒト下垂体性性腺刺激ホルモン製剤
　　184

ヒト後期桑実胚　71
ヒト前期胚盤胞　71
ヒトデの卵成熟　22
ヒト胚の呼吸機能解析　129
ヒト胚培養試験　199
ヒト閉経期尿性性腺刺激ホルモン
　　158
ヒト卵子の成熟　28
ピエゾマイクロマニピュレータ
　　57
皮様嚢腫　192
非 Hodgkin リンパ腫　162
非線毛細胞　48
微絨毛　32,34
微小線維　32
微小超音波センサ　200
表層顆粒　32
品胎　173

＜フ＞
ブタ卵の成熟　25
孵化補助術　138
腹水中精子回収試験　51
腹膜　48
複糸期　18
腹腔鏡下多囊胞卵巣多孔術　152
腹腔鏡手術　151
腹腔神経叢　49
分割期胚　174
分割期胚移植　173
分泌細胞　48

＜ヘ＞
閉鎖卵胞　20

＜ホ＞
ホルモン　49
ポリビニルピロリドン　195
放線冠　43
放線冠細胞　69
胞胚　73
紡錘糸　32

＜マ＞
マイクロタクタイルセンサ　200
マイクロデバイス　197
マウス卵の成熟　23

＜ミ＞
ミトコンドリア　32,100
未熟卵　178

＜メ＞
メトトレキサート　189
迷走神経　49
免疫手術法　147

＜モ＞
網糸期　28,34

＜ヤ＞
ヤング率　201,202

<ユ>

ユビキチン　32
雄性前核成長因子　56

<ラ>

ラメラ構造　32
卵活性化因子　81
卵活性化処理手順　124
卵活性化障害　81
卵割様式　100
卵管　7,48
卵管液　51
卵管開口術　152
卵管間膜　48
卵管環境　48,188
卵管機能評価法　193
卵管狭窄　51
卵管鏡下卵管形成術システム　193
卵管鏡検査法　193
卵管再生能力　188
卵管采　7
卵管采部　188
卵管子宮内移植術　188
卵管上皮　152
卵管性不妊　188,193
卵管通色素法　152
卵管動脈　50
卵管妊娠　7
卵管粘膜上皮　49,51
卵管の機能　50
卵管壁　48
卵管膨大部　50,188
卵管癒着剥離術　152
卵丘　7
卵丘顆粒膜細胞　43
卵丘細胞　20
卵丘細胞-卵母細胞複合体　24
卵丘の膨化　45
卵原細胞　17
卵細胞　10
卵細胞質内精子注入法　77,194
卵細胞質辺縁透明領域　100
卵細胞の質　4
卵細胞の老化　4
卵細胞膜　195
卵子　6,30
卵子異数性異常　113
卵子の活性化法　123
卵子の形成　30
卵子の形態　31,35
卵子の減数分裂　110
卵子の成熟　22
卵子の染色体異常　110
卵子の染色体分析法　110
卵子の凍結保存法　119
卵子の発生　17
卵成熟促進因子　22
卵成熟誘起因子　23
卵祖細胞　17,30
卵巣過剰刺激症候群　134,152,173,177
卵巣機能　158
卵巣機能不全　161
卵巣血流動態　132
卵巣腫瘍　192
卵巣組織凍結　162
卵巣組織凍結保存法　161
卵巣動脈　49
卵巣予備能　159
卵のピックアップ障害　152
卵母細胞　30,43,164
卵胞　6
卵胞期初期　40
卵胞腔　43
卵胞刺激ホルモン　40,158
卵胞発育　5

<リ>

リコンビナントFSH　42
リコンビナントLH　42
リン酸型Akt　24
淋菌　189
輪状筋層　48

<ル>

累積多胎妊娠率　175

<レ>

レーザー　168
レーザー治療　168

欧文索引

< A >

a disintegrin and metalloproteinase domain with thrombospondin mutif-1　46
acridine orange〈AO〉蛍光色素法　79
acrosome reaction　50,54
activation　56
ADAMTS-1　46
adhesion　85
AH　107
AIH　3
Akt　24
Akt/protein kinase B　23
alkylated imino sugar　82
AMH　159
aneuploidy　193
Angelman 症候群　145
antrum　43
apposition　85
AR　54
ART　60
artificial insemination of husband　3
AS　145
assisted hatching　107,138
assisted reproductive technology　60
atresia　31

< B >

B-Cdc2　22
basal lamina　43
Beckwith-Wiedemann 症候群　145
BrdU 染色　78
BWS　145

< C >

Ca^{2+} oscillation　55
calcium ionophore　123
capacitation　54
centrally located cytoplasmic granularity　117
chromotubation　152
cIVF　96
CLCG　116
COCs　24
COCs の細胞間連絡　26
compaction　73,102
Connexin 43　26
controlled ovarian stimulation　177
conventional-ICSI　194
conventional IVF　96
corona radiata　43
corpus hemorrhagicum　46
corpus luteum　46
cortical SER-mitchondrial complex　69
COS　177
COX-2　46
Cryotop 法　119
cumulus granulosa cell　43
cumulus-oocyte complexes　24
cyclic AMP　12
cyclooxygenase-2　46
cytoplasmic flare　98
cytoplasmic halo　100
cytoplasmic maturation　28
cytotrophoblast　85

< D >

D & C　89
day 2 胚移植　180
day 3 胚移植　180
degenerated fimbriae trimming procedure　152
DFT procedure　152
DHEA　158
dictyate 期　28
dictyotene　34
diploid　18
diploten stage　18
DNA 断片化検出法　78
DNA メチル基転移酵素　144
Dnmt3a　144
dominant follicle　43

< E >

e-set　197
E_2　158
E カドヘリン遺伝子　73
EGF　52
EGF 受容体　52
EISG Study　186
elective single embryo transfer　173,202
electrostimulation　126
endometrial basal luminar　85
endoplasmic reticulum　55
endosalpinx　152
epidermal growth factor　52
epimutation　145
ER　55
eSET　173,202
ESHRE　200
estrogen　49

< F >

F Score　180
falloposcopic tuboplasty　193
FC　96
fertility　4
fertilization cone　96
FISH 法　112
flare　98
fluid-filled vacuole　115
fluorescence in situ hybridization　112
fragment　100
fragmentation　63,100
FSH　40,158
FSH 閾値　42
FT　193

< G >

gamete　30
gamete-shedding substance　22
gamete intrafallopian transfer　11
gametogenesis　18
gap junction　11,73
Gardner スコア　199
Gardner 分類　202
GDF-9　25
germ cell　17
germinal vesicle　28,31
germinal vesicle breakdown　22,28
germinal vesicle stage　105
giant egg　62
GIFT　11
globozoospermia　63
GnRH アゴニスト　184
GnRH アナログ　184
Golgi 体　32
Graaf 卵胞　40
granulosa cell layer　43
growth and differentiation factor 9　25
GSS　22
GV　28
GV 期　105
GVBD　22,28

< H >

HA 結合タンパク質　46
halo　65,100
haploid　18
hatching blastocyst　71
hatching 過程　101
hCG　159
hCG 拡散率　132
hCG 卵胞液内移行率　158
high reactive level laser treatment　168
HLLT　168
hMG　158,184
hMG 抵抗性　158
Hodgkin 病　162
HP-hMG　184

< I >

ICM　147
ICSI　60,77,194
implantation window　85
IMSI　56,63
in vitro fertilization　177
in vitro fertilization and embryo transfer　128
in vitro maturation　177
in vitro maturation, in vitro fertilization and embryo-transfer　134
in vitro maturation 法　134
inter-α-trypsin inhibitor heavy chain　46
intracytoplasmic morphologically selected sperm injection　56,63
intracytoplasmic sperm injection　60,77
invasion　85
ITIH　46
IVF　177

IVF-ET　128
IVM　35, 134, 177
IVM-IVF　134

＜ K ＞

kit ligand　20

＜ L ＞

laparoscopy　151, 156
large offspring syndrome　67
Leydig 細胞　186
LH　40, 159, 184
LH サージ　42
LH シグナリング　45
lipofuscin body　116
LLLT　168
LOD　152
LOS　67
low reactive level laser therapy　168

＜ M ＞

M II 期　105
male pronucleus growth factor　56
maternal hypomethylation syndrome　145
matrix metalloproteinases　46
maturation-inducing substance　23
maturation-promoting factor　22
meiosis　18
membrana granulosa cell　43
MERiT® Study　186
mesotubarium ovarica　48
metaphase I stage　105
metaphase II stage　105
MI 期　105
microsurgery　188
mild induction　177
minimal induction　177
MIS　23
MMPs　46
Morris water maze　149
MPF　22
MPGF　56
MTS　200
MTX　189

＜ N ＞

N-butyldeoxynojirimycin　82
NB-DNJ　82
New ART System　202
NPB　98
nuage　32
nuclear or meiotic maturation　28
nucleolar precursor body　98

＜ O ＞

OHSS　134, 152, 173, 177
oocyte　30
oogenesis　18
oogonia　30

oogonium　17
ova　30
ovarian burusa　188
ovarian hyperstimulation syndrome　134, 152, 177
ovum　30

＜ P ＞

PCC　81
PCOS　134, 152, 177
PDMS　197
periantral granulosa cell　43
perinuclear materials　57
peritoneal sperm recovery test　51
phospholipase C ζ　56
PI　164
PI3K　23
PI3K/Akt　24
PI3 キナーゼ　23
piezo-ICSI　194
pinopodes　85
PKB　23
polarity　73
polarization microscopy　105
polscope　105
polycystic ovary syndrome　134, 152, 177
polydimetylsiloxane　197
polyspermia　4
PPT　170
premature chromatin condensation　81
primary follicle　34
primary oocyte　18, 43
primordial cell　30
primordial follicle　19
progesterone　49
propidium iodide　164
prospermatogonia　30
proximal priority treatment　170
PSRT　51
PVP　195
PZD　196

＜ R ＞

refractile body　61, 116
reproductive laparoscopic surgery　151
rFSH　42, 184
rLH　42
RLS　151
round-headed sperm　81

＜ S ＞

salpingostomy　188
scanning electron microscope　35
SCD test　78
secondary follicle　34
SEM　35
sERC　115

SERCs　62
SET　60
smooth endoplasmic reticulum cluster　62, 115
SNDF　56
SOAF　56
sperm aster　98
sperm-born oocyte activating factor　56
sperm nucleus-decondensing factor　56
spermiogenesis　77
STD　189
strand 現象　101
stromal extracellular matrix　85
SUZI　196

＜ T ＞

take home baby rate　186, 197
Tarkowski の染色体標本作製法　110
TEM　35
TGF　52
TGF-α　91
the elevated open maze　149
theca cell layer　43
theca externa　43
theca interna　43
tight junction　73
time-lapse cinematography　95
TLC　95
Tnp　82
Tnp mutant マウス　80
TP1/TP2 double knockout mouse　80
transforming growth factor　52
transforming growth factor-α　91
transitional protein　82
transmission electron microscope　35
transzonal processus　69
trophoblast の進入　85
TSG-6　46
tumor necrosis factor-stimulated gene-6　46
TUNEL 法　147
TZP　69

＜ U ＞

unexplained infertility　3, 151
uteroovarian ligament　48
uterotubal implantation　188

＜ V ＞

Veeck 分類　180

＜ Z ＞

zona pellucida　34, 43
ZP　55
zygote　30

【編者略歴】
鈴木秋悦

1958年	慶應義塾大学医学部卒業
1963年	同大学院卒業
1964年	カリフォルニア大学ロサンゼルス校(UCLA)産婦人科
1965～1967年	ペンシルバニア大学産婦人科
1971年	慶應義塾大学医学部産婦人科学講師
1974年	同助教授
1997年	WHOヒト生殖プログラム科学技術アドバイザー
2002年	銀座ウイメンズクリニック名誉院長
	生殖バイオロジー東京シンポジウム代表

カラーアトラス
不妊診療のための卵子学　　ISBN 978-4-263-73125-3

2010年1月10日　第1版第1刷発行

編　者　鈴　木　秋　悦
発行者　大　畑　秀　穂
発行所　医歯薬出版株式会社

〒113-8612　東京都文京区本駒込1-7-10
TEL.(03)5395-7641(編集)・7616(販売)
FAX.(03)5395-7624(編集)・8563(販売)
http://www.ishiyaku.co.jp/
郵便振替番号　00190-5-13816

乱丁,落丁の際はお取り替えいたします　　印刷・アイワード／製本・榎本製本
© Ishiyaku Publishers, Inc., 2010. Printed in Japan

本書の複製権・翻訳権・上映権・譲渡権・貸与権・公衆送信権(送信可能化権を含む)は,医歯薬出版(株)が保有します.

JCOPY ＜(社)出版者著作権管理機構　委託出版物＞

本書の無断複写は,著作権法上での例外を除き禁じられています.複写される場合は,そのつど事前に(社)出版者著作権管理機構(電話03-3513-6969, FAX 03-3513-6979, e-mail : info@jcopy.or.jp)の許諾を得てください.